鲁龙光教授心理疏导疗法系列丛书

强迫症疏导治疗
及长期随访案例

鲁龙光　黄爱国　陈建国　著

东南大学出版社
SOUTHEAST UNIVERSITY PRESS

内容提要

本书介绍了 14 个长期与作者联系的"老大难"病友，通过心理疏导治疗后，均达到"最优化"的标准。这 14 个强迫症案例多数追踪随访在 20 年以上，其中两例达 30 年以上。这 14 个案例各有特色，本书详细介绍其病情、症状表现、治疗过程、治疗后的反馈材料，并附随访追踪、医生点评等，阐明了从病到愈的转化过程，整体资料较为齐全，值得广大读者借鉴。

本书可供心理障碍者、临床心理工作者、心理学爱好者等参考。

图书在版编目（CIP）数据

强迫症疏导治疗及长期随访案例/鲁龙光，黄爱国，陈建国著. —南京：东南大学出版社，2017.5（2020.5 重印）

（鲁龙光教授心理疏导疗法系列丛书/鲁龙光主编）

ISBN 978 - 7 - 5641 - 7055 - 4

Ⅰ. ①强… Ⅱ. ①鲁… ②黄… ③陈… Ⅲ. ①强迫症-精神疗法 Ⅳ. ①R749.990.5

中国版本图书馆 CIP 数据核字（2017）第 044800 号

强迫症疏导治疗及长期随访案例

出版发行	东南大学出版社	
社　　址	南京市四牌楼 2 号（邮编：210096）	
出 版 人	江建中	
经　　销	全国各地新华书店	
印　　刷	南京玉河印刷厂	
开　　本	700mm×1 000mm　1/16	
印　　张	16	
字　　数	307 千字	
版　　次	2017 年 5 月第 1 版	
印　　次	2020 年 5 月第 2 次印刷	
书　　号	ISBN 978 - 7 - 5641 - 7055 - 4	
定　　价	48.00 元	

本社图书若有印装质量问题，请直接与营销部联系，电话：025 - 83791830。

实 践 的 力 量

（代丛书总序）

心理疏导疗法是荣获国家科技成果奖的、具有中国特色的心理治疗方法。心理疏导疗法以辨证施治为原则，以传统文化为主导，以系统论、控制论、信息论为基础。数十年来，我们用心理疏导疗法治疗各种心理障碍及心身疾病上万例，经部分鉴定，痊愈及显著进步率为85.7%。有些被疾病缠身几十年的患者，甚至不少被判为"不治之症"的患者，经短时间的心理疏导治疗，便奇迹般地恢复了健康。

心理疏导疗法作为创新理论及临床实践第一次成书，是1989年在上海科学技术出版社出版的《疏导心理疗法》。之后，由我所著的《心理疏导疗法》先后在江苏科学技术出版社和人民卫生出版社出版，由我和我的学生黄爱国合著以及由他独著的《心理障碍自我疏导治疗》《强迫症心理疏导治疗》《打开心灵枷锁——强迫及焦虑的疏导整合疗法》等先后在人民卫生出版社出版，累计发行近十万册，受到了有关专家、学者和广大读者的一致好评。

2012年初，东南大学出版社有关领导以独特的远见出版了《鲁龙光教授心理疏导疗法系列丛书》，得到了广大读者的欢迎。转眼之间，5年过去了，结合广大读者新的需求，我们重新编辑出版了这套新的系列丛书。

疏导疗法从患者中来，到患者中去。多年来，我一直坚持临床实践，避免闭门造车。本套丛书，从疏导疗法的基本理论，到集体疏导治疗的实况转载，再到典型案例的长期随访，最后是社交焦虑的专题研究，均来自于临床实践。书中大量的案例，均为患者（求助者）的真实材料，保证原汁原味，利于读者理解，也为困惑者提供示范。虽然心理问题的解决最终还需要靠个人的实践和体验，但前人开路，后人受益，希望这些案例能帮助大家少走弯路。其中，《心理疏导疗法解读》一书，分上下两篇，分别介绍了心理疏导疗法的理论与实践，详细介绍了疏导疗法的基本理论和实践操作。《强迫症疏导治疗及长期随访案例》一书，通过对14个个案的长期随访，详细介绍了他们由病到愈的过程，个案资料丰富，认识和实践的反馈材料翔实，能为读者提供较好的示范作用。《心理障碍的疏导自助》一书，"现场直播"了一次集体疏导治疗的全程内容，广大读者可以以现场参与者的视角，自我认识和实践，也能有现场参与者的收获与进步。基于"三论"的疏导治疗系统具有强大的整合功能，凡是有用的理念和方法，均可以整合到疏导治疗系统之中，这是疏导疗法生命力的保证。在这方面，黄老师结合临床常见的社交恐怖症，进行了有益的探索。这几年来，他一直在学习各种心理治疗理论，也在尝试将精神分析的理论与实践融入疏导治疗系统之中，《社交焦虑的疏导整合疗法》是他临床实践的最新成果。

虽然疏导疗法创立至今已30余年，但中国本土化疗法的前进之路总是步履蹒跚。作为心理治疗理论，疏导疗法仍然算是新生事物，很多方面还有不足，希望大家能够批评指正，将其逐步完善。

东南大学出版社各级领导对本套丛书的出版给予了大力支持，尤其是马伟编辑，为了这套丛书，费尽心力，在此特表谢意。

鲁龙光

2016 年 12 月

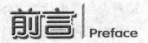

前言 | Preface

　　强迫症是一种病因复杂、表现形式多样的心理障碍,临床以反复出现的强迫观念和强迫行为为主,症状严重时会明显影响患者的社会功能。作为一种常见的心理障碍,强迫症治疗难度较大,部分预后不良。强迫症因其起病早、病程迁延等特点,常对患者社会功能和生活质量造成极大影响,世界卫生组织(WHO)所做的全球疾病调查中发现,强迫症已成为15~44岁中青年人群中造成疾病负担最重的20种疾病之一。

　　有关强迫症的长期随访追踪研究报道较为少见。本书中14个长期与作者联系的"老大难"患者,均达到心理疏导治疗"最优化"的标准。这14个案例中,除两例随访不到10年,一例随访16年外,其余多数追踪随访在20年以上。两例随访时间相对短些的个案是黄爱国老师疏导治疗的,另一例随访16年的,是由我和黄老师共同疏导的。这些患者全部以心理疏导治疗为主,个别仅服用少量抗抑郁剂。

　　通过对这些案例的多方面综合考察、回顾,可以看出,心理因素在强迫症病情的发生、发展、治疗、预后中起着主导作用,也是疗效得以巩固的关键。虽然14个案例表现各异,文化水平差异也较大,但进入良性循环、疗效得以巩固的关键条件是相似的,具体表现为:随着治疗深入,能够调动主观能动性,充分发挥自身的有利条件,改变和优化环境;在实践中,能够摸索前进,循序渐进,步入良性循环,增强自信心,提高心理素质,优化性格。在实践心理疏导疗法的过程中,有些患者不但能够深刻理解,而且还能够创造性地将疏导疗法与自身实际相结合,探索出了适合自身、行之有效的方法,在不断减少症状的同时,较好地补充和发展了心理疏导治疗理论。这些患者充分践行了心理疏导疗法"从患者中来,再回到患者中去"的辨证施治原则,也使该疗法不断得到完善。

　　本书案例,主要以强迫观念和强迫行为为主。其中,强迫观念包括强迫性恐惧、强迫性穷思竭虑、强迫性怀疑、强迫性注意力不集中、对自我状态的强迫、强迫性联想等,而强迫行为包括强迫性检查、强迫性仪式、强迫性洗涤、强迫性抽动等。在强迫观念与强迫行为之外，最后增加了一例强迫性人格障碍的疏导治疗。该患者自幼自我要求过高，有一点错误就会自责、后悔很多天。在 15 岁时，有一天曾在公共汽车上遗精，数年后突然想及此事，恐怖不已："当时身前可能站着一位女孩，如果自己的精液沾到了她的身上，如果她因此受辱而自杀，我怎么办？"从此无法摆脱困扰。曾两次住院，经胰岛素休克、电休克及抗精神病药物等治疗无效。第二次出院后，屡屡自杀，多次送至医院抢救。后经疏导治疗，并与心理医生一起工作半年余，一切恢复正常，近 30 年来工作、生活、家庭等较为满意。

这 14 个案例各有特色，本书详细介绍了每个个案的病情、症状表现、治疗过程、治疗后的反馈材料，并附随访追踪、医生点评等资料，阐明了个案从病到愈的心理转化过程，整体资料较为齐全，可供广大读者借鉴。

心理疏导疗法的创立和发展离不开广大患者的大力支持与帮助，在这里，尤其要感谢的是这 14 位无私的患者，同意我们将这些资料公开出版。心理疏导疗法仍在不断的发展和完善之中，真诚期待广大读者给予反馈，以期更好地为广大读者服务。

本书还有许多不尽如人意和粗疏之处，希望读者批评指正。

鲁龙光

2016 年 12 月于南京

目录 | Contents

第一章　心理疏导疗法简介 ·· 1

第二章　个别心理疏导治疗 ·· 8
　第一节　个别心理疏导治疗概述 ······························· 8
　第二节　强迫症个别心理疏导治疗的原则 ················· 9
　第三节　个别心理疏导治疗案例——强迫性吉凶恐惧 ··· 11

第三章　集体心理疏导治疗 ·· 31
　第一节　概述(附强迫性洗涤案例) ····························· 32
　第二节　集体心理疏导治疗第一讲 ·························· 36
　第三节　集体心理疏导治疗第二讲 ·························· 43
　第四节　集体心理疏导治疗第三讲 ·························· 48
　第五节　集体心理疏导治疗第四讲 ·························· 53
　第六节　集体心理疏导治疗第五讲 ·························· 63
　第七节　集体心理疏导治疗第六讲 ·························· 69
　第八节　集体心理疏导治疗第七讲 ·························· 74
　第九节　集体心理疏导治疗总结 ····························· 79

第四章　强迫观念案例随访 ·· 91
　第一节　长安何所有，聊赠一枝春——强迫性失控恐惧 ··· 91
　第二节　曾经懦弱的我选择坚强——强迫性怀疑 ········ 100
　第三节　打破完美的枷锁——强迫性回忆 ················· 114
　第四节　少想多做的典范——强迫性对立观念 ··········· 130
　第五节　化敌为友——强迫性穷思竭虑 ···················· 138

第五章 强迫行为案例随访 ·········· 153

第一节 强迫还要"心药"医——强迫性仪式动作 ·········· 153

第二节 闪光的金子——强迫性检查 ·········· 169

第三节 其痛无比,其乐无穷——强迫性仪式动作 ·········· 177

第四节 知行合一,战无不胜——强迫性吉凶恐惧 ·········· 195

第五节 风雨后的彩虹——强迫性检查 ·········· 203

第六节 小动作也疯狂——强迫性抽动 ·········· 216

第六章 强迫性人格障碍案例随访 ·········· 232

逃避之痛与医德之美 ·········· 232

第一章　心理疏导疗法简介

心理疏导疗法由鲁龙光于 1984 年创立,1987 年荣获部委级科技进步奖,1988 年被评为国家科委科技研究成果(编号:870156),是具有中国特色的心理治疗方法。

一、概念

心理疏导疗法:医务人员在与患者诊疗过程中产生良性影响,对患者阻塞的病理心理进行疏通引导,使之畅通无阻,从而达到治疗和预防疾病,促进心身健康的治疗方法。

心理疏导疗法的基本工具是语言。针对患者不同的病症和病情阶段,以准确、鲜明、生动、灵活、亲切、适当、合理的语言分析疾病产生的根源、形成的过程、疾病的本质和特点,教以战胜疾病的武器和方法,激励鼓舞患者增强同疾病作斗争的勇气和信心,充分调动患者治疗的能动性,逐步培养激发患者自我领悟、自我认识和自我矫正的能力,促进患者自身病理心理的转化,减轻、缓解、消除症状,并帮助他们认清疾病的运动规律,改造性格缺陷,提高主动应付心理应激反应的能力,巩固疗效。

所谓"疏导",即"疏通"与"引导"。

"疏通"是指医患之间广开信息交流之路,通过信息收集与信息反馈,有序地把患者心理阻塞的症结、心灵深处的隐情等充分表达出来,实现从不愿合作到愿意合作、从不愿接受治疗到主动迫切要求治疗、从消极情绪到积极情绪、从逃避现实到面对现实的心理转化过程。"引导",指在系统获取信息的基础上,抓住主线,循循善诱,逐步优化和改变患者的认知结构,把各种不正确的认识及病理心理引向科学、健康的轨道,这也是病理心理到生理心理的转化过程。

"疏通"与"引导"是辩证统一的关系。"疏通"是为了正确地引导,它是引导的前提。如果疏通不好,不能广开信息交流之路,就无从正确地加以引导。"引导"是"疏通"的目标,是疏通的继续。不引导只疏通就会停止不前,放任自流,只有疏通与引导达到统一,才能使治疗沿着正确、健康的方向发展。

人不是一般的生命体，而是有着高度发达的心理系统并在其统一指挥下精密协调的有机体。人体的各个部分是互相联系、互相影响、互相制约的。人和自然界的关系十分密切，人天天和自然界打交道，自然环境的变化，无不对人施以影响。更重要的是人具有社会性，就其本质来说，人是一切社会关系的总和。人与人之间的关系至为复杂微妙。而人、自然界、人类社会以及它们之间的相互关系又处在不断的运动、变化、发展之中。所有这一切反映在人的心理上必然呈现出难以名状的复杂情况。因此，心理疏导疗法要求用联系的、发展的、全面的观点分析和解决问题，反对形而上学，反对简单化地对待人类的疾病，认为必须采取十分审慎的态度，进行周密的调查研究，考虑各方面的因素，在治疗过程中贯穿辩证法的思想。

在临床诊疗过程中，心理疏导疗法反对有意无意地把患者当成"一架损坏了的机器"去进行"修理"，强调在整个诊疗过程中都要尽可能充分调动患者的治疗能动性，树立自信心，引导其自己解决自己的问题。

心理障碍者情况复杂，个体差异大，心理疏导疗法反对"依葫芦画瓢"，如法炮制，主张采用"一把钥匙开一把锁"的因人而异的方法。由于心理-社会因素众多，病状繁杂，患者及家属的陈述有时令医生也不得要领。因此，心理疏导疗法要求经过认真的调查和分析，抓住主要的矛盾和矛盾的主要方面加以疏导，使之迎刃而解，切忌不分轻重缓急、"眉毛胡子一把抓"的做法。

心理疏导疗法严禁信息失真，必须竭尽全力，采取各种方法，调动各种积极因素，准确了解患者的病因、病情和特点，然后对症治疗，不可一知半解、浅尝辄止和"想当然"。

心理疏导疗法要求医务工作者不论对何种患者都应强调一个"爱"字，对他们要满腔热情、体贴入微、关心备至，要千方百计把他们从痛苦中解放出来，让他们幸福地生活。

二、基本理论

心理疏导疗法的理论是多学科交叉的一种创新模式。其以辨证施治为原则，以中国传统文化和古代心理疏导的思想和方法为主导，是在控制论、信息论、系统论等理论基础上形成的。它的主要内容为：

1. 以辨证施治为原则

心理疏导疗法从每个案例实际出发，实事求是，详细占有资料，反映个案历史变化的真实,具体地进行分析,施之以恰当的心理疏导。

心理治疗理论需要解决的是与社会、文化背景密切相关的病理心理问题。当前,心理治疗理论非常薄弱,世界上虽有各种各样的心理治疗学派及方法,但由于社会制度、民族特点、文化背景的差异,这些理论和方法对我国不一定适用。因此,必须要重视中国自己理论的研究。心理疏导疗法以辨证施治为原则,主要通过临床个案的实际,不断积累、总结上升为理论,反过来再指导临床治疗,使之接受实践的检验,不断使理论得到完善。在心理疏导中始终使理论与实际密切结合,逐步探索和解决临床实际中的新问题。该疗法是从患者中来、又回到患者中开花结果,是适合中国人的、具有中国特色的心理治疗理论和方法。

2. 以我国传统文化和古代心理疏导的思想方法为主导

我国是一个有着五千多年历史的文明古国,传统文化浩如烟海。特别是秦汉以后长达两千多年的历史中,以孔孟为代表的儒家思想,以老庄为代表的道家思想,在中国及东方世界的心理治疗理论中起着指导作用,影响最为深远。研究传统文化旨在为现实服务,它既是中国的特色,也是心理疏导疗法的优势。

传统文化为创立有中国特色的心理治疗方法输入养料,不但在理论上有所开拓,增添了新的内容,在治疗方法上也开辟了新的途径。如《黄帝内经·灵枢·师传篇》:"人之情,莫不恶死而乐生,告之以其败,语之以其善,导之以其所便,开之以其所苦,虽有无道之人,恶有不听者乎?"这已是比较完善的心理疏导了。从中可以看出,我们的祖先对患者的心理疏导主要从以下四个方面进行:"告之以其败",指出疾病的危害,引起患者对疾病的注意,使患者对疾病有一个正确的认识及态度;"语之以其善",告诉患者要与医生配合,只要治疗及时,措施得当,就一定可以治愈,以增强患者战胜疾病的信心;"导之以其所便",劝导患者安心进行调养,指出治疗的具体措施;"开之以其所苦",解除患者的畏难情绪以及恐惧和消极的心理。这些内容已成为现代心理疏导疗法的主导思想。

3. 以控制论、信息论、系统论为基础

此"三论"是心理疏导及治疗的"三位一体"的支柱。心理疏导及治疗系统在理论上可以归纳出一个信息和控制科学的模型。其从整体出发,始终着眼于心理和躯体、机体和环境、生理与病理、整体与部分等之间的相互作用;它植根于当代自然和社会科学的沃土之中,吸取多种学科的先进理论和方法,使本系统获得强大的生命力,形成一门多学科交叉的综合性工程。心理疏导系统及治疗系统主要由医生、信息、患者三个要素构成,以社会信息——语言或文字作为治疗的基本工具,其治疗机制主要是通过医生的疏导信息和患者的反馈信息实现信息转换,从而优化认知结构,改变与社会文化背景相关的病理心理问题。

三、心理疏导治疗模式

1. 心理障碍"树"的模型

心理疏导疗法将心理障碍的产生、发展形象地比作一棵树,这棵"树"分根、干、冠(枝叶)三个部分。树冠代表各种症状,树干代表"怕"字,树根则代表性格缺陷,"树"成长的土壤代表个人所处的社会和自然环境。在长期不良环境的影响下(包括部分遗传因素),使得成长起来的性格具有一定缺陷。在人生过程中遇到不可避免的困难、挫折和应激时,难以适应,从而发生心理障碍,滋生出千奇百怪、不现实的"怕"字,进而表现出各种各样的症状。

因此,要治愈心理障碍,就必须除去这棵"树"。具体程序及操作见第三章"集体心理疏导治疗"。

2. 疏导治疗模式

心理疏导及治疗模式是:不知→知→实践→认识→效果→再实践→再认识→效果巩固。这种治疗是一个循环往复、逐步深入的认知改变过程。所以,其效果不仅仅是求得症状的消失,而是以远期效果的巩固为最终目标。在此模式实施中,要求被疏导者做到:"善":善于设疑(提问);"精":精于理解(内容);"巧":巧于联系(自己);"勇":勇于实践(付诸);"贵":贵于检验(结果);"少":少想多做(认识与实践同步)。

四、治疗程序及操作要点

心理疏导与治疗主要通过医患互动实现治疗信息与反馈信息转换,达到患者认知结构的改变、优化的目的。

1. 治疗程序

(1)患者输出信息。提供真实、翔实的自传性病情材料。

(2)根据患者的材料进行分析,作出初步诊断。

(3)治疗信息输出。讲述所诊断疾病的可能原因、本质、特点和治疗方法,取得患者配合,树立信心。

（4）患者接受治疗信息，争取做到认识与实践一致，并写出反馈（体会）材料。

（5）根据不断变化的反馈信息，输出新的治疗信息。

（6）整个治疗按以下图示循环往复进行，由浅入深，消除症状，完善性格，巩固疗效。

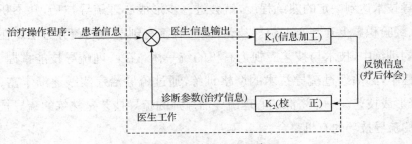

心理疏导及治疗程序示意图

K_1——患者对治疗信息变换（加工处理）：［理解（深、透）→联系（自我）→转化（优化认知结构）→反思（总结、记录）］。

K_2——医生对患者的反馈信息变换（校正）：设计新的方案，预输出新的治疗信息。

$\otimes$——综合器：提取诊断参数，预计新的治疗信息输出。

以上治疗程序反复循环，不断提高、优化认知结构，直至痊愈。

该图解是心理疏导治疗对各种心理障碍规范操作的统一模式，必须按此模式执行。从表面看，该图示较简单，但实际操作时，难度却极大。因为它涵盖着心理疏导疗法的全部理论及操作要点。疏导治疗程序模型好比制作月饼的"模子"，做出的产品虽然都是月饼，但却必须根据具体情况配料，以适合不同人群的要求……这些都不是操作师凭空想象的，而是建立在详细调查和研究对方输出信息的基础之上的。因此，疏导者只有经过严格的专业训练和学习，具备疏导医生应有的素质、条件及疏导技能，才能按此模式顺利地开展工作。

图解的疏导技术操作规程是以优化被疏导者认知结构为目的的，表现为医患双方协作互动的技术整合，包括疏导工具、规则、程序、方法和条件等。其中，疏导工具主要是社会信息（如语言、文字等）和载体（如视频、网络等），其代表了疏导技术的硬件。疏导规则、体系、程序、条件等则是疏导技术的软件。疏导技术可操作性较强，应用广泛，有一定的科学规则和体系（有关疏导系统的要素相互联系、制约的整合），如各种逻辑方法、信息顺序和推理分析等。疏导技术操作具有规范化规程和方法，如引出问题、摆出现象、分析原因、讨论对策、进行信息加工和认知的转化操作等。疏导技术操作性的实现有赖于来自被疏导者足够的、可控制的真实信息输入疏导治疗程序,使信息加工处理活动朝着预期的疏导目标前进。疏导者通过学习掌握并运用操作规则及治疗程序进行操作,遵循一定的信息加工流程,有序地进行信息加工处理的互动,从而优化认知结构,最终达到疏导治疗的目标——最优化。因此,心理疏导疗法的可操作性是心理疏导技术的一个基本特点。

疏导技术达到一定的熟练程度,就会进一步形成心理疏导技巧,并不断通过实践检验、经验积累上升到心理疏导技艺,即一种富有创造力的疏导方法。在心理疏导治疗的训练中,技术与技艺应视为有机的统一体。在心理疏导技能掌握、发展和提高过程中,必须经过疏导技术的严格训练,通过疏导治疗实践逐渐丰富、积累经验,培养形成技艺。一个资深的心理疏导治疗师的疏导技艺是熟练的疏导技术与灵活应变的疏导技巧的有机整合。

总之,在心理疏导治疗程序的操作过程中,疏导技术和技艺的统一,表现出心理疏导疗法的确定性和灵活性、稳定性和流动性、规范性和应变性、严密性和开放性的整合,这也是一个成熟的心理疏导者优秀疏导治疗能力的表现。

2. 操作要点

(1) 心理疏导及治疗医生必须经过专门的训练,掌握疏导治疗的操作规则和治疗程序,具备疏导医生条件及疏导技能后,才能完成疏导治疗工作任务。否则,就很难达到"最优化"的治疗目的。

(2) 必须掌握被疏导者足够的、可控制的真实信息及反馈信息,才能使信息加工处理操作活动朝着预期的疏导目标前进。

(3) 心理疏导及治疗必须按照图解程序规范化操作,但具体疏导内容应随时根据被疏导者的反馈信息进行调整。

(4) 疏导内容要科学、通俗易懂,结合实际,应有针对性、灵活性和多样性,忌生搬硬套,可用载体,多讲实例,引用故事、成语等,以帮助被疏导者深化认识。

(5) 多提问题,启发被疏导者联系自身。

五、特点

与其他心理疗法相比,心理疏导疗法综合性强、适应性广,以自我认识为主,实与虚密切结合。其特点如下:

1. 心理疏导是多学科的交叉

心理疏导具有多学科综合的、多层次的结构,它具有严格的科学性和很强的逻辑性。心理疏导疗法理论走的是"综合科学"的道路,以系统方法论的观点,把临床医学、基础医学、心理学、社会学、教育学、人文学、行为科学、伦理学以及其他许多当代社会科学的理论、方法,引入心理疏导疗法领域,丰富和发展了心理疏导疗法的理论与实践。

2. 适应性广

心理疏导疗法是从临床实践中总结出来的,因此,它的应用性强、适应性广,改变了一般心理治疗中的教条、单调、被动的状况。它的主导思想是以"治病救人"为目标,着眼于完善自我、提高素质、虚实同步、发展潜能,实质上就是提高心理素质,保障身心健康,将心理疏导工作融入"治病救人"这一总目标之中。

3. 强调被疏导者的自我认识、自我完善

心理疏导要求被疏导者能够正确地认识自己、剖析自己的心理实质,揭示心理障碍的形成规律,消除心理障碍与心理治疗的神秘性,不断促进自我性格改造,保障身心健康。疏导者和被疏导者一起商讨疏导中的信息交流问题,目的是双方均承担义务,以保证疏导效果。心理疏导要求被疏导者积极配合,发挥主观能动性,学会自己动手解决问题。根据被疏导者的心理特征和事件,重点解决其心理逆流,必要时,动员其家庭和社会给予支持。

4. 治疗目标是长期的

疏导过程是连续的"实践→认识→再实践→再认识"的过程,是提高认识水平、改变认知和更新、补充、完善自我的过程。

5. 强调"最优化"

以最少的信息实现最优的控制,达到最佳的疗效,即疗程短、疗效好、效果巩固。

第二章　个别心理疏导治疗

第一节　个别心理疏导治疗概述

　　个别心理疏导治疗是医生必须掌握运用的治疗形式,它是集体心理疏导治疗的基础。个别治疗由于面对着的是单个患者,可以把整个治疗工作做得更加细致、全面、深入、具体,更有针对性,对特殊的病例具有良好的效果。但因为个别心理疏导治疗面临着单个的患者,而在这个患者的心目中,医生在治疗过程中的一言一行、一举一动都是针对他的,所以医生的每一个表情、每一个姿态都必须是严谨的、准确的、科学的、友善的,以产生良性影响。这是很高的要求,医生稍有不慎,就有可能造成不良的效果。

　　个别心理疏导治疗根据每个患者的具体情况,随时可通过解释、说服、教育、保证、劝告、制止、转移、暗示、讲理、激励、赞扬和辩论等手段来改善患者的心理状态,鼓舞患者增强意志和信心,同患者一起战胜疾病。

　　个别心理疏导治疗是一门艺术,通过疏导使患者结合自身领会要领,实与虚密切结合。疏导过程是一种双向活动,它是医生帮助患者获得精神食粮的信息传递过程,疏导中任何方式的信息输送都要通过患者自己的积极认识和实践,才能促进病理心理向良性转化。要依据疏导过程固有的规律与实际去引导患者主动地获取认识,并使认识与实践相结合。

　　解释、说服、教育等一般疏导方法的运用,应从患者的原有认识水平着手,根据个人的实际情况,采用旁敲侧击、提出问题、共同讨论、实例说明等不同方法。例如:对某些性格拘谨、内向的患者,鼓励他们提出问题开展辩论,一方面达到分清是非的目的,同时也得到实际的锻炼,从而疏通其阻塞的心理;对情绪不稳的人,要帮助其提高自我控制能力,避免主观片面和感情用事,以减少情绪波动;对于文化水平高、抽象思维能力强的患者,要多进行逻辑的分析和说理,揭示发病的原因和机制、症状的含义和客观的表现,以使他们能认清虚实、真假、是非,通过启发和诱导促使他自己进行思考,产生领悟;对一些文化水平低、受暗示性强的患者,多用暗示性的语言和行为,在心理疏导治疗的同时,加以其他一些暗示条件作为辅助治疗,常可在短时间内收到显著的效果。

第二节 强迫症个别心理疏导治疗的原则

1. 要认识及消除阻碍强迫症、恐怖症心理疏导治疗的三个要素:性格缺陷、逃避现实、言行不一。

(1)强迫症、恐怖症的症状是由性格缺陷衍生而来的,大多数患者发病在青少年时期,早年的性格偏移往往不能引起家长及本人的重视,作为一种怪癖、坏习惯,病程迁延数年至数十年方来求治。这正是治疗难、预后差的主要原因。

(2)性格是自幼年开始形成的,家庭教养、社会影响、自我教育等潜移默化地对性格的形成起着主要作用。性格缺陷已成为自身精神面貌以及心理活动的一部分特征,改变性格缺陷是心理疏导治疗的根本任务。

(3)病理心理形成定势后,由于自己习惯于它,要消除这种顽固的病理心理定势本身就很困难,而多数患者表现言行不一,逃避现实的自我意识是干扰治疗的最大阻力。

2. 强迫症、恐怖症心理疏导治疗的目标是长期的,因为改造性格是一个长期的、艰苦的过程。根据上万例的疏导治疗实践证明,凡取得"最优化"的案例都是在症状减轻及消失后,不断地根据医生引导,继续付诸改造性格而取得的。病情反复、半途而废的患者百分之百是因为在症状消失后放弃了长期的、艰苦的性格改造。坚持不懈地改造性格是强迫症、恐怖症取得"最优化"的重要环节及要素。

3. 引导患者做到认识与实践同步。要认识一点做一点,避免"什么都懂,什么也不去做;什么都知道,什么也做不到"。实际上是抱着"惰性兴奋灶"死不肯放,终日陷在"痛苦"的泥潭中,怨天尤人,强调种种理由及变相地为"病"辩解,逃避现实。习惯于"丢了一万之实,只图万一之虚;虽避一时之苦,造成终身毁灭"而无怨的观念,是强迫症、恐怖症的致命杀手。

认识与实践同步的目标是在提高心理素质、改造性格的过程中,一点一滴地将认识与实践结合起来。"实而不思则罔,思而不实则殆",达到"反省内求"的心理境界,即实(践)的具体应用。"知行统一""知行合一""慎言力行"就是少说、少做虚、假、空的胡思乱想,而想到、说到、做到,禁忌"言不顾行、行不顾言"、言行分离、言行不一的做法。

4. 克服"病态心理",一切要从自己的客观实际出发,辨别是非真假,凡是真的、是的坚决去做,假的、非的果断地丢。从认识中找出事物本来的、固有的而非虚假的、臆造的规律性,即自己性格形成及社会环境影响的内在联系,作为行动(实践)的指导,以实践为检验病理思维的标准。自己的思维及行为是否符合实际? 是否达到"适应社会"的标准? 归根到底,要看大多数人的思维及行为是怎样想、怎样做的,以此为自己认识与实践的标准去判定自己。不唯书、不唯上,随大流,以实践来判断思维及行为的是非对错,减少或消除克服病态心理过程中的阻力。这是对强迫症、恐怖症改造性格、具体务实的概括要求。那么具体改造目标是什么? 应建立的又是什么? 在临床实践检验中,我们把改与造分解、提炼、归纳出 24 个字,即改掉:紧张、悲观、恐惧、犹豫、固执、严谨;建立:轻松、乐观、勇敢、果断、灵活、随便。

这 24 个字,是通过临床实践总结概括出来的,融科学性、普遍性为一体,一般人都能接受这些简单明了的概念,患者更应将此作为改造性格长期目标的指南。

5. 疏导过程中,要克服病理思维,要在认识深化、疏通引导中通过理解、联系、转化、反思等信息加工过程,实现病理思维的转化,使自我认识不断提高,冲破顽固、陈旧、僵化的病理观念(惰性兴奋灶)的束缚和禁锢,从认识性格中过头的偏向入手,从逐步适应现实社会环境出发,以长远利益为目标,以社会实践活动为标准,客观地分析病理思维的原因,揭示病理思维形成的实质及性格根源、病史发展和自我认识,克服观念上及行为上与现实的矛盾,鉴别是非真伪,做到"自我解放",即从病理思维到正常思维,从陈旧观念到现实观念。首先实现思维变革,使正常思维奋起,建立适应现实要求的新的思维观念。结合性格改造,以顽强的精神付诸实践,不怕反复、不怕逆境、不逃避现实,最终达到深刻与彻底的自我认识,达到"最优化"的目标。

6. 在疏导中能抓住自身和外部的有利时机,不断深化自我认识,及时解决克服病态心理过程中各种复杂的矛盾和问题,避免干扰治疗进程,强化心理转换过程。

7. 对强迫症、恐怖症的治疗,无论病情轻重、症状多少,都不能脱离正常的社会活动(学习、工作、人际交往等正常生活)。自我封闭,与社会隔离,对治疗没有好处。

8. 借鉴理论,联系自身具体实际及他人取得优化的经验,有创造性地、有针对性地、灵活地付诸实践,并反复进行检验。要树立和发扬敢想、敢做的"两同步"精神。

只有正确的认识,没有勇敢的行动是不行的;而没有正确的认识,是不可能有勇敢的行动的。这些都难以达到真正的心理转换。同时,既要正确认识心理发展的全面性及其对立统一的规律性,又要打破逃避现实的顽固的病理观念模式,才能消除病理思维,实现心理转换。注意使自己的性格多点灵活性,尽可能地忠实于客观现实。因为长期受严谨、僵化模型的性格特征的束缚,而一旦禁锢自己的病理思维被解除了,就会感到不习惯。因此,必须加强信念,不怕反复,不断强化新的观念,警惕因循守旧的病理思维重来。巩固良性兴奋灶的基础就是信心与价值。

第三节　个别心理疏导治疗案例
——强迫性吉凶恐惧

患者 A,男,初诊时 46 岁,大学文化,公务员,1983 年 8 月来诊。患强迫症三年余,不能参加日常工作,病休在家。经两次个别疏导治疗(每次约 15 天),症状逐渐消除,并恢复原有工作。原服用多种抗精神病药物,在疏导治疗后,逐渐停服。随访 20 余年,各方面适应良好,并担任了厅级职务。

病情自述(1983 年 8 月 26 日)

一、诱发原因

我于 1979 年 12 月底患肝病(只有单项指标转氨酶升高,其他肝功能均正常),身上症状较多。住院一个多月后,痊愈出院,但自我感觉症状仍然较多、较重。因以前没有患过重病,所以,思想有一些紧张。刚出院几天,有一次我外出买东西,单位有个同事告诉我说,跟我关系很好的一位副所长突然被他患精神病的儿子活活打死了。当时,一听到这个突如其来的消息,我从头到脚全身发麻,两腿要瘫了似的,感到很惊奇,很难过。此时,我还没上班,在家休息,单位的同事们经常来家里看我,他们不断地讲起副所长被打死的具体情节。所以,我每听一次,思想就紧张一次,身上就会发麻。本来肝病未痊愈,思想就比较紧张,加上这一意外刺激,思想更加高度紧张,由最初的惊奇、同情、难过逐步发展到紧张、恐惧、害怕。此后,整天就摆脱不开这件事情,除了睡觉以外,整天想的就是这个与自己关系很好的老所长被打死的事情,处于紧张、恐惧之中。这样,身上的症状又加重了,思想更加紧张,形成一种恶性循环。当时又怀疑自己身上有了别的病,全身不舒服,不是这里痛,就是那里痛。两个月内,做遍了各类检查,均未发现器质性病变。后经中医、西医、精神科门诊,诊断为神经官能症。

一开始,我除了全身难受外,精神方面主要是紧张、恐惧、怕死,总觉得死人老在纠缠我,因而一个人不敢在房子里,不敢去没有人的地方。在知道老所长被打死的消息后10天左右,脑子里又出现了很多异常情况,到后来我才知道是强迫观念。脑子里想的、眼睛里看的、耳朵里听的都不自觉地与死人联系起来,一讲到死人,我就感到紧张、害怕,与死人有联系的事不敢听,有联系的字都不敢看,三年来没读过报、看过书。

二、主要治疗经历

1982年3月以前,一直以针灸和吃中药为主(偶尔到过一两次精神科,说是强迫观念),身上的症状有时有些减轻,但强迫观念始终未见明显减轻。症状严重时,幻想什么就是什么,例如幻想一件东西是死人,就觉得是死人,幻想动物和物品跟我讲话,就觉得它们在跟自己讲话。

1982年3月到6月,在湖南某医院看病4个月,诊断为强迫症伴抑郁情绪,吃了4个月的西药,先后有丙米嗪、奋乃静、氟奋乃静,症状有所减轻,但还是不能有意识地去想。1982年7月后,自己停服抗精神病药物,病情很快反复,且增加了很多新的症状,具体症状见下条"目前主要症状"。从今年4月起又进行针灸,6月开始继续服用奋乃静,再加上自我调节,目前症状有所减轻:

1. 不是成天想着死人。

2. 不是不自觉地把什么事物、事情都与死人联系起来。

三、目前主要症状

1. 强迫观念严重。严重时,幻想什么就是什么,幻想什么是死人,什么就是死人。脑子里无法进行思维活动,无论想任何事物、人、时间、地点都不自觉地与死人联系起来,看到"这个东西像死人用的""那个东西像死人看的"等等。

2. 焦虑、多疑。做完事、讲完话后总怀疑自己的不对,怀疑别人会怀疑自己。

3. 大小事在脑子里都放不下来,事后总是不自觉地去回想、琢磨,自己从中找自己的毛病。

4. 有自言自语的趋势(思考问题时,嘴常似动非动)。

5. 不能谈别人的缺点,严重时还不能说物体的不是,谈论人物非要完全准确不可,否则,身上就难受。

6. 有时,事情怎么做都觉得不好,一件东西怎么摆放都不舒服,看一件东西不能太久,否则,就有发呆感。

7. 有时还想一些无意义的事情。

8. 情绪紧张、焦虑、抑郁、恐惧、怕惊、忧伤、烦躁、易怒等,神志恍惚,严重健忘,思维很不集中。

9. 身上症状很多,全身难受。

以上病情,除对医生讲过外,我不愿意对任何人讲,包括领导、知心朋友、亲人和家属等,原因有二:一是不好意思;二是每对人讲一次,就紧张一次,病情就加重。

患者 A 反馈一(1983 年 8 月 29 日)

您今天给我看了孙某某等四位强迫症患者的病历,很受启发,只因时间紧,未作摘要,现在只凭粗浅的记忆(现记忆力严重衰退),写一个简单的反馈材料。

四位病友的症状可以说我都不同程度地存在,只是症状的具体表现形式有些差异,症状各自的轻重程度不同。我个人感觉,总的来说,这种病的主要表现就是一些明明知道是非正常的思维和行为,自己就是控制不住,非去这样思维和行动不可,致使病越来越严重。另外,不同的人得这种病的诱发因素不同,从今天看的材料及我本人的情况来看,确实又与性格有关,这一点我越来越意识到了,不知对不对。

第二点,就是我患病三年多来,经四处求医,精神方面的症状改善不大,近半年多来症状越来越多、越来越严重,不但我个人的思想很苦恼,亲人和家属、领导和同事们都很苦闷(虽然他们不知道我的病因和具体症状)。今天看了他们的病历,使我很受启发,他们的病都经您治好了,有的时间短至几天,简直难以置信,因而我对治好自己的病增强了信心和希望。换句话说,我对您抱以极大的信赖和寄托。但话又说回来,我还未经您具体治疗,我的病能否收到上面四位病友的效果,多少还有疑虑心理,但我一定要好好吸收您的信息,积极配合进行治疗。

患者 A 反馈二(1983 年 8 月 30 日)

您今天主要讲了人的大脑构成及其作用,讲了什么是人的心理活动,讲了强迫症的特点以及产生的病理机制。虽然其中的一些内容听得不是很懂,但整个内容对我很有教育意义,特别是讲到强迫症与性格缺陷的关系,对我启发很大。今天我主要向您汇报一下自己的性格特点及其形成过程。

在没有听您今天的讲课以前,自己虽然初步意识到自己的病与性格有关,但还是把得病的主要原因推到客观方面——诱发因素上去,今天我才进一步认识到强迫症的主要病因是内因——性格缺陷。

我的性格特点及其形成变化过程是这样的:小时候,即 12 岁高小毕业以前,我是一个很淘气的孩子,性格比较浪漫、活泼,1949 年冬高小毕业,1950 年考入初中,因家庭经济困难,只念了 8 个星期就休学了。当时家在农村,父亲在矿区工作,不常在家,收入比较少,家里人又多,经济困难。母亲主要在家料理家务,农业生产和经济收支问题主要由我考虑。换句话说,当时我当半个家,在家的三年半时间,我逐步养成了循规蹈矩、严格要求自己的习惯,原来淘气、活泼逐步被懂事、严肃所代替。1953 年下半年,我又重新上了初中,除了学习上严格要求自己外,从初中到大学一直担任团干部。为了把工作做得更好,我考虑问题过于严肃、认真、仔细,谨小慎微,生怕工作没做好,做什么事情都规规矩矩。由于自己过分严肃、认真,当时有些同学不敢接近我。另外,在当时的情况下,由于自己各方面表现不错,又经常得到学校的表扬,无形中内心里又滋生出一种自我陶醉的情绪。这种情绪自大学毕业后,特别是"文革"后才逐渐有所收敛。

正是由于什么事自己都过分认真、仔细、谨小慎微,因而就使自己的思想整天处于紧张状态,很少有放松的时候,这是导致疾病的内在根本原因。另一方面,由于自己考虑问题比较仔细、全面,因而耳朵听到的往往是一些顺耳的话,又导致了性格上的另一个弱点——脆弱,受不起大的刺激。我虽然能经得起批评,但一点也受不了委屈。

从今天的疏导中,我进一步认识到:性格不改变,性格缺陷得不到修补,我的病是难以好转的,即使暂时好一点,也是难以巩固的。因此,在今后的治疗中,要逐步重视自己的性格改造。

患者 A 反馈三(1983 年 9 月 1 日)

您昨天跟我讲了强迫症的特点,对强迫症作了深刻的剖析,把强迫症比作一棵大树,这种讲法很形象、生动,易于接受,并剖析了这棵大树,使我懂得了强迫症的共同点就是一个"怕"字,也就是这棵树的树干,这正切合我的实际。我现在身上和头脑里的各种各样的症状,就是来源于这个"怕"字。我所怕的主要是死人,由此派生出怕这怕那,因而使自己原来就紧张(历史条件形成的习惯紧张)的思想越来越紧张,这又反过来使"怕"加重,也就使树干越来越粗大,枝叶(症状)越来越茂盛。

我的所谓"怕",就是怕死人,或者说是所谓的鬼。这正如您讲的,它的本质在客观上是虚、假、空的,而自己主观上却把它当成真、实、有的,这个"怕"字的来源就在于自己在认识上犯了错误,即认识与客观的不统一,在主观上把客观上不存在的东西当成了实际存在的东西,这样,由此派生出各种各样的"怕"。从理论上来说,要使自己的强迫症消除,就要在主观上去掉这个"怕"字。也就是说,要砍掉这棵树干,在主观认识上做到与客观相符。

通过您这几天的细心讲解,我在主观上逐步加深了认识,在实践中要求自己逐步做到主观与客观相符,因而这几天怕的情绪有所减轻。比如,以前见到或听到"死""鬼"就紧张害怕,这几天我有意识地锻炼自己,听到或者见到"死""鬼"字或事情,怕的情绪就减轻,还勉强可以写这些字。以前我不敢一个人睡一间房子,昨天我弟弟回杭州,我只好一个人睡一间房子,开始有些怕,但一想到自己怕的东西客观上是不存在的,就鼓起勇气一个人睡了,结果也睡得很好。由此可见,要做到主观认识与客观存在相当,这个"怕"字就可以慢慢地根除。当然,由于病根较深,病情又久,病态较多且严重,一下去掉"怕"字确实还有困难,特别是对一些幻想或自我暗示的东西,实践中一下去掉困难也比较大。但我想,只要按您的引导和教育去做,自己主观上时时提醒自己,这个"怕"字是可以逐步去掉的。

另外,"怕"字的特征是欺软怕硬。对我来说,由怕死人而派生出来的怕这怕那的问题,最近几个月来我确有体会。以前连动物和动物画报及一些比较惊险内容的报纸、报道、电影、电视,我都不敢看,而最近几个月我有意识地去锻炼自己,慢慢去接触这些内容,怕的情绪也确实慢慢减轻。经您深刻的讲解,我体会更深了,今后更应该去有意识地锻炼自己。

最后,还有两个问题不清楚,请您在下次治疗时讲解一下:

1. 强迫症的特点都是一个"怕"字,是不是所有强迫症都有这个特点?这个"怕"字是不是指强迫症症状中的"怕",而不包括正常思维的人日常生活中其他种种怕的情况?

2. 我除了"怕"以外,还有幻想、多疑等症状,这是否也是强迫症的症状?

患者 A 反馈四(1983 年 9 月 2 日)

您今天讲的治疗过程是:不知—知—实践—认识—效果—再实践—再认识—效

果巩固。并用钢笔尖对我进行了初步实践，还要我把从"认识"到"实践"过程及从"实践"到"效果"的心理状态写下来，我简要汇报如下：

我现在知道强迫症的共性是"怕"字，它的本质又是主观认识与客观存在不相符，就我来说，主要怕的是鬼、灵魂，症状严重时，不但认为死人是鬼，有魂，有时还认为动物及物品都有灵魂，因而产生各种各样的"怕"。比如，医院是一个死人集中的地方，我一进医院无形中就紧张害怕，不是心慌胸堵就是两腿发软。另外，在外边见到戴黑纱、拿花圈的也不自觉地紧张。还有，认为动物也是有灵魂的，生病以来，就不敢伤害动物，连一只蚂蚁和蚊子也不敢打死。经过这几天的治疗，我认识到我所怕的是主观上的臆想，客观上是不存在的。因此，今天我初步作了实践。例如，今天我是一个人到医院来的，心里也不是很紧张，从医院回来的路上，先后看到两个戴黑纱的人，也不紧张，并有意识地看了看。此外，今天是我这几年来第一次有意地伤害动物，有意识地打死了一只蚂蚁，打的时候开始闪念过蚂蚁有灵魂，不能打，但我马上又想这是自己的主观想象，客观上并不存在，下决心打死了。打死后也没有异常感觉，但正因为这是目前的病态，心情总是跟正常人不同，不太自然。正如您教导的，我要通过实践来加深认识，取得疗效。今后我要逐步做到这一点，目前要一下子完全做到有困难，那种不自然、紧张、恐惧，甚至出现幻想的现象还会出现。究竟存不存在鬼？我思想上还未真正搞通，请您作进一步的讲解。

患者 A 反馈五(1983 年 9 月 4 日)

关于鬼、魂是否存在的问题，我写了一下认识，不知对否，请指教：

一、鬼、魂客观上是不存在的，可以从以下几点来说明

1. 心理正常的人，谁也没有见过鬼、魂是什么东西，所以鬼、魂是人们长期传说留下的影响。

2. 如有鬼、魂，谁敢在坟地、太平间附近居住，否则，不是会经常闹鬼吗？

3. 如果有鬼、魂，谁还敢去枪毙人，有意打死人，有意整死人？

4. 有的人昏死后又活过来，未听说活过来的人说自己死的时候变成了鬼或者有魂存在。

5. 还可以假设做一个试验(当然实际上不可能做这种试验)，把数个婴儿集中起来，一块长大，但不让他们接触外界，特别是不让他们接触鬼、魂等字眼及其传说，我想，他们长大后就不会知道什么叫鬼、魂，更谈不上怕鬼了。

二、我之所以认为有鬼、魂存在的原因

1. 从历史条件来说,从小受到周围环境、传说的影响。

2. 受诱发因素——惊恐的影响,产生紧张、恐惧心理。

3. 由于自己一时受惊,而后胡思乱想,以致使鬼、魂存在的幻想越来越严重,发展到"幻想什么是鬼,什么就是鬼"的不可自制的程度。

三、我今后的态度

只有真正从思想深处否定鬼、魂的存在(而不是口头上的否定),才能使怕鬼的病根(而不是指强迫症的病根)除掉。否则,病是不会好的。越是认为有鬼、魂存在,病情就愈加严重,甚至发展到不可自救的地步,这是自己把自己推向绝路。

四、怎样才能真正从思想深处否定有鬼、魂的存在

简单地说,就是发挥主观能动性,具体做法是:

1. 脑子里思考问题和做事时,当要联系到鬼、魂时,先否定鬼、魂的存在(根据前面鬼、魂不存在的理由),然后再思考问题和做事。

2. 上一条如事先没有注意到,随时出现有鬼、魂存在的想法,随时否定。

3. 考虑鬼、魂存在不存在的问题,只要记着上面谈的不存在的几条主要理由就行了,不要去钻牛角尖。否则,不能自拔。

4. 对强迫症症状而言,在认识清楚的基础上,凡事要顶着干,加强自我克制,自己不断强化自己,即认识—实践—再认识—再实践。

以上均是理论上的认识,实际上要完全做到,还要经过艰苦努力,加强认识和实践。

昨天,您在百忙中亲自带我到急诊室、抢救室、太平间去实践,您的这种医务精神使我深受感动。您对我这个素不相识、又没有事先预约临时从外地来宁治疗的患者,在百忙之中这样一次又一次地耐心讲解,亲临实践,进行心理治疗,这种对待一个陌生患者的态度,使我有难以用语言来表达的感激之情。

昨天您说要带我去急诊室、抢救室和太平间,说实话,在经您治疗前,我是不敢轻易去急诊室和抢救室的,太平间就更不用说了。经过几次治疗后,我在精神上有些放松,说去抢救室,我并不是很紧张(不是说一点没有),但要去太平间,我就有些紧张(马上胸闷)。在您的带领下,还是去了太平间,虽然我仍有些紧张,但还没有紧张到不能自控的程度。您又要我单独去太平间一次,我还是壮着胆子去了,但有紧张情绪(胸口又堵又闷)。回家后,按您的要求,把平时我最不敢听、见,更谈不上自

己写的以下一些字重复写了四页：死人、鬼魂、太平间、尸体、坟地、送葬、埋人、墓地、火葬场、他杀、枪毙、整死人、自杀、跳楼、骨灰盒等。

在写时，有紧张感，越写越放松，直到基本消除。

这些就是我这一天实践的基本情况。

患者 A 反馈六(1983 年 9 月 5 日)

在您的精心疏导下，经过一周苦口婆心的治疗，我的各种症状都有了明显的减轻，特别是"怕"的症状收效更大，情绪也明显好转。病虽然没有痊愈，但这几天的治疗却胜过了我三年多来吃过的几百副中药和无法计数的西药。我都无法用语言来表达对您的感激。

今天下午我又看完了病友吴某某的病例，一方面使我很受鼓舞，他患了 20 多年的顽症(我俩症状大同小异，有的他比我重，有的比我稍轻。我虽然有多次想死的念头，只是左思右想，未实施行动。这一点我一直不好意思写，请您原谅)，在您的精心治疗下，痊愈得那么快，那么彻底，无不使人欢欣鼓舞。另一方面，我又给自己提出了一个问题，同样都是您的治疗，我的效果却没有他那么明显，这肯定是我的主观能动性还没有充分发挥出来。怎样才能充分发挥出自己的主观能动性？这一点还请您给予指导！

另外，我还有几个难受的强迫症状，请您下次治疗时再予开导：

1. 有时做事、说话，怎么做、怎么说都觉得不好。比如"做一件事情要去做不好，不去做也不好""一件东西这样摆不好，那样摆也不好"，这些症状如何解决？

2. 有时还想一些不应该想的事情。比如"药吃下去了，又认为是不该吃的""事情做完了，又认为是不该做的"等等，这种病态如何消除？

3. 疑心重。做什么事情都对自己不放心，同时又怀疑别人怀疑自己，如何克服？

患者 A 反馈七(1983 年 9 月 8 日)

……

这两天听您讲课，更加深了我对很多问题的认识和理解。这几天我主要是看病例，从他们身上取得经验，以便在您的疏导下结合自己的病情理出些头绪来，使自己的病好得更快一些。所以这两天没有写反馈材料，过两天再继续写。

这两三天我的病情又有了一些反复，主要表现在疑心重、做事不放心。这几天也没有受什么意外的刺激,不知是怎么回事。我知道有点反复不能紧张,但怎样才能减少这种反复?请您多加指导。

患者 A 反馈八(1983 年 9 月 13 日)

我从 9 月 7 日起听了您的心理疏导,使我对很多的理性问题加深了认识和理解,特别是最后两次讲课的内容"培养患者树立坚强的自信心"和"挖根——改造性格缺陷"对我的教育启发更大,这两个问题正是我犯病的根本原因和久治未愈的根本所在。经过您半个多月的精心疏导和一层层深入启发,我从根本上认识到自己患强迫症的主要原因就是自己的性格缺陷。我从少年时代就逐渐养成了过于严谨拘泥、胆小犹豫、谨小慎微、紧张焦虑的性格,这种过头的性格,是犯病的必然内在因素。另外,患病以来,一方面对这种病没有正确的认识,不能正确对待疾病,使病情越来越重;另一方面,也是主要原因,自己对待疾病没有一个坚强的自信心,因此情绪老是处于低沉、悲观状态,反过来又使病情加重,造成一种恶性循环。通过这两次课,我明确认识到,要战胜目前的疾病,没有一个坚强的自信心是完全不可能的。没有自信心,情绪就不稳定,就会降低自身的免疫机能,就不会调动内在的积极性,这样要想使病痊愈是很难想象的。正如您所讲的:患者取得疗效的大小,绝不会超过他自信心的大小;患者自信心的深度与广度,直接影响治疗的深度与广度,包括远期疗效的巩固。这话讲得千真万确,我这半个多月来的实践就很具体地证明了这一点。过去患病几年,由于对这种病的特点、发病原因以及如何对待这种疾病,心中茫然无数,虽然经多方医治,未收到良好效果。因此情绪总是悲观、消沉、颓废,病情也就一天天加重,经过您的耐心疏导,我真正体会到,只有走"心病还要心药医"之路才是治疗强迫症的最好途径。由于我真正从道理上弄清了这一点,因此无形中就产生了自信心,由于自信心的增强,心情也就比较轻松、愉快,强迫症状也就随之减轻,这反过来又促进了自信心的加强,形成一种良性循环。当然要使疾病彻底痊愈,还有一个不断强化巩固自信心的问题。

您讲过:病情反复、精神状态处于逆境并不可怕,可怕的是丧失了自信心,丧失了前进和攀登的勇气。凡胜利者都属于自信心强、敢于抗争、在艰苦的斗争中屡败屡战者。今后我一定尽量按照您的教导去做:病情反复不惧怕,精神状态处于逆境不气馁,始终保持情绪的稳定和顽强的战斗精神,与疾病作斗争。

我的性格存在比较突出的缺陷,而要改变性格缺陷确实又是一个长期的、艰苦的甚至是痛苦的过程。但是只要我有决心,性格就可以改造,功夫不负有心人,关键还在于自己有自信心、决心和毅力。为了根治疾病,今后我一定做长期的艰苦努力,尽力按您教导的12字方针去做,逐步做到轻松、愉快、勇敢、果断、灵活、随便,使疾病早日痊愈并不反复,从而为国家多做点贡献。

下面就向您汇报一下我的病情进展情况:

经过半个多月的精心疏导,我的病接近痊愈,主要症状明显减轻或者基本消失,更重要的是我找到了一条怎样对待这种疾病及如何根治病根的路子。具体疗效有以下几个方面:

1. 情绪明显好转,抑郁、悲观等情绪大为减轻。过去我的病情是不愿对别人讲的,现在我可以向不熟悉我的人如病友讲(但熟悉我的人我还不愿让他们知道);过去别人的强迫观念和行为我不能听,一听别人的这些症状,我一幻想就马上变成自己的了,现在别人的强迫观念和行为我可以听了,听后没有不良感觉。

2. 强迫观念大为减轻。过去脑子无法进行思维活动,无论想什么事、物体、人、字、时间、地点等都不自觉地与死人联系起来,接下来的念头就是死人纠缠着我,现在除有一过性的这种思维外,大部分基本消失了。

3. 强迫行为明显减轻。如有时做事怎么做也不舒服,说话也是如此,另外,不能谈论别人的缺点,严重时还不能说事物的不是等行为明显减少。

4. "怕"的症状基本消失。

5. 大、小事脑子都放不下来,事后总是不自觉地回忆、琢磨及自言自语趋势已有不同程度的好转和减轻。

6. 随着上述症状的好转,情绪紧张、抑郁、焦虑烦躁、忧伤、易怒、怕惊等症状也随之减轻或者基本消失。

7. 自知力有所加强。

目前存在的收效不甚明显的症状就是疑心重,这点还有待今后努力,逐步予以克服。

上述疗效的取得来之不易,主要有三个方面的原因:

1. 您的精心治疗、忘我无私的医务精神、高尚的医德和高超的医术,给我指出了光明大道,我在此不再多做具体解释了。

2. 其他病友的经验总结给了我很大的启发和开导,榜样的力量是无穷的。

3. 我自己的主观努力。除此之外,这有以下几点体会:

（1）随时随地要记住您的话："患者要有坚强的自信心。"自信心对强迫症患者至关重要，有了自信心，才能保持或者控制情绪的稳定。这一点我深有体会，开始治疗的几天，对心理疏导虽有信心，但总有疑虑心理，后来在您的一再启发和其他病友经验的影响下，我越来越认识到这种病没有别的路可走，心理疏导才是最好的出路，因而坚定了信心。这样，收效越来越明显。

（2）初步掌握病情规律，采取灵活机动的战略战术。不同的症状采取不同的方式对待，这样大部分症状都得到了减轻和好转。在如何对待强迫观念时，我就从思想上时时强化一点：鬼、魂不存在，是自己胡思乱想想出来的。对强迫行为我就采取做完了事不去琢磨的方法对待。对怕的东西，我就采取"硬顶——不能怕、没有必要怕"的方法。

（3）不断强化自己，深刻理解"习以治惊"的道理。牢记您的话：战胜了的东西，都是由不习惯到习惯而已。这里的强化，包括强化自己的自信心和强化实践。得这种病的人，情绪往往容易波动，这就需要时时强化自信心，才能保持情绪的稳定。另外，在症状没有消失之前，经常有意识地去进行实践，不断强化这个过程。

（4）遇到逆境和挫折，时时提醒自己，做到有备无患。我自己患这种病后，心理越来越脆弱，经不起一点刺激。如果遇到一些不利因素时，要时时提醒自己（能预测的事情事先提醒自己更好），记住12字方针。简单地说，就是要胸怀开阔些，克服一个"过"字。这样，就能减少或者避免情绪的波动。

（5）病友的经验很值得借鉴。想消除强迫症，不能以病态压病态，这点很有道理。

患者 A 反馈九（1983 年 9 月 13 日）

我的病经过您半个多月的精心治疗，病情接近痊愈，这是我做梦也没有想到的事情。患病三年多来，我一直在疾病的折磨中度日，心情万分痛苦，度日如年的日子确实难熬。如今症状明显减轻或者基本消失，我感到轻松多了，内心也充满了喜悦。不仅如此，我全家都为此感到幸福和愉快，领导和同事们都为我感到轻松和高兴，这怎能不让我对您发自内心的感激？过两天我就要离开南京，离别之际，好像有很多话要对您说似的，但又不知从哪里说起，因此不再多说了。

患者 A 反馈十（1984 年 2 月 27 日）

我在南京经过您的治疗（1983 年 8 月 29 日至 1983 年 9 月 13 日），至今已 5 个多月过去了，一直没有给您写信，实在抱歉。我原来的想法是，在您精心的心理疏导下，同时吸取其他已经治愈的病友的经验，加强自我心理疏导，使病情基本痊愈后再给您写信汇报情况，所以信一直拖到今天才写，实在对不起。经过几个月来的实践及自我心理疏导，现汇报一下我这几个月的病情，并请您对我还存在的症状给予进一步指导。

一、对强迫症的进一步的认识

自从 1983 年 9 月返回北京后，我一边实践，一边总结，对自己的病情作了进一步的剖析，我深深地认识到性格中的"过"字是强迫症的内因所在，由于这个"过"字的存在，使自己的思想不自觉地长期处于一种紧张状态，而自己又不易察觉到这种情况，一遇到诱发因素——外界刺激就使兴奋与抑制失去平衡，从而产生心理障碍和行为的改变以及躯体疾病，这些病态又加重了思想紧张和忧虑，就这样恶性循环，致使强迫观念和行为越加严重。经过这几个月的实践和总结，我意识到，之所以会产生正常人无法理解的各种各样的强迫观念和行为，其中最重要的因素是由联想思维所引起，使自己的思维活动距离正常思维越来越远，从而产生的强迫观念和行为也越来越多、越来越严重。以上是我对强迫症的特点和病因的进一步认识。

通过这几个月来的实践和总结，病情虽然还未完全痊愈，但取得了比较明显的效果。

二、几个月来病情好转的表现

1. 强迫观念（即幻想、暗示）明显减轻，有时接近基本消失的程度，不像过去那样整天脑子里想的都是死人或与死人有关的事物，也不像过去那样看到什么东西都不自觉地与死人联系起来，但在有外界条件影响时，有时还有一些一过性的病态反应。

2. 强迫行为大有好转。不像过去那样做事情怎么做都不好，摆样东西怎么摆也不行，现在要随便多了，但症状还未完全消失。

3. 联想思维明显减轻。以前脑子整天无法进行思维，一想问题就不自觉地与死人或紧张、恐惧、焦虑等事物联系起来，现在自我控制能力有较明显的加强，基本上能控制自己不去这样无限制地胡思乱想。

4. 以前那种各式各样的"怕"的症状基本消失。特别是怕看、听、写与死人有联系的人、事、字等症状好转更为明显。

5. 情绪明显好转,恐惧、烦躁、易怒、忧伤、怕惊、情绪低落等明显减轻,但如有外界因素影响时,情绪很不稳定。

6. 由于上述症状的减轻和好转,具体的症状也有不同的减轻和好转,晚上基本能睡5～6个小时,中午能睡1个多小时。

三、病情好转的原因及治疗方法

通过几个月的实践和总结,我认为注意以下几个方面对症状的好转和减轻能起到很大作用:

1. 不断掌握病情的特点和规律,采取相应措施对待之。我的强迫症状之所以越来越重,产生各种强迫观念和行为,出现各式各样的"怕"字,除了性格缺陷和诱发因素外,最重要的就是发病后的无限制、无根据地胡思乱想以及联想思维所致。因此,我随时随地以很大的毅力控制这种胡思乱想,并随时随地注意中断这种联想思维,这样,原来症状便没再加重,有的还有不同程度的减轻和好转。偶尔出现新的强迫症状,也会很快消失。

2. 对待强迫观念的办法:随时随地以很大的毅力控制自己不要无限制、无根据地胡思乱想,注意控制非正常的联想思维;思考问题和做事时,如出现强迫观念,先将强迫观念压下去(即控制自己不要胡思乱想),然后再进行正常思维活动和行动,这样强迫观念就不致发展、加重。

3. 对待强迫行为的办法:做事时,事先经常提醒自己到时候不去琢磨,顺其自然,如一旦出现强迫行为,切忌自己以病态压病态,而是要分清什么行为是对的,什么是错的,对的就坚持,错的就不去管它。这样,强迫行为引起的难受感就会减轻。

4. 对待"怕"的办法:就按"习以治惊"的教导,去习见、习闻,采取强迫的办法去适应那些不敢见、不敢听、不敢写的事物,久而久之,也就慢慢做到了"见怪不怪,其怪自败",这样怕的症状就明显减轻了。

5. 注意自己情绪的转移,适当工作和参加有益的活动。整天的空闲无聊对强迫症状是有害无益的,因此我就按您的教导,从1983年国庆节后坚持上半天班,干一点自己力所能及的具体工作,午睡后就干点家务或者听听音乐,这样,无形中就分散了自己的注意力,不像以前那样成天陷在胡思乱想的精神状态中。

6. 灵活机动的战略战术有助于战胜强迫症状。对待强迫症状,总的指导思想是要有敢于拼搏的精神和不回避的态度。我这几个月的实践中有一个粗浅的体会,即在病情严重反复时,采取适当的暂时的回避还是必要的:即不去想与病态有关的东西。这正如攀登高峰一样,在极度疲劳的情况下暂时休息一下是必要的,有利于继续攀登。否则,只会使病情加重,但是一旦减轻,就要主动进攻,争取全面的胜利。

7. 注意保持情绪的稳定,逐步培养自己战胜强迫症的信心,这是战胜强迫症的先决条件。这几个月的实践确实不是一帆风顺的,常常出现反复,有时甚至出现暂时性的濒临绝境。这时情绪往往易于波动,自信心也就出现动摇。但我不像以前那样任其发展,使病情愈加严重,以致到了难以自控的程度。现在出现这种病情反复、情绪波动时,我就常常翻阅心理疏导的记录,特别是反复读"培养患者树立坚强自信心"一节,牢记"精神状态处于逆境并不可怕,可怕的是患者丧失自信心,丧失了前进攀登的勇气"的教导,从中吸取营养,培养自信心和稳定自己的情绪。另外,要保持情绪的稳定,其他病友的经验也是需要足够重视的。其一,对今后的事情不去做可怕的预测,逐步做到"到哪个山唱哪个山的山歌"的思想准备;其二,要尽量控制自己,不去回想那些不愉快的往事。我觉得这两点对一个伴有紧张、焦虑的强迫症患者来说,对稳定情绪的作用是不可忽视的。

话又说回来,要树立坚强的自信心和保持情绪的稳定,对强迫症患者来说不是一件轻而易举的事,需要有很大的耐心和坚强的毅力,需要艰苦的努力,有时甚至是极端痛苦的,几乎一天到晚需要随时随地与强迫症状进行不懈的斗争,确实痛苦至极。在这种情况下,就需要有顽强的战斗精神和坚忍不拔的毅力,才能转败为胜。

8. 在与强迫症进行顽强战斗的同时,要时时注意改造自己的性格,克服性格中的"过"字,这一点不再多述。

四、目前还存在的主要问题

我的大部分症状都有好转,但目前还有以下问题:

1. 焦虑、疑心重(这是我目前最难受的症状)。做一件事,本来没有什么问题,做事时和事后总要怀疑自己做得不对或者不安;与人谈话时自己不觉得有什么问题,事后马上就不自觉地去回想,找到自己话中的毛病。

2. 由于事后喜欢不自觉地回想琢磨,因而有时出现自言自语的趋势,但没有讲出声音,嘴也未正式动,只是有似动非动的感觉。

3. 什么事都放不下,每件事(指工作中的事或者与人交往)都要在脑子里不自觉地遗留一两天才能基本消失。

由于上述三个症状的存在,因而焦虑、犹豫情绪相对在南京时要加重,精神上也不易轻松起来。我时时提醒自己要轻松、果断、愉快,但就是不容易做到。对于疑心病,我还常常看在您那里抄的《总疑心怎么办?》一文的概要,虽然从理论上认识到这是强迫症的一种症状,但却不易解决。

此外,记忆力严重衰退,思维也很不集中,头脑不清醒,反应迟钝。

患者 A 反馈十一(1985 年 9 月 18 日)

我于今年 2 月离开南京返回北京,至今已有 7 个多月了,一直没有给您写信。

2 月从南京回家后,在家休息了 20 来天,过了春节,于 2 月底去疗养院疗养,因不习惯疗养院的生活,住了不到两个月又出院,回家后又在家里休息了一个月,于 5 月下旬开始上半班至今。

回家 7 个多月了,5 月份以前,无论在家休息还是在疗养院疗养,整个症状没有见到明显进展。根据您"不同意你在家休息和去疗养院疗养,一定要上班"的教导,5 月下旬,我硬着头皮去上班(半班)了。开始上班时,顾虑重重,怕这怕那,处于紧张、焦虑状态,但我没有退缩,还是顶着各种困难坚持了下来。自上班以后,主要是进行自我锻炼,自我心理疏导。因而整个症状逐步减轻,到目前为止,病情还不算痊愈,但整个症状明显减轻,基本上能适应各种环境,基本上能应付各种事物,因而感到一身轻松,整天有说有笑。这是我患病 6 年来从未有过的精神状态,您可以想象我是何等的高兴啊!我的病今天能好到如此程度,万分感激您。

下面就谈谈我这几个月来对待疾病的一点体会,作为体会,实际上是"分清是非真假,贵在实践"在我身上的体验而已。

我觉得在整个症状特别严重、自我控制能力基本丧失的情况下,用一定的药物是必要的,如去年 9 月我第二次来南京时,当时强迫症状特别严重、濒临绝境之际,您给我开了阿米替林才使我当时的症状得以缓解。但是一旦症状有所减轻,自知力有所恢复后,药物的作用就处于次要地位,而按照医生的启发进行自我心理疏导则成为主要方面。最近几个月来我的症状之所以取得上述疗效,在心理疏导方面我主要总结了下面一句话:"三自一转移。"所谓"三自",就是对待疾病在精神要做到:自我矫正、自我抵制、自我改造。"一转移"就是转移思路。下面就具体谈谈我是怎样进行"三自一转移"的。

像我这样强迫症状又多又重的患者,强迫观念和强迫行为随时随地都在缠绕我,使我有时濒临绝境之地。病情之所以发展得这么严重,主要是在没有得到您的心理疏导之前，自己的思维和认识上犯了一个大的错误，即老是往病态上进行联想，因而产生了许多正常人没有的病态反应——强迫观念。因此要使自己的病情减轻以至痊愈，首先在认识上就要来一个大的转变，即进行"自我矫正"。当不自觉地出现非正常的思维活动——强迫观念时，我就立即认识到这是病态的，就马上中断这种思维，换一个思维内容，也就是进行"自我抵制"。这样，久而久之，许多强迫观念淡薄，只偶尔出现，有的基本消失了。"自我矫正"和"自我抵制"收到的效果还体现在对待强迫行为上。过去我的强迫行为也是很多很重的，如有的东西只能这么放、不能那么放，严重时，这么放不行，那么放也不行；做事也是如此，这么做不好，那么做也不好，最后就弄得自己一身难受。现在我就在认识上先自己矫正过来——这些病态完全是自己给自己划定的框框，自己给自己套上的枷锁。正常人是怎么做的，我也完全可以这样做。对病态的行为，首先在思想上要有正确的认识，并随时矫正。这样矫正和抵制的时间长了，就逐渐形成了好的条件反射，形成了好习惯，强迫行为自然而然就减轻直至逐渐消失了。"习惯成自然"，这一切都形成了一种良好的习惯。

另外，由于我的"过"字的性格缺陷——办事过于认真、过于胆小，做什么事都要求十全十美，对自己要求过严，不能叫别人有看法、说闲话等等。在患强迫症以后，慢慢又产生了一种新的病态——说话、办事时总喜欢不自觉地去回想、琢磨，什么事都放不下来，疑心重。而由这些性格缺陷产生的这种病态关系，在没有得到您去年9月的第二次疏导以前，我思想上的认识是很不足的，或者是基本没有认识，更谈不上去进行性格改造。自去年9月您在第二次疏导时严肃指出："你要是按我讲的做到20%～30%，病就不会反复到这么严重。"您的这一教导，我最近一段时间通过实践才体会得越来越深了，因为这段时间时刻记住您的教导，进行"改造性格"，每当我不自觉地去回想、琢磨时，我就意识到这是性格缺陷而产生的病态，就有意识地去进行自我抵制，改变这种思维方法。我冷静地想过，像我这样"严谨"的人，一般是不会做错事、说错话的，即使是偶尔做错点事和偶尔说错点话，也不去预先作可怕的预测，做到"不要想得太多，到哪个山就唱哪个山的歌"。一旦出现不自觉的回想和琢磨，我就设法去想别的问题和做别的事情，这样做的时间久了，不自觉的回想、琢磨的症状也就慢慢减轻乃至基本消失了，伴随着的疑心病也就明显减轻了。从这里我才开始真正尝到了改造性格的甜头。

所谓转移思路，在上述内容中我已经谈到了其中的一个方面，即当不自觉地出现强迫观念时，就有意地转移思路，去想别的问题或做别的事情，这样就避免了过去老往病态上进行联想,长时间去这样有意识地转移思路,强迫观念也就越来越淡薄了。转移思路的另一方面,就是在体质和思维活动能勉强上班时就去上班,这是一种不自觉的转移思路。上班后干点自己力所能及的工作,思考一些与工作有关的问题,无形中也转移了思路,避免了一个人独自闷在家里或在疗养院里,在强迫观念里兜圈子。

这几个月来我进行了"三自一转移"的实践,通过这一段时间的锻炼,的确收到了可喜的效果。但话又说回来,在开始的实践中,是相当痛苦的,几乎是时时刻刻、处处事事都要进行"三自一转移"的苦战,但这种苦战,却给自己带来了胜利后的喜悦。由于强迫症状明显减轻和好转,随之忧郁、焦虑情绪已大为减轻,食欲和睡眠也好了,真是一好百好。但是这种病是相当顽固的,时时有反复的可能,是不能掉以轻心的,还需要在初步胜利的基础上继续奋战。

另外,还有一点需要说明,药我还没有停,服药情况如下:

阿米替林每日三片减至两片,艾司唑仑已经停掉了。我准备在病情进一步好转和巩固后,把药物逐渐停了。

患者 A 反馈十二(1986 年 2 月 2 日)

这半年来,根据您的教导,我以自我心理疏导为主,认真总结"三自一转移"的方法,治疗进一步取得了明显效果。现在,我能适应各种环境,能应付各种事务,因而感到一身轻松,基本上解决了我的精神枷锁,时常会有说有笑。另外还要告诉您,从1985 年的国庆节后,我开始上全班,尽管开始时还有一些顾虑,但经过几个月的实践,不但没有使病情加重,相反的,我时刻记住"三自一转移"的心理疏导,使病情又进一步地好转,这样又增强了我战胜疾病的信心和毅力。

患者 A 反馈十三(1989 年 3 月 26 日)

我患病到今年已经是第 10 个年头了,前 5 年是在疾病的折磨中度过的,弄得我死去活来,痛苦到了无法忍受的地步。好在现在已经死里逃生了,我的病情现在可以说已经痊愈了。虽还有一些残余症状——主要是有时还有点焦虑情绪,但这已经不影响我的正常工作和生活了。我的病得以痊愈,主要不是药物的治疗,最根本的作用是您的心理疏导治疗,我总结摸索了一条如何对待这种病的方法,我时常根据您教导的原则和自己总结的方法来对待症状和处理问题。久而久之,很多症状自然而然地消失了。可以说我现在得到了精神上的彻底解放,如果拿现在的精神状态与

5年前相比,我现在是另一个人了。我从1985年上班到现在,情况一直稳定良好,没有出现过大的反复(小的波动有时还有一点,但已不影响我的正常工作和生活)。这几年一直上全班,工作量越来越大,担子也越来越重,但我都能基本适应,吃饭、睡眠均正常。药已经全停了,只是在情绪波动时偶尔服用很少一点。以上是我近几年的身体情况,特向您汇报,我想您也一定会感到格外高兴的。

随访(1990年11月3日)

笔者到该病友所在城市开会时,受到他和另一位病友的热情接待。在他们送作者到机场时,一个多小时的路程中,两位病友像多年未见的老朋友一样(实际上是第一次见面),谈笑风生,回忆起当时患病时的幼稚、可笑和荒唐,有声有色地描述症状。笔者就很顾忌,怕他作为领导,在下级(司机)面前暴露发病的过程及内容,会影响他的威信。因此,笔者多次试图转移话题,但都未能打断他们之间热烈的交谈。到机场后,笔者怕司机对他患病情况有什么误解,特请司机与我们一起合影留念。由此看来,笔者的思想倒不如他解放,他的心理素质提高后,能够以轻松、科学的态度面对疾病,不但没有影响到他的威信,反而进一步得到了同事的理解。

患者A反馈十四(1991年2月7日)

我们几年未见了,经过您两次长时间的耐心细致的心理疏导,使我摆脱了长期顽疾的折磨,我是多么幸运和高兴啊。近年来尽管工作比较繁忙,但病情一直没有反复,而且身体健康,情绪很好。正如您来信中所说,在中国、在世界上还有多少人像我过去一样在疾病中受到折磨,愿您用高超的医术和医德,帮助他们从疾病中摆脱出来,同我们一样享受幸福与欢乐。

患者A反馈十五(2005年12月18日)

一转眼,又是几年没联系了。我已于2002年退休,儿子、女儿都在美国工作,现在可以说在安享晚年了。今天我把20多年来的总体情况(包括疾病症状和治疗过程)作一简要的总结,作为对您的汇报,不妥之处请您指正。

我是20多年前的一位"强迫症"和"恐怖症"患者,我将症状简要重述一下。强迫症状举例叙述之:有时做事、说话怎么做、怎么说都觉得不好。做一件事,这么做不行,那么做也不行;一件东西这样摆不好,那样摆也不好;怎么放都不好,弄得自己成天难受,苦不堪言;有时还想一些不可能做到的事情。比如"药吃下去了,又认为是不该吃的";"事情做完了,又认为是不该做的"等等,这种病态如何消除? 疑心重。做什么事情都对自己不放心,同时又怀疑别人怀疑自己,如何克服?

恐怖症状更是严重,如:见到别人手指上贴点胶布都害怕,一支削尖了的铅笔对着我,也害怕,更怕见到"死"和"癌"字,还觉得床下有死人。严重时,幻想什么就是什么,幻想什么是死人,什么就是死人。脑子无法进行思维活动,无论想任何事物、人、时间、地点都不自觉地与死人联系起来,看到"这个东西像死人用的""那个东西像死人看的"等等。

强迫症和恐怖症的其他症状就可想而知了,在此不多说了。时间长了,焦虑、抑郁症状伴随而生,弄得自己成天痛苦极了,班也上不了。起病两三年内,在北京、杭州、长沙请中外专家用药物治疗过,症状没有减轻,由于自己老是想病态上的问题,症状反而越来越重。在此期间,曾几次都想自杀,但考虑到各方面的因素而没有付诸行动。后经好友介绍,我两次到南京求治于您,您不用药而用心理疏导疗法治疗我的病。第一次回北京后,症状有所减轻,但由于自己没有掌握好您的心理疏导治疗的精神实质,很快就出现反复了。第二次又去南京,您用心理疏导疗法和行为疗法治疗我的病,您亲自带我去急诊室和太平间实地体验,到底有什么可怕的。回北京后,我认真回顾了您的心理治疗方法的精髓,从而启发了自己对心理治疗方法的探索。实践一段时间后,症状慢慢减轻,最后基本消失。此时,我感到一身轻快,由原来的不能上班,到后来还担任过处、厅级职务。能有这个结果,全是您全身心地为患者健康而着想的结晶。

对待恐怖症状我也采取了"三自一转移"的方法。首先在思想上有正确的分析和认识,随时进行矫正。如患病之初,我看到别人手指上贴着胶布就害怕,后来,我认真分析过,这是正常人的普遍现象,没什么可怕的。自己认为可怕,正是自己的病态想象,再遇到这种事时就加以认识上和行为上的矫正。如前面提到的,铅笔削尖了对着自己就害怕,自己就亲自用手去摸笔尖,亲自去体验,也没有什么可怕的。其他类似的情况也是如此去体验。慢慢地,正常人不怕的,自己也就不怕了。到后来连患者和死人都不怕了。

20 多年来,我经常用"三自一转移"来提醒自己,所以,一直未出现过反复症状。

点　评

该病友经心理疏导治疗后,充分调动其主观能动性,最终达到了"最优化"。他坚持提高心理素质,不断完善性格,通过患者系统的反馈材料和30年的长期随访(包括1990年及1998年两次专访),都有力地说明,在克服顽固疾病——强迫症及癌症中,他是医患学习的一位楷模,打破了"强迫症不能治愈"的保守观念,在心理治疗中树立了一面"最优化"的旗帜。据作者了解,几年前,他患了脑部恶性肿瘤,在早期发现切除后,一直保持良好和积极的心态,已较好地康复。

本案例,有三点值得大家借鉴:

1. 他的"最优化"的实现,来自于自我认识与实践的密切结合。在自我认识的高度,他充分发挥了自我改造的能动性,不断完善性格,提高心理素质。同时,加强对客观世界的改造,克服顽疾与外界各种不利因素,审视、理解现实的需要,自觉立足于现实进行自我认识、实践和奋斗。在克服疾病的过程中,随环境变化而灵活应对,结合自己实际情况,总结出一套行之有效的克服强迫观念的方法——"三自一转移"来应对病理心理。这个方法具有现实性、针对性、实效性,贴近实际,贴近病友,许多病友借鉴了他的方法,在克服强迫观念的过程中取得了同样优异的效果。因此,他被誉为克服强迫症的楷模,成为"认识与实践密切结合"的典范。

2. "最优化"还突出在他始终坚持以"提高心理素质、完善性格"为精髓方面。在克服顽疾的基础上,始终以此为座右铭,实现自我监督,获得了较大的"自由度",从而使自己达到了更高的境界:由因病不能工作的普通职员,到承担处、厅级领导的重任,克服了常人难以想象的一个个困难,体现了乐观、豁达、不惧痛苦和死亡的精神。在近日来信中只字未提癌症之事,当作者问及此事时,他说:"已完全好了,不愿再让人为我担心了。癌症并不可怕,早期发现了,只要心平气和,按医嘱办,身心保持和谐,就会发挥最大的抗癌效应。近来复查,一切正常,请放心!"他不但战胜了自我的束缚,而且以实际行动为子女及他人做出表率,给家庭带来了真正的幸福,为国家作出了贡献。

3. "最优化"表现在巨大的挑战和考验中,拥有超越自我的精神。在逆境中不消沉、不绝望,以坚强的意志和毅力,走出一条自我超越之路。不断地把新的高度当成新的起点,在一次次自我超越中,开拓了事业,净化和提升了心灵的境界,这也是"自由度"不断提升的表现。这种自强精神,来自于他的理想和信念——自我深化认识,坚定付诸实践,也来自于他对社会和家人的责任,来自于他对人生的透彻理解,是很值得我们学习的。本案例给了我们深刻的启示:人生的真谛在于不断超越自我;有价值的人生才是真正幸福的人生。

第三章　集体心理疏导治疗

集体心理疏导治疗是把若干患有同种疾病或类似疾病的患者集合在一起，通过讲座、讨论、问题解答等方式，以达到治愈疾病的目的。这些患者由于同病相怜，很容易互相理解，建立友好融洽的关系而互相主动交往。在这种气氛下，团体的力量、智慧、意志、毅力、勇气能够得到很好的发挥，他们互相关心、互相感染、互相学习、互相启发、互相激励、互相促进、互相矫正，共同承受疾病折磨的痛苦，共同享受战胜疾病的快乐。在这种情况下，甚至有时可以忘掉自我。很显然，这对他们战胜各自的疾病十分有利。集体心理疏导治疗能同时对很多患者进行治疗，节省人力和时间。集体心理疏导治疗能使那些陷入痛苦中不能自拔的患者尽快从痛苦中解脱出来。所以，集体心理疏导治疗也占有自己的优势。

当然，同类疾病和类似疾病不仅具有共性，同时具有个性。因此，在集体疏导治疗中，对于尚有特殊问题的患者，可以安排进行个别辅导、解答问题，直到问题解决。最后要求大家经常将自己的情况反馈给医生，以便继续巩固治疗。

在集体疏导治疗中，如何确定每次讲座的内容；如何使讲座通俗易懂、深入浅出、生动活泼、引人入胜；如何在讲座时更好地照顾到点（个别患者）和面（全体患者）；如何组织引导好讨论；如何指导患者写好反馈材料；如何使讲座、讨论、反馈三者有机统一、互相配合，发挥各自的功能并增强整体功能等，目的是尽可能使治疗达到最佳效果，都需要医护人员苦下工夫，善于创造。

集体心理疏导治疗的基本程序：

根据心理障碍病理之"树"的模型可知，要消除心理障碍，就必须除去这棵病理之"树"。系统性的心理疏导治疗共分疏通、实践锻炼和巩固三个阶段。

（1）疏通阶段。医生在详细收集患者病情资料的基础上，对患者系统地、启发式地讲解心理卫生的基本科学知识，并阐明心理疏导治疗必须具备的条件和要求，激发求治欲望，培养治疗情感，树立治愈信心。此阶段一般讲述：①心理生理的基本知识（配合模型、图画，结合实例）。②心理障碍的科学本质、产生的原因、发病机理等。

将抽象的理论形象化地描述，达到患者与自身联系、密切结合、举一反三的效果。这是提高认识阶段，也是"不知→知→认识"的过程。

（2）实践锻炼阶段。在患者提高对疾病认识的基础上，指导大家进行实践锻炼。以"习以治惊"为原则进行实践锻炼、克服"怕"字，在锻炼中检验。一旦患者尝到了与"怕"字作斗争取得胜利的甜头，战胜疾病的信心就会增强。同时，在斗争的胜利中获得了新的领悟，心里豁然开朗，症状会随之而去，认知结构得到优化。这个阶段应讲座与讨论并重，边讨论边讲，尽量让患者自己谈体会，互相交流，互相鼓励。这个阶段的主要内容是认识"怕"字的特性，与之进行斗争，这是"认识→实践→效果"的过程。

（3）巩固阶段。即改造性格、提高心理素质阶段。在症状消失或减轻后，继续讲解心理障碍与性格缺陷之间的密切关系，说明性格是可以通过主观努力改造的，指出只有逐渐改造性格才能巩固疗效，获得彻底的胜利。引导大家逐步掌握改造性格的方法和武器。还要让大家认识到：改造性格是长期的、艰苦的过程；症状是会反复的，要正确对待症状的反复。这也是新的认知结构的巩固阶段。这个阶段的目标是提高心理素质，预防反复，也是"效果→再认识→再实践→效果巩固"的过程。

以下为一次强迫症、恐怖症的集体疏导治疗过程实况录音。通过医生每次讲座的讲稿以及一个具有典型症状的患者（患者 B）在每次听讲后写出的反馈材料，介绍了这个患者从病到愈的最优化治疗过程，读者可以从中得到参考与启发。

第一节　概　　述
（附强迫性洗涤案例）

强迫症、恐怖症是心理障碍中的常见类型。在以往的疾病分类中统称为强迫性神经症，因为它们的症状近似，有时候难以将它们分开。近年来，由于恐怖症具有独特的回避反应，故从强迫症中分化出来，单独列为一种疾病。当恐怖与强迫两种症状同时存在，临床上一般多诊断为恐怖症。尽管如此，由于强迫症和恐怖症病因相同，症状近似，治疗原则和方法也基本相同，所以本书一并论述。

恐怖症是指在某种特殊环境，或与某些物体和人接触交往时产生的一种异乎寻常的、强烈的恐惧或紧张不安的内在体验，从而出现回避反应。患者虽然明知其不合理性和荒唐性，但一遇到相应的场合即反复出现上述异常体验和回避反应，难以自控。恐怖症的临床常见类型大致有：

（1）社交恐怖。主要症状为怕见生人或怕见某些熟人，怕人注视自己，怕自己注视别人，怕与别人（尤其是异性）目光相遇，也不敢与别人交谈、接触、交往。

（2）处境恐怖。主要症状为怕登高，怕深渊，怕独处室内，怕过街、过桥，怕乘船、乘车，怕进学校、商店等。

（3）物体恐怖。主要症状为怕尖锐物，怕某种动物，怕细菌，怕不洁物，怕骨灰盒，怕坟墓，怕尸体，怕戴黑纱的人，怕流血，怕某种疾病等。

强迫症（也称强迫性神经官能症）是指主观体验到源于自我的某些观念和意向，这些观念和意向的出现是不必要的，或重复出现是不恰当、不合理的，但又难以通过自己的意志努力加以抵制，从而引起患者强烈的紧张不安和严重的内心冲突。患者的重复动作和行为往往是为了减轻自己内心的紧张不安，屈从于令人不愉快的观念和意向，或为了与之进行对抗而呈现出来的继发现象。强迫症一般分为强迫观念和强迫行为两类，其具体定义参见本书后面的案例介绍部分。

强迫症、恐怖症患者往往明知其症状是毫无根据甚至是荒唐的，但却无力自控和摆脱，陷入极度的内心矛盾冲突之中，因而感到极为痛苦，不仅影响正常的学习、工作和生活，而且时间长了还会对一切失去信心，以致产生轻生观念和轻生行为。

目前，强迫症和恐怖症已经成为神经症中的多发病。由于它们多起病于青少年时期，病程长，痛苦大，症状顽固，往往影响患者终生的事业和生活。根据笔者多年的临床和研究资料显示，我国强迫症、恐怖症患者的起病年龄为 $10\sim54$ 岁，平均20.2 岁，平均就诊年龄 25.3 岁，具有高中以上文化程度者占 90%；多数智商偏高，家族史中有神经精神病史者占 4.4%，父母有性格偏差者达 63.3%，95.6%的患者病前性格为不均衡型，其中 60.2%伴有强迫性格特征，其性格形成与所受教育和环境的影响有密切关系者占 71.1%。在病情的发展过程中，症状的轻重明显地受情绪的影响，并随着病程的延长或减轻而趋于单一，或加重而趋于多元，没有显示发展为重性精神病的倾向，病症的发生多数与幼年时期受不适当的教育和训练有关。根据多年的临床和研究，笔者总结设计了一种对强迫症、恐怖症统一进行疏导心理治疗的模式。经过对 1 000 多例强迫症、恐怖症患者的疗效鉴定，治愈率（痊愈或症状明显缓解）达 86%。为了满足众多患者的治疗需求，笔者又在进行个别心理疏导治疗的基础上不断总结经验，进一步摸索治疗规律，创立了对强迫症和恐怖症的集体心理疏导治疗。从对心理疏导治疗强迫症和恐怖症的近期和远期疗效的统计学处理结果来看,集体治疗均较个别治疗的效果要好。强迫症集体治疗治愈率为 84.7％,个别治疗的治愈率为 79.6％,恐怖症集体治疗治愈率为 90.4％,个别治疗的治愈率为 82.5％。因为集体治疗进行系统讲解,组织患者展开讨论、交流体验,便于患者之间互相启迪、互相激励,能促使患者主动锻炼,患者们同病相怜,互相理解,在短时间内结成向疾病作斗争的亲密战友,能发挥集体的智慧和力量。集体治疗不但收效快、疗效高,而且节省时间和人力,值得进一步探讨和推广。这当然不是排斥个别治疗,集体治疗方法就是从个别治疗中摸索出来的。个别治疗能更深入地帮助患者挖掘心灵深处的隐痛,更准确地把握疾病的症结所在,更有针对性地给以疏导。在集体治疗过程中也需要辅以个别治疗。

一般人常提出这样的要求:"少讲些理论,多讲些具体疏导的方法。"这说明了患者希望了解和掌握疏导疗法的迫切心情。但是,心理疏导疗法的理论是从实践治疗中总结出来的,理论中就包含有方法,方法绝不能与理论脱节。因此,要想几句话就把一个病"怎样疏导的"讲清楚,的确难以做到。由于各人病种、病情的不同以及性格的差异,使得疏导心理治疗方法具有很大的针对性和灵活性。对此,缺乏心理治疗基本知识和经验的人往往难以理解。为了解答这一共性的问题,现在将一次集体治疗强迫症和恐怖症的内容整理出来,作为一个模式,以便让大家了解疏导心理治疗的基本过程。

必须指出,每次治疗的具体内容,都要根据患者的实际情况和反馈信息来灵活决定,严禁照搬教条,僵化地说教。有针对性地进行疏导,有的放矢地解决具体问题,是疏导心理治疗的关键。

患者 B,男,初诊时 48 岁,某单位高级编辑,因受强迫症折磨,长期在各大城市治疗无效而绝望服药自杀,经抢救后第 7 天来到南京,疏导治疗 10 天,症状基本消失。同年,在笔者"心理疏导疗法"荣获国家级科技进步奖并撰写成专著的过程中,他主动要求协助修辞、整理,借此深入钻研心理疏导疗法的理论,结合自己患病的亲身体会以及与病友共同学习讨论的情况,从此开始致力于医学心理学的理论研究和心理咨询的应用研究,在心理治疗的临床实践上,他主攻强迫症、恐怖症、焦虑症、抑郁症和失眠症等心理疾病,对此有较深入的了解和较强的治疗能力,被广大患者所称赞。20 多年来,他不但自己保持心身健康,而且写出了不少有关心理健康的著作,帮助了不少患者,在心理治疗方面取得了较大的成绩,有些专业医生称他为"中国的森田"。

多年来,他一直与笔者保持联系。现将他的治疗过程及随访情况刊载如下,以供读者借鉴、参考。

病情自述(1986 年 11 月 10 日)

我是家里最小的孩子,从小聪明伶俐,深得父母偏爱。5 岁上学,期期考第一,深得老师的喜爱和同学的尊敬。我在中、小学时期性格很开朗,上大学后由于组织劳动太多,耽误了学习时间,心中不满,闷闷不乐。后来眼睛疼痛,到处检查都说没毛病,就担心会瞎了,心里十分痛苦,曾经觉得活着没多大意思,一个星期瘦掉 10 斤。后来有个老师同我谈了一个下午,一句话解开了我的思想疙瘩,她说:"人的生命是延续的,历史是永恒的。"我原来就嫌人生太短,没意思,她这么一说使我想开了。

60 年代初,我大学毕业后,分配到北京工作。当时很多综合性大学毕业的学生都去当中学教师,仅有几个能到该单位,应该说这是最好的工作单位了。但我不喜欢这个工作,希望调到研究单位去,结果受到组织上的批评,说我个人主义严重,我因此很不痛快。不久,让我下放农村劳动,紧接着搞了三年农村"四清",我由一般四清工作队员到当组长,直到担任县团委秘书。"四清"工作很累,每天只能睡 4 个小时,长期失眠,加上同工作队长产生矛盾,心中闷闷不乐。

"文化大革命"中,我本来是个逍遥派,后来不得已参加了进去。当时对运动很不理解,心情十分紧张,情绪很不好,觉得搞得不像样子,很不满。

1969 年我参加了一个批判会,批判某人的反动日记,我脑子里突然闪出一个念头:以后写字可千万要小心,千万不能写出反动口号。后来,这个念头越来越重,以致不敢写字了。当时到医院治了两年多,有所好转,但远未根除。

1970 年底我被诬陷,被关了两年。因不服气,受尽了折磨。两年后病情稍见好转,能正常上班,但并未根除,写字仍然不放心,怕不小心写出反动口号来。后来担心的反动口号越来越具体化,像这样的境况持续了近 8 年。1984 年春节,因爱人得病,孩子出了意外,心里着了急,病又严重发作。到医院治疗,有时好些,能勉强参加工作,但每年几乎都要休息 3 个月。近两年来病情日益恶化,脑子里总有"枪毙"二字,老怕写出来成为一个反动口号。今年以来更严重了,拼命洗手,因为怕此二字写在手上;又发展到拼命洗脸、洗头,怕此字写在脸上、头上,心里十分痛苦,生怕写出"枪毙某某某(指国家重要领导人)"来,有时痛不欲生。医院的大夫说:"你绝不会写出反动口号。"我却总是不放心。

还有一个怕,就是怕脏,特别怕尿,总怀疑脸上、手上有尿,怕脸上沾了尿会影响眼睛看字。因此,不停地洗手洗脸,有时要洗两三个小时甚至六七个小时,今年五一那天,从白天洗到晚上九点多,还不肯离开水龙头,弄得家里无法做饭。医院的大夫一再说明尿并不脏,我也不信。而且脑子里总有尿的观念,一接触水,洗脸洗手,它就出现,于是口中常常念"自来水""美好"等语,企图排除那两个强迫观念,但也无用。有时洗脸反复多次,就记在纸上加强印象,企图减少再洗的次数,往往也不成功。

有时也怕眼镜上有尿,老是擦,擦几百次还不放心,有时用自来水冲洗,有时自己控制不住了,就让爱人帮忙拧毛巾,洗眼镜。脑子里特别痛苦时就不想活了。去年五一用脑袋撞墙,用拳头捶脑袋;今年五一也较严重。由于住房的厨房厕所紧挨着,中间仅隔着一堵墙,坐的马桶和厨房水管水池遥相对应,就以为尿会返流到自来水中,每次洗时更为紧张。组织上为照顾我的病情,将住房调换,厕所、厨房分开了,心情稍有好转。7月底至国庆前上了两个多月班,国庆后,病情又严重了,可能因赶发国庆重点节目,工作累了,有一天审阅了七八篇稿子,甚至十篇,当时不觉得怎样,次日就有反应。孩子不太听话,也使我着急、生气。十一后病情恶化,有一二十天围绕生和死的问题而斗争,终于在 10 月 31 日,趁家中无人,服了 400 片利眠宁,被家人发现后,送进医院抢救过来了。在抢救时,接到鲁教授的通知,医院和单位领导坚决劝我来治,并提供了许多方便和照顾,才使我下决心前来求鲁教授诊治。

第二节 集体心理疏导治疗第一讲

朋友们,今天我们在这里开一个心理治疗班,给大家进行心理治疗。我们这个治疗,叫做疏导心理治疗。有这样一个机会聚在一起共同讨论如何解脱心理痛苦,是很难得的。现在急需治疗的患者很多,由于客观条件限制,目前不是所有的患者都能得到治疗。所以,大家一定要珍惜这次机会,争取在预期的 7~10 天时间内,获得理想的疗效。今天我们已组成了一个战斗的集体。为了顺利完成我们共同的任务,尽量取得最好的效果,我们作为战友,应当携起手来,相互支持,相互帮助,共同努力。今天首先和大家谈一谈什么是疏导心理治疗,为什么要进行疏导心理治疗。

心理治疗,顾名思义不同于通常看病的吃药打针,它是一种心理疏通。患者和医生的心相互贯通和融合,相互了解和信任,相互紧密配合,共同战斗,力争全胜。所以请大家在治疗前写一份关于自己的具体、真实、详细的材料。从历次治疗的病例看,治疗效果的好坏与这份材料有着十分密切的关系。

举一个例子,曾有一位少年大学生前来要求心理治疗。医生让他写材料,他写了,而且写了不少,但医生从他的材料中很难判断他真实的心理活动,因为材料中提供的情况不仅与他的年龄不相符,而且也不符合一般的疾病规律。后来他越写,医生越看不明白。医生向他进一步了解情况时,他却要求医生少跟他自己谈,他要多听医生与别人谈,说这样对他收效大,但实际上没有疗效。三个月后,突然有一天他向医生痛哭忏悔,并交给医生一份反馈材料,说:"我欺骗了百问不烦为我治病的恩师,我白白浪费了您宝贵的时间和精力,我受到良心上的谴责。您要知道在讲清楚之前我内心是何等的痛苦,进行了何等的激烈的斗争啊!……三个月来,我所写的病情和反馈全是从学校图书馆中的青年心理学书上抄改的。我的病因并不是因为失恋。我从11岁时就开始怕死人,只要知道已死了的人的名字,不论在任何场合,每看到那名字中的一个字,就恐惧不安、夜不能寐,不能集中思想看书、听课,不能与人正常交往。在家乡时,只要知道谁家死了人就不敢从他家门前走过,要绕道而行。平时怕听怕看患者、死人、坟墓、骨灰盒、火葬场等。而恰恰火葬场就在我们学校南面的一条路上。大学四年,我没敢向南方看过一次,因为从那个方向可以看到火葬场的烟囱。这样,我一直处于焦虑和恐惧之中……""有一次,偶然在图书馆看到国外有心理疗法,便带着好奇来试试看。我抱着怀疑的态度观察了医生三个月,医生的真诚、耐心、科学的态度深深地感动了我,我又亲眼看到一个个患者很快被治愈了,我才认识到自己……"他在说出了真实病情,袒露了心迹以后,医生有针对性地进行了疏导,他的治疗能动性随之而来。当晚,他就自己一个人到一个大医院的观察室,努力实践,帮助危重患者做事情,看到死亡的患者能帮助抬到太平间,并独身一人到火葬场的礼堂、告别间等处观看,毫无恐惧。从此,他多年的恐惧感消失了,轻松愉快地回去了。这个例子充分说明了材料真实的重要性。

俗话说:"心病要用心药医。"心理治疗作为一门科学,就是从这个基本的观点出发发展起来的。心理治疗这门科学可以追溯到遥远的古代,两千三百多年前的我国医学典籍《内经》中说:"人之情,莫不恶死而乐生,告之以其败,语之以其善,导之以其所便,开之以其所苦,虽有无道之人,恶有不听者乎?"这就是我国古代的心理疏导。目前国外心理治疗的方法有200多种,由于国情、民俗等等不同,这些方法大都不适合我国的具体情况。现在采用的心理疏导疗法,就是我们自己摸索出来的,适合我国国情的崭新的心理治疗法。经过大量临床实践证明,对于各种心病来说,它是一剂良好的"心药"。大家再看一个例子,一位老画家,年近60岁,病期近40年,20

多年来病情加重,每天怕写字,怕画画,不敢拿笔,不能工作。他害怕会写出一些政治上反动的内容,作画、写文章时他害怕在纸边上写出反动字句,在公共场所更不敢动笔,例如登记旅馆写字也害怕。他明知不会这样做,不必害怕,但克制不了,他还害怕会被人打,也害怕夜里睡觉会起来打妻子。他的衣服的4个口袋全部用线缝起来,为什么?因为害怕有人无意中塞进去一支笔,他会用这支笔写出或画出反动内容来。就是这样一个强迫症患者,20多年来,曾经过各种治疗一直无效,来到我这里经过短时间的疏导心理治疗就好了。回去后他参加了正常工作,并提笔画了这幅画送给我们。你们看,他在上面写着:"余患强迫症20余载,鲁大夫以疏导法治之三日而起沉疴,长安何所有,聊赠一枝春。"画上一幅老梅树,又开出梅花来了,树上还有三只小鸟。老梅是作者自喻,三只小鸟代表三天治疗,真是寓意深长。

上面两个例子说明了两点:第一,心病就是要用心药医;第二,心理疏导疗法是一种卓有成效的方法。

我们可以把正常的心理活动比作一渠流水,它本来是畅流无阻的,但是如果经常有一些沙、石、泥和其他不纯物质不断淤积,久而久之,这渠流水就会受到阻塞,变得不流畅了。只有经过疏通,它才能重新畅通无阻。人的心理活动本来也是畅通无阻的,由于内外各种刺激的不断作用,久而久之,也会出现心理障碍。要恢复正常的心理活动,使不畅通的心理活动重新畅通起来,就必须通过心理的疏通和引导,这就是疏导心理治疗。它主要通过交谈,谈心理阻塞的方面,引起阻塞的原因,怎样疏通和引导。

心理疏导疗法是根据我国国情和国人的心理特征,以辨证施治为原则,以祖国医学的疏导原则为基础,综合吸取医学、社会学、心理学、教育学、人文学、哲学以及系统论、信息论、控制论中有价值的成果建立起来的。也就是说,心理疏导疗法既充分发掘和运用我国古代心理治疗的学术思想,又注意吸收国内外现代心理治疗和其他学科的先进理论和技术成果,将这些精华融为一体。在实践中不断摸索,总结经验,而逐步形成的一种比较完整的理论和方法的体系。

根据系统论的原理,人的心理就是一个大系统。人是处于社会之中的一员,与社会的各个方面有着广泛的联系,与各种外在因素发生作用。而外界环境又是一个大系统,人也加入这个大系统之中。因此我们研究人的心理,就不能孤立地看问题,而应当从多方面去联系考察,注意其整体性、综合性、层次性和动态性。在将病理心理转化为正常心理的过程中,只有全面地考虑到各种可能的致病因素和相互作用,才能因势利导,对症疏导,逐步挖除病根,理顺关系,治愈疾病。我们的疏导心理治疗也可以看作是一个系统,在这个系统内,含有医生、患者、信息三个重要组成部分,也称三要素。朋友们,我们之间本来是互不相识,但是在消除心理障碍,治愈心理疾病这样一个共同目标,这样一种特定场合下,我们相互发生了联系,我们之间相互影响,相互作用,那么联系的桥梁是什么呢? 这就是信息论中所谈的信息。信息是非常广泛的,一般来说,凡是不知道的或不清楚的某种内容都是信息,或者说,信息是关于事物运动的状态和规律的表征,是关于事物运动的知识。疏导心理治疗过程中主要通过语言交换信息,医生通过语言向患者输送信息,患者也通过语言向医生输送信息。疏导疗法就是根据控制论中的信息转换和反馈原理来实现心理、生理、病理的相互转换的。医生向患者了解病情,接受信息,然后根据他已有的知识,对信息进行加工、处理,做出诊断。医生将诊断意见作为信息再输出给患者,经过患者的加工、处理,再反馈出来,然后医生再根据患者的反馈来调整下一步输出的信息。这样循环往复,多次控制,直到病愈。在治疗过程中,疗效的高低取决于信息转换的技巧和真实性。我们说,信息丢失,即对一些情况一时想不起来是允许的,但信息失真,即编造假情况是绝不允许的,它是治疗失败的主要原因。我们前面提到的那位少年大学生的例子,正说明了这个问题的重要性。

什么叫反馈? 它是指患者接受了医生输出的信息后,经过自己大脑的加工、处理,然后将所起的作用和结果再输出的过程。我们要求大家写好反馈,是因为医生只有看到患者所写的反馈之后,才能根据你们的反馈信息有针对性进行心理疏导。在写反馈时,患者必须要回忆医生所讲的内容,并密切联系自己,否则一个真实的具有价值的反馈是写不出来的。写反馈可以加强对医生所讲内容的记忆和理解,有利于调动自己的治疗能动性和自信心,获得较好的疗效,而且便于今后进行长期的自我矫正。因此,写好反馈是疏导治疗成功的一个十分重要的环节。

控制论中的信息转换和反馈原理在疏导心理治疗中的运用,主要的目的是力图以最少的信息,实现最优的控制,获得最好的疗效,这就是系统论中的"最优化"原则。它对于我们提高临床疗效有着直接的指导意义。在我们的疏导心理治疗中,"最优化"的例子是很多的。前面举的那位老画家的例子,患病近40年之久,三天治好了,而且疗效比较巩固,就算是"最优化"。

下面再介绍一例,患者,女,32岁,护士,患强迫性恐惧近10年。1972年因丢失钱和布票,以后总出现怕丢钱的紧张恐惧心理。平时房间里不许别人打扫,垃圾不许外倒,要反复挑拣垃圾,再用纸或布包起来放在自己认为保险的地方才放心,每次大便后的手纸及月经纸也要反复检查,最后带回房里收藏起来。后来,大便要用手反复摸抓,直到确认里面没有钱,再用水边冲洗边检查。每天早上起床时,要从头到脚反复用手摸,认为身上没有钱了,再将衣服鞋子一件件抖来抖去,一边哭,嘴里一边说着:"一二三、王八蛋、精神病……"(这是一种矛盾痛苦心理,觉得这样做不对,但又控制不住,所以痛骂自己)直到认为没有钱了方罢,然后再检查床前铁丝上是否有钱,还将一件件抖过的衣服放在铁丝上,最后边抖边穿衣服。她用过的东西,走过的房间,都要反复检查有无丢钱。平时不敢到商店,不敢工作,不敢外出。如做以上强迫动作时有人干扰,或自己不慎碰到其他东西,就要重做多遍。她的两个很小的小孩不懂事,每天也跟着模仿做。疾病的折磨使她感到很痛苦,她曾长期大量服用多种抗精神病药物未见效果。1980 年 6 月前来就诊,经过三天六次治疗,未服任何药物,强迫行动基本消失,但对某些问题思想上仍较紧张。第 4 天继续矫正锻炼,患者写道:"……在做'怕'的事情前,首先认真地考虑一下如何办,什么样的行为是对的或不对的,弄清了界线,思想上有了准备,也就不怕了,经过多次实践,强迫想法也就不再出现了。"第 5 天她愉快地返回原地。回去后即恢复护理工作,一切正常。她爱人调干读大学三年,她挑起全部家务重担,同时自己也考入职工大学学习。至今随访 6 年,情况良好,全家人过着愉快、幸福的生活。

从以上所举的治疗"最优化"的实例,我们可以看出,强迫症、恐怖症不仅能治,而且可以很快治好,关键就看患者和医生怎样配合。

下面向大家介绍一下疏导心理治疗强迫症、恐怖症的程序,并对大家提些要求。

首先,在参加集体治疗前,我们要求每个人写一份关于自己病情的材料,这在前面已经提到了,现在再强调一下。材料内容包括个人简史、疾病症状的发展演变过程。以便我们读后对你有一个全面的了解,对你目前感到痛苦的、要求解决的最主要的问题是什么,作出正确判断。材料要详细、真实、具体。这是你们向医生输送的第一个信息,绝对不能失真,希望大家都能认真做到。这次集体治疗时间是 7～10 天,每天上午听我们讲课,下午分组讨论,加深理解,提出问题和分析问题,然后写反馈。写反馈不要长篇大论,应当根据上午我们讲的内容写出自己的认识、内心体验和变化过程。反馈要求真实,结合自己实际,举一反三。反馈就是我们之间心理沟通的桥梁,是实现"最优化"的控制方法。所以一定要认真写,不能含糊。每天写好的反馈,第二天上午带来交给我们,我们就可以随时了解大家的情况,调整我们输出的治疗信息内容。这是一场特殊的战斗，大家要巧战猛攻，力求全胜。

下面说一下，我们为什么要进行集体治疗？一是为了节省时间，为了最有效地利用时间，提高治疗效率。二是经过我们临床实践证明，集体治疗的效果比个别治疗效果好。朋友们在交谈中，可以互相交流、互相启发、互相帮助，提高对自身疾病的认识。许多患者就是在看看别人、对照自己的情况下更深刻地认识了自己，增强了信心，从而在认识上产生飞跃，达到新的领悟，心里豁然开朗，霍然而愈的。当然，集体治疗最主要是针对大家的共性问题，某些共同的规律进行讲解，引导大家结合自身产生领悟，必要的时候也会给大家进行个别辅导。

我们每次讲的内容希望大家认真地听，细心地揣摩、领会。疏导心理治疗是一个循序渐进、由浅入深、由易到难的过程。过去的经验告诉我们，有些朋友开始时总觉得医生讲的和自己关系不大，或是认为太简单，不认真听，也不做笔记，不认真思考。结果别人都在前进，他却停滞不前，跟不上大家的步伐，最后不能达到满意的效果。实际上，我们所谈的问题不光有共性和规律性，同时也是有针对性、目的性的，对每个人都是适用的。因为我们的每次讲课都是研究了大家的情况以后准备的。

疏导心理治疗是一种心理疏通工作，医生在治疗中起引导的作用，但更为重要的是患者必须自己发挥治疗的主观能动性。医生的信息一旦输送给患者，要求患者融会贯通，理解它，使用它，变为自己的思想，指导自己的行动。过去我们有这样的经验，集体治疗中，有少数朋友想：我是来接受医生治疗的，我就坐在这里认真听，听完医生几天的讲课，我的病就会自然痊愈，我的心理障碍就会自然消除。他们在听完几天的讲课后突然问医生："您讲的我都听了，怎么病还没有好啊？"其实他们的想法错了！心理治疗医生的讲课不是什么仙丹，不是几句话就能把患者的心理障碍讲跑了。我们的讲课是要使大家对心理障碍有一个全面的、科学的了解，对自己的疾病也有一个正确的认识，在不断自我认识、自我领悟的过程中正确认识疾病的规律，掌握与疾病作斗争的武器和主动权，坚持不懈地向疾病作顽强、艰苦的斗争，从而解除痛苦，达到治愈的目的。我们的治疗过程就好像是在爬一座山，朋友们来了，我们形成了一个战斗的集体，一支战斗的队伍，一道去爬山，去攀登高峰。我们都是战友，医生在这里起引路人的作用，因为医生熟悉路径，可以给大家做向导，有谁爬不动时，可以拉一把，扶一把，但最终还是要靠各人自己迈动两条腿爬上去。

疏导的意思就是通过疏通、引导使阻塞的部分重新畅通起来。这里，首先要求患者自己要有强烈的求治欲望，改变目前心理病态的愿望，这是治疗最基本的动力。

第二是要有信心,要树立坚定的信心。多年的临床实践证明,疏导心理治疗对强迫症、恐怖症的治疗效果是明显的。一千余例的治疗经验说明,绝大多数患者都取得了不同程度的好转甚至痊愈。许多患者被强迫症和恐怖症折磨了几年以至几十年,有的不能工作,不能正常生活,甚至丧失了生活的信心,有的不止一次想自杀。许多朋友在全国各大医院服用过各种药物,采取过各种技术手段,总是没有效果,但经过短短几天的心理疏导治疗,又重新鼓起了生活的勇气,扬起了前进的风帆。因此我们希望在座的各位也树立起必胜的信心,勇敢地和疾病作不懈的斗争。第三是要医生和患者的密切配合,协调一致,并肩作战,让医生、信息、患者这三者融为一体,有机地结合在一起,成为一个有效的、灵活的、不断运动的整体。在医生讲的时候,大家一定要紧密联系自己。医生所讲的是原则,是共性的问题,患者一定要紧密联系自己,举一反三,进行对比。比如医生讲到某个人的病例,你们就可以拿自己去比一比人家的病期长短,病情轻重,这样就可以帮助自己树立信心,增加勇气,再比一比别人的致病因素、致病原因,就能够帮助自己逐步地挖出心理障碍的根源,再将它清理出去。因为我们的治疗是一个循序渐进、由易到难的过程,要求一步比一步高,所以大家要和医生密切配合,努力在自己身上找出病的本质所在,也就是找出病根,然后再在医生的指导下自己去挖掉病根,这个过程中需要付出巨大的努力。有些患者三天治好了几十年的病,要知道在这三天当中这个患者付出了多么大的努力啊!有位患者也是长期患强迫症,不敢拿笔写字,生怕写出"打倒某某某"的反动话,后来也是几天就治好了。开始时我们要求他写反馈,他硬着头皮写了,花了整整一天一夜,不吃不喝写了这么一页多,他是克服了多么大的内心冲突,付出了多么大的代价啊!后来他好了,一个小时奋笔疾书写了整整7张纸,他终于解脱了长期压在心头的重荷,获得了新生。他的胜利是在医生的引导下靠自己努力换来的,而不是医生赐给的。所以大家从现在起就要有个思想准备,准备付出艰苦的努力来攀登我们面前的这座高峰。

今天我在这里所讲的算是一个战前动员,朋友们要树立信心,鼓起勇气迎战!共同向心理障碍这个敌人作坚决的斗争。每个人都应当这样想,别人能够治好病,我和他们的病一样,同属强迫症、恐怖症,那么我经过努力也一定能治好。

患者 B 反馈一(1986 年 11 月 11 日)

今天上午听了鲁教授的讲课,我觉得我的病完全属于心理障碍。我是搞新闻工作的,得病前从来没想到自己会写错字。在 1969 年"文化大革命"中,我参加了一次批判会,批判一个人的反动日记,听着听着,突然产生心理障碍,不知为什么脑子里产生一个念头:今后千万小心,别不当心写出反动口号。又如病前,并不觉得尿可怕,也是突然出现心理障碍,怕尿怕得不得了。从此怎么也摆脱不开,排解不了。

我觉得我的思维障碍严重,明明知道自己不会写错字,更不可能写出反动标语,可就是不放心,生怕万一写出来,而且怕得要命。又如明明知道自己手上没尿,但就是怀疑,控制不住,反复去洗。

在多年的治疗过程中,我曾制订过自我治疗计划,力求战胜强迫观念,但是只执行了几天,就成了一纸空文,执行不下去,这说明我的意志薄弱。多年的治疗过程中,医生都说我神经过敏,神经脆弱,做事没有必要过分细心。

我的性格内向,喜怒无常,特别容易生气,一点小事,我就会生气几天,甚至气得不吃饭,整夜不睡觉,我想这都是我心理上的弱点。

我还觉得我最大的问题是多疑,在日常生活及工作中都容易多疑,怕写出反动标语和怕尿也是多疑所致,要是克服了多疑的毛病,我想我的病就会好了一大半,甚至全好。

我今天听了鲁教授的讲课,对战胜疾病充满信心,我一定和鲁教授好好配合,鲁教授要我怎么做,我就一定怎么做,力争这次把病治好。

第三节　集体心理疏导治疗第二讲

今天向朋友们介绍一点心理学最基本的知识。因为历史原因,社会上多数人对心理缺乏了解,甚至有些人听到"心理"两个字就把它和算命、看相等封建迷信等同起来,或产生神秘感,这是一种误解。心理现象是一种无形的东西,较为抽象,难以把它拿出来作具体的试验。20 世纪六七十年代,一些人曾把心理学污蔑为"伪科学",使心理学成为禁区,人们不敢对它进行研究,更说不上将心理学用于社会实践、指导社会实践。现在,心理科学在各领域已恢复了青春,"心理疏导疗法"的科学成果就是一个证例。为了改进旧的生物医学模式,向"生物-心理-社会"医学模式转化,提高医疗工作质量,改善人类的心理素质,解除人们心身障碍的痛苦,人们都迫切希望掌握一些心理疏导的基本知识,我们相信通过实践的检验,大家共同努力总结提高,疏导心理这项工作能更快更好地得到发扬光大。

什么是心理？如何正确理解人的心理实质呢？

心理是人脑的机能，是客观现实的反映，是在社会实践中发展的。

在人类身体上，每个组织器官都有其独特的基本机能，也就是通常说的生理功能，心理是属于脑的功能，如同呼吸属于肺的功能、血液循环属于心脏的功能、消化属于胃肠的功能一样。脑是神经系统的一部分。神经系统分中枢神经系统与周围神经系统。

中枢神经系统包括脑和脊髓。脑包括大脑、小脑、间脑、桥脑、延脑，都被保护在头颅骨内。出了头颅骨由延髓往下伸延到骶部，这段神经叫脊髓，被保护在脊椎骨管内。由脑发出的12对脑神经（延髓、中脑）和脊髓发出的31对脊髓神经和植物性神经，分布于全身各组织和器官，叫做周围神经。中枢神经通过周围神经与身体各组织、器官相联系。中枢神经与周围神经的关系是上级和下级、中央与地方的关系，总是下级服从上级、地方服从中央。

中枢神经系统的最高部位、最重要的部分是大脑两半球的大脑皮层，它由1 000多亿个神经细胞组成，在机体的一切活动中起着主导作用，是最高司令部，是人类心理产生的器官，也称为高级神经中枢。没有这个高度完善、高度发达的大脑皮层，就无心理活动可言。如果先天大脑发育不好或后天大脑中毒、感染、外伤、退化等原因使大脑细胞变性死亡，人就会成为白痴。一个原来心身健全的正常人，由于大脑部分区域有了损害，如大脑听觉语言区损坏了，再悦耳的音乐在他耳边回响也不能得知；书写语言区损坏了，那么他即使原来是书法家也写不出自己的名字；说话语言区损坏了，天才的演说家也只能哑口无言；记忆区域损坏了，无论是痛苦或快乐的过去都会忘记，甚至不认识自己的亲人。当有人尝试在大脑皮层颞叶进行电刺激时，遥远的往事就会历历在目地再现。这些事实都从不同侧面说明心理活动的物质基础是大脑，心理是大脑的功能。各种组织器官的机能和活动都要靠人的心理活动来推动和调节。

心理是客观现实的反映。正常的大脑＋反映＝心理。心理是客观现实作用于大脑的产物，是大脑反映客观现实的过程。无数客观外界的现象是通过眼、耳、鼻、舌、身这些官能器官反映到大脑中来才产生感觉、知觉、情感、认识等心理活动和现象。如果把大脑比作发电厂，那么电厂本身再好，没有原动力（水、火、原子能）是发不出电来的。根据调查发现，盲童、聋哑儿童由于对外界的反应发生部分障碍，在智力发展方面比一般儿童至少推迟1～2年。巴甫洛夫曾看到一个患者，他的大部分感觉外界的器官都损坏了,只剩下一只眼睛、一只耳朵。如果再将这健康的眼、耳蒙上,患者就进入了睡眠状态,因为感觉器官是大脑与外界联系的桥梁,是心理活动的"后勤部"。声音作用于听觉神经,产生听觉,光线照射视觉神经产生视觉,这就是神经系统实现反应的形式,这种反应就是心理。

人与动物的本质区别,在于人具有社会实践的特点和主观能动性的特点。人的大脑是在高级动物脑的基础上进一步发展形成起来的,是人类在漫长的进化历史中社会实践的产物。因此没有社会实践就不会产生心理现象。如果一个人出生后闭塞视听,与现实社会生活隔绝,就不会有正常的心理活动。人的大脑不只是为了适应环境消极被动地反映现实,而是在认识现实过程中积极主动,能在掌握事物规律的基础上预见事物发展的进程,有目的、有计划地去改造现实。但动物没有能动性,没有实践能力。它们为了寻求生存,只能不断转移而不会改造环境。坦桑尼亚北部的国家野生动物园里有一种舌蝇,这种贪食动物血的昆虫可在 30 秒内吮吸比它的身体重几倍的血。作为兽中之王的狮子也无法对付这种小东西的侵害。为了避开那十分难受的叮咬,生存下去,狮子不得不爬到没有舌蝇,离地面很高的不舒服的树冠上睡觉。人在劳动和社会生活中产生发展起来的十分复杂的语言,使人们的心理现象更加复杂化。临床研究发现,一些住院多年的精神分裂症患者,由于长期脱离正常社会活动,与生活在正常社会中的患者相比,前者很快发生智力行为退化——痴呆,而后者则罕见发生。1976 年在印度的丛林中发现了一个"狼孩",名叫拉穆,他从小由狼喂大。当人们发现他时,他已 10 岁。他用四肢爬行,毛发纠结在一起,指甲已长成爪子,手掌、手肘、膝盖都长起了厚厚的茧子,同狼的四肢一样。当地贫民救济院把他收养后,十年来,设法训练他过上人类社会的生活。他学会了洗澡、穿衣,但一直未能学会说话,他还一直保持食生肉的习惯,有时溜出去捉鸡。1985 年因发病治疗无效而死亡。不久前,在非洲塞拉利昂地区的森林中也发现了一名约 7 岁的女"猿孩"。她的行走、进食和两手动作与猴子一模一样。当她被收进笼子时,行为表现与一般野兽被困在铁笼时的情况一样。她不会站起身,吃东西时四肢伏地用嘴咬食。她身体健康,力气很大,但不会讲话。以上两个例子说明,因为没有人类社会实践,没有劳动,没有语言,尽管是人类的孩子,具备产生心理的前提条件——人脑,但也没有人的心理。

如果还要进一步发问:心理活动究竟是怎么回事?换句话说,这 1 000 亿个神经细胞到底是怎么活动的?譬如我在讲这句话,你们的接收都是哪些神经细胞相互联系作用而完成的？这些问题，现在仍是一个谜。正因为心理活动瞬息万变，又十分抽象，所以无法拿出来亮相一番。千百年来古今中外许多人为探索心理活动的秘密而献出了自己毕生的精力。当代探索这一领域的有医学、哲学、社会、教育、历史、文学、艺术、电子以及化学等上百个学科，真是各显神通。通过电子学及生物化学研究，对大脑神经细胞内部极微小的微粒运动情况已有相当的了解，但即便如此，这巧妙而复杂的脑器官仍然被笼罩在一层神秘的烟雾之中而处于模糊状态。当然，由于近代科学迅速发展、多种学科相互渗透，心理研究已经有了一些成就。如巴甫洛夫的高级神经活动学说认为，大脑皮层活动有两个基本活动过程——兴奋与抑制。"兴奋"就是大脑神经细胞活动，"抑制"就是休息，两者之间处于相互依存、相互制约、相互诱导、相互转化的错综复杂的对立统一状态之中，从而保证正常的心理活动。大脑神经细胞兴奋过程与抑制过程的诱导作用表现为，在大脑某一区域发生兴奋或抑制变化时，可以影响另一个区域的兴奋或抑制。这种相互诱导作用，按其作用的不同可分为正、负诱导两种。大脑的一个区域发生抑制过程时，引起另一个区域兴奋性的增高称正诱导；大脑一个区域的兴奋性增高使另一个区域发生抑制过程的强度增加称负诱导。大脑神经细胞活动机能的基本规律是扩散或集中相互诱导的复合变化。举例来说，大家因心理障碍而十分痛苦，希望通过疏导心理治疗解除痛苦，每天焦急地盼着早日得到医治，当收到前来接受集体疏导治疗的通知时就很高兴，因为你们的动机目的达到了。这时你们见到了医生都很高兴，用心听医生进行心理疏导，注意力集中，理解、分析、判断、联想、概括、抽象、想象等能力增强，情感活跃，接受的信息能很快贮存并能联系自己举一反三，表现精力充沛，情绪良好。这就是兴奋过程。如果你们从祖国各地充满信心地为解决自身心理痛苦而前来接受心理疏导治疗，情绪很高，但是医生不了解大家的实际情况，只是教条、机械、刻板、单调、枯燥地说个不停，你们听了与自己病情联系不上，挂不上钩，越听越糊涂，越急越不懂，与自己的动机目的越来越远，这样原来的精神兴奋状态就会降低，相应抑制过程就会增强，思想不集中，感觉疲倦，而医生硬要你们听下去，眼睛盯着你们讲。这时你们的大脑兴奋与抑制过程在相互斗争，你们就会感到头昏、头胀、头痛。如果这时医生转移一下目标，你们的眼睛很快会闭上睡着了。这一入睡就说明了抑制扩散到了大脑皮层。抑制扩散区域越大，由局部到全部，由大脑到大脑下部神经部位，睡眠就更深，你可能会在众目睽睽之下打起呼噜来。一有动静你又会惊醒，再从抑制过程转为兴奋。以上是对兴奋与抑制过程相互转化及扩散与集中的简单形象的说明。这就是目前我们能了解到的大脑神经细胞活动的基本过程,这些活动组成了人类心理活动的过程。没有矛盾对立统一的大脑,就失去了心理活动的意义。巴甫洛夫学说用辩证的方法说明了心理活动的过程。大脑神经细胞的兴奋活动准备了抑制的到来,抑制过程又替兴奋过程打下了基础。只有具备了抑制过程的大脑皮层活动才能保证心理活动不至于过劳而衰竭,才能使大脑的神经细胞维持正常的心理基本活动过程。

希望大家对照正常的心理活动,看看自己有没有心理障碍。如果有,表现在哪些方面,感觉、知觉、注意、记忆、思维(分析、判断、综合、推理、想象、抽象、联想等)各个方面有无障碍?在哪个阶段有了障碍,特别是从思维过程对照自己的情感反应,喜、怒、哀、乐哪个方面出现了障碍?用正常的心理活动来对照和检查自己的问题,看看自己的意向、意志、行动究竟如何。有的人虽然认识是正确的,但敢不敢去实践?敢不敢付诸行动?要勇于对照自己的心理活动进行自我诊断,自我画像,看看自己有无心理障碍。这个问题搞清楚了,咱们的认识统一了,我们就有了共同语言,下一步就好办了。

患者 B 反馈二(1986 年 11 月 12 日)

昨天我写的反馈中已经认为我的病是属于心理障碍。我觉得治愈我的病是不成问题的。

下面进行我的性格分析:

我小时候聪明可爱,深得父母钟爱,学习成绩又好,深得老师偏爱,这种偏爱有时到了过分的程度。比如我和同学发生矛盾,老师总是指责别的同学,对我却倍加安慰。这样,我从小就形成了骄傲的性格,很主观,自以为是,自尊心特别强,受不得一点非难和委屈。记得我六七岁的时候,有一次父亲说了我几句,我就生气,一天不吃饭,妈妈再三劝慰,到晚上才吃了几口饭,心里还气鼓鼓的。

到了青春期,虚荣心也很强,听不得别人半点议论和非难。一听就生气,心里不舒服,甚至别人不是议论我,我也怀疑是议论我,心里就不痛快。

我性格严谨、拘泥,忠厚老实,为人正直、正派,待人诚恳,对虚伪及刁钻古怪的人很讨厌。我做事认真负责,不论是学习和工作都一丝不苟。同时也很刻板、固执,循规蹈矩,自我要求过高,总想做出一番惊人的事业。我的独立思考性强,从不人云亦云,自信心也很强,相信自己能做出一番事业。我觉得不做出一番事业,等于白活了一辈子。

在一般情况下我并不胆小怕事，有时也相当胆大，什么事都不在乎，天塌下来都不怕。我特别神经过敏、多疑，又充满幻想，老想做出一番大事业，得到世人的尊重。

我表里如一，心里怎么想，嘴里就怎么说，最讨厌心口不一的人。我性格特别强，心里有什么想法，就非照做不可，别人怎么劝也不听。

以上这些我觉得是我性格上的弱点，是导致心理疲劳的原因。

下面讲我的兴奋和抑制这对矛盾统一的情况：

我是属于以兴奋为主导型的。我从小活泼好动，上学以后学习特别用功，不做好作业，不做好复习、预习，我是不肯玩的。工作以后，不完成工作，无论多晚多累，我也决不肯休息。平常容易激动，看了一部好电影，看了一部好小说，一个星期内都激动不已。爱想事，晚上睡觉前总要想好久，很难入睡。

性格补充：中、小学时，由于学习好，老师喜欢，同学尊敬，性格十分开朗活泼。入大学后，由于组织劳动太多，影响学习，我很不高兴，总是闷闷不乐。性格内向，不合群。工作后，对我的工作性质不满意，也总是闷闷不乐。

第四节　集体心理疏导治疗第三讲

今天我首先要给你们解除一个沉重的心理负担。

前面我简要地谈了什么是神经系统，什么是心理（精神）系统。下面我们就可以了解什么是神经病、什么是精神病了。

神经系统由于先天发育不良或后天感染、中毒、外伤、变性、肿瘤等引起器质性病理变化，或者功能发生障碍，这叫神经病。比如有的人突然出现嘴歪、眼睛闭不拢、额部皱纹消失、面部肌肉不能活动，这就是由于面神经损伤引起的面神经麻痹，大脑皮层的锥体细胞和纤维组成的锥体系统受到外伤、出血以及血管阻塞造成损害，就会引起中风（半身不遂），还有像癫痫、脑炎、脑肿瘤等引起的神经系统病理改变，如此等等，都称之为神经病。

精神病，指的是精神活动紊乱，不能正常思维，失去理智。当人发生精神病以后，就可能有伤人、毁物、自伤、自杀、危害社会等行为，患者对自己的病态往往没有认识，常常不愿意看病，拒绝接受治疗。对照以上两种情况，你们的神经系统都没有器质性病变，你们神志清醒，思维敏捷，甚至智力过人，所以你们既不是神经病，也不是精神病。对于这一点,大家要有正确的认识,消除不必要的精神负担。

那么你们究竟属于什么病呢?属于大脑疲劳即大脑神经细胞疲劳,或者说是心理疲劳、精神疲劳。很显然,疲劳和病不同,不是一回事。疲劳是可以通过休息消除的。例如我们爬山后两腿疲劳酸痛,不能行动,这种现象经过休息就会消失。如果腿部神经或肌肉有了病变,那就不是单靠休息可以解决的了。我把这个问题讲清楚了,希望大家消除自己人为的思想负担,消除那些认为自己得了神经病或精神病,见不得人等不正确的思想。

什么叫大脑神经细胞疲劳呢?上次已经讲了正常的心理活动必须保持兴奋与抑制的对立统一,兴奋后必须要抑制,抑制又为兴奋做准备。有这样一个对立统一,人的心理才能保持正常的活动。例如我们白天工作、学习时,大脑处于兴奋状态,到夜晚兴奋逐步下降,抑制上升,然后进入弥漫性抑制,即入睡,通过睡眠得到了休息。当兴奋上升,抑制下降,我们就会从睡眠中醒来,又精力充沛。这样由兴奋转为抑制,再由抑制转为兴奋,兴奋与抑制交替上升,保持着人的心理的正常活动。如果兴奋和抑制过程中只对立而不统一,久而久之就会造成大脑神经细胞的疲劳。疲劳有这样两种方式:①可能是长时间兴奋占优势,抑制不下去,这就会表现为自制力减弱,如易激动、易发脾气、暴躁、伤感、坐立不安、情绪不稳、失眠多梦、易惊醒、对冷热敏感、出汗、手抖、恶心、呕吐及反射亢进等。②可能是长时间抑制占优势,兴奋上不去,这就会出现整天少气无力、注意力不集中、记忆力差、对事物不感兴趣、情绪低落、食欲减退、性功能减退、造精机能停止、月经失调或闭经、情感意志消沉等。总而言之,疲劳的机制就是兴奋与抑制不协调。这种不协调时间长了,就会导致心理疾病。刚才谈了,疲劳和病不同,是完全可以消除的。但是恢复要得法,为什么前面提到的那位老画家20多年没有治愈,就是因为他没有得到消除疲劳的要领。后来他在疏导中得到了要领,三天就治好了。可见如果抓住了要领,疲劳就会很快消除。

现在,你们的身上出现了许多症状,这都是由于大脑疲劳所致。因为人的全身布满神经,形成了网络,相互联系着。大脑的紧张疲劳会影响身体各部分。例如强迫、恐怖症状出现往往要引起紧张、焦虑,这会使心跳、呼吸加快,产生胸闷、全身不适等感觉。所以要弄清楚,问题出在上面,出在人身上的司令部——大脑,应当从这上面找原因。

引起大脑神经细胞疲劳的原因是什么呢?原因很多,但基本上可以分为两大方面,即内因与外因。凡是属于我们自身内在的问题都属于内因。外因则是指自然、社会环境。外因各式各样，是千差万别的。内因则是比较固定的，例如年龄就是内因。人的一生分为婴幼儿期、儿童期、青春期、成人期、更年期、老年期。从人的一生各阶段来看，其中青春期和更年期是各种心理疾病发病的高峰期，这中间尤其重要的是青春期。青春期是人生最宝贵的黄金时代，同时又是一个最危险的时期。这一时期分为青春前期、青春期、青春后期，每期为5年，共15年。一般地说，女孩从10岁到25岁，男孩从11岁到26岁为青春期，这是一个人从孩童到成人的过渡阶段。从心理角度看，这是心理负荷量最大的时期。生理上新陈代谢、内分泌都很旺盛，出现迅速变化。同时学习、劳动、就业、人际交往、恋爱、婚姻、家庭等一系列问题都在这一时期出现。如果心理的发展不同步，跟不上生理的变化和社会环境的变化，就会产生不平衡，就可能出现各种令人迷惑不解的心理问题。青春期是一个人对各种事物从不知到知的摸索阶段，随时都会遇到阻力和困难，由于缺乏经验，心理负荷量过重，容易造成大脑疲劳，导致心理障碍。比如说，这一时期如果缺乏必要的性教育，在性机能成熟过程中就容易出问题，影响心身的正常发展。

内因最重要的方面，就是人的性格，或者说是脾气。什么叫性格？性格是一个人的整体精神面貌，是精神和气质的全貌，包括世界观、人生观、伦理观、道德观、信念、兴趣、能力等等，是比较稳定的心理特征的总和。性格的形成不能完全排除先天因素，但主要取决于后天的环境和条件及主观的努力。学校教育、社会环境、职业、个人努力等的不同，使每个人形成与其他人不同的比较稳定的心理特点，这些特点的总和便是性格特征。后天的环境和条件应当从胎儿期就开始算起，父母的基因、母体的心理生理素质都会影响到胎儿。这时期是母子共栖阶段，胎儿靠母体供给一切，母亲心理与生理的变化可以影响到胎儿的心身发展。早期教育要从"胎教"开始的道理即在于此。从婴幼儿期到十二三岁，一个人的性格就基本上有了雏形，一般到16岁左右性格完全定型，形成一定的性格特征。

性格是一个异常复杂的问题，历来对性格的分型都有不同的观点。为了便于大家理解，我们根据患者的临床特征，将性格分为强型、弱型、中间型三种。强型的特征是好强、好胜、任性自负、以我为中心、凡事我说了算、暴躁、情感丰富强烈、自制力差；弱型则相反，胆小怕事、敏感多疑、好幻想、有事不外露、积极性差、依赖性强、犹豫、孤僻好静；中间型是较均衡的一种性格，特征是冷静沉着、开朗乐观、积极性强、适应能力好、勇于克服困难、善于解决矛盾、好活动、情绪稳定、有自制力。

正是因为性格有强、弱、中不同之分，那么，具有不同性格的人对于同样一个外界的刺激,反应也是不同的。例如强型的人往往不经考虑就激动起来,大发雷霆,引起神经系统的紧张性兴奋,久而久之就会出现大脑疲劳。弱型性格的人有事闷在心里,自己一个人苦思苦想,越想越多,最后也导致大脑疲劳。而均衡型(中间型)性格的人,则能以积极乐观的态度去对待问题,解决问题,并能够较好地适应环境,再困难的事情都能以轻松的心境去处理,不给自己制造压力,这样就不易出现大脑疲劳。强型和弱型虽然具有完全不同的特征,但最后导致的结果都是一样的,这就充分说明外因是条件,内因是主导的道理。

强迫症、恐怖症的形成就建立在人们性格的基础上。患强迫症、恐怖症者的性格一般都具有强型或弱型的某些倾向,或者二者兼有。他们往往具有一个突出的特征,那就是过分的忠厚、老实、严谨、拘泥、刻板、认真、程式化,循规蹈矩,伦理道德观念过强,自我要求过高,自尊心过强,凡事都要求百分之百绝对正确,追求至善至美,依赖性强,独立性差,这些都属于性格偏执或性格缺陷。本来忠厚、老实、认真、严谨等特点是优点,但凡事过犹不及,过分了就成为了缺陷。性格缺陷使人从幼年期开始心理上就有压抑感,表现为少年老成,像个小老头。这样从小精神紧张,日积月累,到一定时期就会饱和,如果遇到压力,负荷量过大时,矛盾就会激化,出现强迫、恐怖等症状。这就说明为什么这类症状多在青春期出现。换句话说,由于自幼有意无意地长期紧张,久而久之在大脑皮层形成"惰性病理性兴奋灶",顾名思义,它的特点是不易消失,因为它是长期形成的。这就是强迫症状较顽固的原因。上一次我们谈到了兴奋与抑制中的诱导关系,谈到诱导有正诱导和负诱导:大脑皮层某一区域的抑制引起另一区域的兴奋叫正诱导,大脑皮层某一区域的兴奋引起另一区域的抑制叫负诱导。当一个"惰性病理性兴奋灶"形成以后,由于负诱导的关系,在它的周围就出现抑制网,并将它包围起来,使兴奋进不去,这样就使思想专注在这一点上而摆脱不开。为什么我们情绪稳定、心情轻松愉快的时候感觉症状减轻或消失,而在情绪低落、心身不适的时候感觉症状加重呢?这是因为,当我们心情愉快时,大脑神经细胞的兴奋性增强,由于正诱导的关系,"惰性病理性兴奋灶"就会相对抑制,病态兴奋暂时被压下去。而当我们心情不愉快或疲劳时,大脑神经细胞兴奋性减弱,抑制增强,病理性兴奋灶就会增强,甚至扩散到大脑的其他区域,这时就会由原来只怕一两样东西,变得怕很多东西,而且摆脱不了。

在强迫与恐怖症状中,一般是由条件联系的"惰性病理性兴奋灶"造成的。条件联系开始可能是由某一外界刺激引起的。以后这一刺激虽已不存在了,但条件联系却固定下来。例如,某个患者有一次偶然丢了钱,紧张恐怖,以后就出现怕丢钱的强迫与恐惧症状,丢钱这一外界刺激虽然早已不存在,但与此相联系的恐惧心理却固定下来。由此发展下去,还出现了怕买东西、怕点发票、怕发报纸等症状。因此,在大脑疲劳的基础之上形成的"惰性病理性兴奋灶",就是强迫症、恐怖症形成的机理。当然,我们说在大脑皮层上形成了一个固定的兴奋灶,这只是一种假说,不要以为自己脑子里真的长了块东西,这种顾虑是不必要的。

患者 B 反馈三(1986 年 11 月 13 日)

我的惰性病理性兴奋灶确实不是一下子形成的,而是神经长期紧张,逐渐积累,突然爆发的。

我在中、小学时期神经也是紧张的,生怕学习不好,一遇考试心理就不自觉地紧张起来,生怕考不好。如果偶尔考试成绩不佳,就会在很长时间心里不痛快,自悔、自责。别的同学考不好,满不在乎,而在我看来就是件了不起的大事。还有一个问题,有些事情别人觉得没什么,不在乎,我就觉得很严重。初中毕业时,学校保送一批同学上技校,开始有我,后来学校要留下我上高中,因为我想早点参加工作,减轻家庭负担,所以对此事就极为看重,那几天都急得不得了,仿佛天要塌下来似的。

中、小学时,我成绩好,但也有精神负担,就是生怕考不了第一,落到别人后面,为人耻笑。这种精神负担一直都是很重的。

上大学后,我的抱负很大,决心成名成家,有所成就。不料正好遇上"大跃进",学校老是组织学生劳动,工厂、农村、商店哪儿都去,光修海河我就去了5次。这种状况使我极为不满,认为耽误学习,发表了不少不满言论,受到学校批评。学校让我当团支委(我在中小学一直是班、校学生干部),我坚决不干,我对他们说,我是来学习的,不是来担任什么干部团支委的,结果受到批评。因此,大学里的5年我长期闷闷不乐。同时为了补偿劳动浪费的时间,我就拼命挤时间学习,有时夜里一两点才睡觉,早上四五点就起床了,一天到晚钻到图书馆和教学楼不出来。什么恋爱问题、同学关系等从来不考虑。我在大学就是这样长期处在紧张状态的。

大学毕业后,我虽然分配到了当时最好的工作(当时正是调整时期,各单位裁减人,大学生分配不出去),但我不满意我的工作,看不起记者这个职业,认为记者老是围着名人屁股后面转,太不自尊。工作一个月后,我要求调到研究单位工作,结果领导批评我是个人主义,我不服,就和领导辩论,说他是形而上学。直到现在,我对我的工作也不满意,几年来一直要求调动,但领导坚决不同意。这说明我二十几年的工作是不大顺心的。

我在单位工作不到一年,领导说我个人主义严重,把我下放到农村,这对我当然也不是高兴的事。几个月后,又调我参加农村"四清"工作队,一共搞了三年。"四清"工作十分紧张,每天只能睡3~5个小时,身体长期处于疲劳状态。后来我和一个工作队长发生了尖锐的矛盾,经常争吵,这也令我闷闷不乐。

"文化大革命"开始后,我非常不理解,十分反感,特别是对武斗、打人、虐待老干部十分悲愤。对社会秩序混乱也十分不满,这些事隐藏在心里又不敢说出来,因此心里十分苦闷。这种长期的苦闷、不满、紧张,到了1969年在一次批判会上一下子爆发了。当时批判一个国民党员记反动日记(日记中的确有不少话是反动的)。听着听着,我脑子里突然产生一个念头:以后千万小心,可别写出反动口号。这个惰性病灶形成以后,惰性极强。某医生反复对我说:"你永远也不会写出什么反动标语来,绝对不会,我以人格担保。再说,写了也没关系,你写,写出来,看会把你怎么样。"但我就是不信,老是怕。别的好多大夫也都是这么对我说的,但我都听不进去,老是担心,结果至今没有去掉。

再如怕尿,我老是不断地洗手洗脸,一洗几个小时,无论爱人怎样劝说我都听不进去,劝多了我还生气,说:"你别管,我再洗洗。"接着又洗,洗的时候精神上特别痛苦,但是控制不住还要洗。

第五节　集体心理疏导治疗第四讲

疏导心理治疗必须强调的一点就是要联系自己。打个比方说,医生提供的只是一个框架,砖瓦和内部装饰则要靠每个患者自己填入,才能建成一幢漂亮而实用的理想房子。换句话说,医生只是个引路人,像是战场上的指挥员,具体的战斗任务则要靠各人自己去完成。医生教给患者如何侦察敌情,如何运用各种战略战术和使用各种武器,要求患者结合自己的实际,充分发挥自己的有利条件,自如地应用,巧妙地举一反三。这样,不但能一枪一个地消灭顽疾,甚至能不费一枪一弹就征服疾病。相反,理论再多再好,而不能结合自己,不能充分发挥自己的治疗能动性,到了战场还没有见到敌人就吓得发抖,能不败下阵来吗?

现在我们对强迫症、恐怖症作一形象的比喻（右图）：我们将"病"看作一棵树，它被分为根、干、枝叶三个部分。树的枝叶就是患者平时感觉与表现的众多症状，树的主干就是个"怕"字，树的根部则代表患者的性格缺陷。我们来分析一下这棵树的成长过程。一粒种子在土壤中经过适当的温度、湿度和各种营养成分的作用而产生物理、化学的变化，进而萌芽生根，成长发育。这个土壤就是每个人所处的自然和社会环境。在长期不适当的教育培养下，或许还有父母亲遗传基

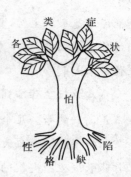

心理障碍示意图

因的作用，使得成长起来的人的性格过于忠厚老实，严谨拘泥，认真刻板，胆小怕事，属于过强型或过弱型。这种人往往虚荣心和自尊心过强，自信心却过差，伦理道德观念过强，对己、对人要求过高，而自身依赖性却过强。这种性格显而易见的弱点，使得他在人生的历程中，在不可避免的困难、挫折或刺激面前，束手无策，不堪一击，从而发生心理障碍，滋生出千奇百怪的"怕"字，进而表现出五花八门的症状。

那么，面对这样一棵树，我们该怎么办呢？将它连根拔掉，还是换掉它的土壤和营养？患者性格的"根"，一般少则扎根十几年，多则几十年，长期培养造就的性格可谓根深蒂固，怎么可能在朝夕之间拔掉呢？欲将根之所处土壤和营养成分换掉，就意味着要改变多年安身立命的自然和社会环境，这显然也是不现实的。因此，比较现实可取的办法应该是：首先将树干和树根分离开来，即砍掉树干，去掉"怕"字，使众多的枝叶枯死，各种症状消失，然后再进一步挖根，改造性格。

根、干如何分离，采用什么工具砍掉树干，去掉"怕"字呢？我们首先要对树干加以解剖、认识。这树干到底有多粗，是什么质地，是实心的还是空心的？对这些问题的回答，就是要解决树干所代表的"怕"的本质是什么这样一个问题。对此，我们从主、客观两方面来进行剖析。我们临床和研究的结果证明，任何强迫症、恐怖症患者所怕的一切东西全是虚、假、空，实际上并不存在，只不过是一个荒唐的幻影，怕它毫无意义。事情确实如此，在性格均衡者、精神强者面前根本不存在"怕"字，它只存在于性格偏移（缺陷）者、精神弱者身上。原来"虚、假、空"的事物在患者的主观认识上变成了"实、真、有"，这就是主观认识与客观现实的不相符，于是就产生了千奇百怪的"怕"。如果我们将客观事物认识清楚了，自然也就不会怕了。例如，我拿在手上的是一个人脑模型，并非真的人脑。假如你误把它当做一个真的人脑，便会感到很害怕。而你若正确地将它看作一个辅助学习的道具，就可以正视它而不害怕了。一

些性格不够均衡的人往往会因为遭受一点刺激而产生心理变态,不能正确认识事物,走向极端,主观与客观相背离,认识与实践不同步,才萌生了种种莫须有的"怕"。而当你改变心理状态,正确认识了事物的真相,主观与客观相符合,认识与实践相同步,"怕"就没有了,恐惧就消除了,由此导致的种种症状也都会不复存在了。

了解了"怕"的本质是"虚、假、空",就是认识树干的本质是空心的,是外强中干的。再来摸摸树干的脾气,看看特点是什么。临床和研究证明,"怕"的特性概括起来是四个字:欺软怕硬。你进它退,你强它弱,你奋勇猛斗,它就销声匿迹,你退它纠缠,你越软弱,它就越不放过你,直逼得你濒临绝境,走投无路,甚至轻生。所以,"怕"字是只纸老虎,但你们却不可轻视,因为它是活的"纸老虎",许多事实证明它专吃那些缺乏信心的懦弱者。有的患者已经被它吃掉,有的患者几乎被它吃掉。想想多么可怕,人的生命只有一次,轻而易举让纸老虎吃掉多么可悲。可是只要我们对它采取强硬态度,敢拼敢斗,是能够把它打个稀巴烂的。

在"怕"字面前是进是退,敢不敢跟它斗,主要取决于患者自己。在克服"怕"字的过程中,我们可以运用"习以治惊"的方法。古代医学家说:"惊者,卒然临之,使之习见习闻,则不惊矣。"你们都会承认,对于自己已经习惯了的事物,是不会感到担心和害怕的。根据这个道理,至关重要的就是要勇敢地向"怕"字挑战。你不妨挑一件自己认为最忌讳、最害怕的事去做一做,到实践中去证实一下"怕"的东西究竟是否存在。在实践中分清是非,辨别真假,消除"怕"字,解开一个个久郁心中的"结"。同时还要注意少想多做,对于一个个疑问,都使之在实践中迎刃而解。反之,如果多想少做,就会愈想愈离奇、愈荒唐,导致在意志、行动上出现障碍,并难以克服。

当然,你们听起来不难,但实际做起来会很难。这需要很大的勇气和毅力,不管多么痛苦,也要坚决突破第一关。拿下第一关,以后就好办了。要知道,不把这个树干砍倒,去掉"怕"字,症状是不会消失的,下一步挖根,改造性格也无法进行。砍掉树干是要付出代价的,只有经过艰苦的拼搏,才能享受到根、干分离——克服"怕"字后发自内心的舒畅和喜悦。

在取得突破,获得初战胜利以后,仍然不能放松,必须坚持不懈地反复进行实践锻炼,以巩固和扩大疗效,直至痊愈。要说战胜强迫症、恐怖症难,无非是一个"怕"字使人时时处处放心不下。由于长期过分认真养成了习惯,要想一下改掉确实有难处。有些患者为了摆脱那些痛苦的观念和行为,想以默念数字等方法进行转移,结果又往往出现数数字的强迫、恐怖观念及动作,可见这些方法不可取。有一位患者从西北地区前来治疗,下决心一定要把强迫动作克服掉。他平时总觉得裤角口不平整,总是不停地整理抖动。有一次治疗时,医生一边给他疏导,一边紧紧盯着他,监督他,使他坚持了一个小时没有抖动。但是他为了摆脱医生的监视,借口说:"今天我感觉良好,没有'这样'(作病态抖动动作)。"实际上他是向疾病退让,借口又抖动了一次。另一位患者每次开关灯时必须连续开关三次才放心。有一天在治疗室医生只准他开关一次,但是临走时他还是补开关了两次才离开治疗室。这两位患者通过治疗相信了科学,虽然下决心锻炼实践,但开始还是决心不大,毅力不足,千方百计借故来满足自己病态的愿望,这显然是不对的。在治疗实践过程中,无疑是很不舒服的、痛苦的,病态的不放心时刻袭来,总想再满足一次,结果又退却了。在这里,患者的情绪十分重要,在情绪低落时,强迫及恐怖症状增强,患者的努力坚持不下去,反而更为烦躁、焦虑、忧郁。如果患者能保持愉快轻松的情绪,症状减弱,努力一拼,症状就可能霍然消失,即使有病态出现也能顶过去。常有这样的情况,患者思想集中,坚定不移,出现症状不予理睬,慢慢也就过去了。事实上,大胆实践,勇往直前,没有过不去的火焰山。有些患者今天坚持住,明天坚持住……就能慢慢地做到长期坚持住,直到症状消失。

我们要努力争取在实践锻炼过程中出现新领悟。这种新领悟就是在与困难的不断斗争中突然因为一个事例或一句话引起知觉经验和认识中旧结构(病理过程)突然消失,新结构突然形成。这种新领悟一出现就必须立刻把它牢牢记住,把它强化,否则可能不久又会消失,而消失以后再建立也许会更困难。

例如有一位患者,强迫观念很重,长期治疗无效,丧失信心。在疏导心理治疗中,经过艰苦斗争后,受到一个治愈实例的启发,顿时大彻大悟,自觉一切问题迎刃而解。他在反馈中写道:"首先,我觉得非常后悔,后悔上次大夫给我看了那位患者治愈的病例后,当时的那种轻松和豁然无病似的情形没被我坚持住。那天晚上没吃药,觉却睡得挺好。第二天在学校看了一场电影,竟然能够基本上自始至终精神集中,即使想到病时,也觉得无所谓,并不可怕,对生人毫无戒备之意。可是,后来我却这样想:难道我的病竟然能这样就好了?两年多的病态会如此戏剧性地消失吗?大概不会这样容易吧!"

"大夫给我看的这份病例,使我知道有的患者确实能够在一次疏导之后,病态霍然消失。所以我更感到后悔,同时我也知道,我的病还算比较轻。但我却认为我并不比别人容易治好,因为我觉得,我总是不太容易接受教育,思想很固执。"

"我现在虽然总是认为我的病不太容易好,但我又非常迫切地希望我的病立即就好。因此思想杂乱,情绪烦躁。还有一点,我认为会出现以下情况:一旦病有好转,我就会感到骄傲,异想天开,一旦稍受挫就会自卑泄气,悲观失望。"

这位患者的情况至少有两点我们应作为教训记取。一是他经过努力,获得了新领悟,症状消失,基本痊愈。而他竟怀疑这一事实,产生了动摇,致使疾病复发,可见心理状态对于治疗心理疾病多么重要。二是他没有把疗效坚持住,加以强化,结果出现反复。而这一反复给他带来了更大的困难,甚至失去信心。

但是,我要特别强调指出,强迫症、恐怖症在治疗过程中出现反复是正常现象,很多患者都可能出现反复,甚至又濒临绝境。这时候绝对不要惊慌失措,必须做到处逆境而不馁,遇反复而不惧,硬着头皮顶住,百折不挠地斗争下去。要知道,每战胜一次反复,就是一次疗效的巩固和扩大。

今天主要就讲这棵树,留下时间让大家去多做。从今天起我们的战斗打响了,到了"短兵相接""刺刀见红"的时候了,也就是说今天我们都要亲临阵地与"怕"字打交手仗了,也是检验在了解敌情后如何去付诸实践了。这一步是困难的,但只要能做到沿着决策目标,始终保持头脑冷静,坚定不移,顽强拼搏,这场战斗你们就必能取胜。

所谓决策目标就是沿着"习以治惊"的原则去做。在现有认识的基础上找出主线(最害怕的东西)付诸实践,多看看,多听听,多接触,把那些自己所"怕"的事物当做攻击的堡垒,把认识与实践不断地周而复始地进行,循序渐进。必须记住:要少想多做,想到就做,做了不后悔。

大家多数人的"怕"字,都有明明觉得没必要,但却控制不住的特点。这个和强迫观念都是一回事。那么,对于强迫观念,我们应该如何应对呢?

首先,我们要了解导致强迫观念的性格特点。强迫症患者往往会追求"完全的控制感"和"绝对的确定感",岂不知,正是这种过头的性格,导致了在心理问题的漩涡中越陷越深。

首先,追求完全的控制感。强迫症患者存在非黑即白的极端思维,要求刻板、绝对化,喜欢贴"好"和"坏"的标签,只能接受"好"的方面,不能容忍"坏"的方面。一旦出现"坏",就认为不完美,认为糟糕至极。具体表现为,怕某些思维、情绪、感觉出现。当出现这些因素时,立即贴上"坏"的标签,而且想让这种"坏"的念头立刻消失,极力排斥,结果陷入越排斥,越出现频繁,越想控制越失控的不良循环中。这种模式在余光强迫、念头(或画面)强迫、注意力集中强迫、社交恐惧、非道德观念强迫、失控恐惧、过分关注身体某个部位而致感觉异常等心理障碍中较为常见。例如,强迫症患者小甲,女,初诊时19岁。17岁时,在某女老师的课堂上,脑子里突然冒出"老师的卫生巾会不会掉在讲台上的念头",觉得极其"荒谬",越想控制此念头,越无法控制,此念头不但出现得更加频繁,而且出现了"卫生巾掉下来的画面",极为痛苦。之后,症状泛化,男老师上课时甲也会出现某些"荒谬"念头,看电视时,会出现与男女主持人或演员相关的"荒谬"念头。长期无法摆脱,学习、生活等受到较大影响。

其次,追求绝对的确定感。强迫症患者往往准时、组织性强、计划性强,对细节很慎重;对于规则、命令、计划或日程表十分关注,想法和行动常常是按部就班的,并且是高度道德化的。他们追求完美、追求"百分之百"放心,总怕因为考虑不周或者可能出现的"万一",而导致某种不可接受的严重后果。结果陷入"越推测,越可怕"的恶性循环,不可自拔。一方面常表现为强迫思维:无根据的悲观推测,围绕"万一"进行想象、分析、推理各种可能性;另一方面,伴随强迫思维,出现反复洗涤、检查、询问、核实、尝试、感受等强迫行为。这种模式在强迫洗涤、强迫检查、强迫性回忆、疾病恐惧、失控恐惧、社交恐惧等心理障碍中较为常见。例如,强迫症患者小乙,女,初诊时40岁。25岁开始,坐公交车总怕弄脏头发;出门骑车,怕别人吐痰,认为会飞到头上,每次回家后都要洗头。2003年"非典"时期,小乙开始每天换外衣,后认为外衣污染了内衣,反复洗内衣。洗好的衣服,怕又碰了脏东西,反复洗。有时,一边洗,一边哭。后来小乙害怕虫子,洗过的被套要反复抖,没完没了。再后来,小乙怕垃圾箱,路过垃圾箱会躲得很远。近一年多来,出门害怕踩上狗屎,每走一步都十分小心,反复回头看,极其痛苦。

这两种性格特点,都违反了事物发展的客观规律,因此,才会遭到规律的报复。具体表现为:出现各种"怕"字,并陷入"妄为(对抗)"或"任其自然(屈从)"的误区(见示意图),并以各类强迫症状为外在表现。

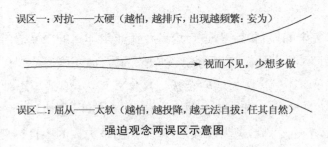

误区一:对抗——太硬(越怕,越排斥,出现越频繁:妄为)

视而不见,少想多做

误区二:屈从——太软(越怕,越投降,越无法自拔:任其自然)

强迫观念两误区示意图

实际上,强迫症患者这种对"完全的控制感"和"绝对的确定感"的追求,往往违反了客观事物"相对可控性"和"相对确定性"的规律,是一种"反自然"的、不合乎心理规律的要求。

"一切事物都处在变化之中",说明事物只有相对的可控性。就心理规律来说,思维、情绪、注意力、睡眠等只是相对可控的,而不是绝对可以被控制的。这些因素的相对可控都是有意义的。思维的千变万化是人类创造力的源泉,情绪是人类得以生存的基本的心理活动,注意力的集中与分散各有其进化意义,集中能让人抵御外部袭击,分散能帮助人休养生息。以患者小甲为例,本来,人的思维千变万化,是人的创造力的来源,冒出各种念头,是很正常的事情。但她却为某个一闪而过的念头贴上了"荒谬"的标签,因此,想绝对控制,"不能出现这类念头",结果是"越控制,越失控"。这正是"反自然"的表现。如小甲一样,很多强迫症患者渴望并追求"绝对可控":例如,为某些思维贴上标签,不能"胡思乱想",不能有"不道德念头",否则,就太糟糕了。结果,越不允许自己想,就会想得更多。例如,要求注意力必须集中,不能分散到无关的事物上,比如不能关注余光里的东西、关注外界的声音,结果越想集中,就越会关注无关的事物,越无法集中。要求自己不能失眠,"尽快入睡",结果,越想尽快入睡,越失眠。

这个性格特点,容易导致个体陷入对各类"怕"字"对抗"的误区,即误区一。越控制,越失控。作用力越大,症状的"反作用力"越大,症状对自己的干扰越大。类似于大禹之父鲧治水,以"围堵障"法采用堤坝挡水,九年而不成功,水患反而更加严重。强迫症患者容易在这些方面追求绝对的控制,反而物极必反,陷入"失序感"之中。

以患者小乙为例,希望"绝对干净""不能踩到一点狗屎",连踩到的可能性及受到任何污染的可能性也想排除。因此,出现无根据的悲观推测,围绕"万一"进行想象、分析、推理各种可能性的强迫思维。为了追求"绝对确定性"和"百分之百"放心,屈从于这些以"怕万一"为表现的强迫思维,进而出现反复洗涤、反复回头检查等强迫行为。如小乙一样,有些患者要求绝对安全,怕有任何患大病的可能,因此,出现疾病恐惧及疑病症状等,反复到医院检查;要求绝对安全,不能有任何的错误或风险,如怕门没关好、怕写错内容、怕说错话,因此,反复检查、询问、回忆等。

一切不完美,皆是自然。追求完美、绝对化要求均不是自然,而是反自然。这个性格特点,容易导致个体陷入对各类"怕"字"屈从"的误区,即误区二。"不放心,就反复检查,反复询问",任由症状恣意妄为,不可自拔。以"治水"比喻的话,类似于"不治不理",任由洪水滔天,恣意妄为,水患当然经久难除。

那么,如何避免陷入误区,走上正途呢?心理疏导疗法提出了"视而不见,少想多做"的理念。即面对"怕"字,既不排斥,也不屈从,不怕、不理、不在乎,也不逃避,尽量将注意力转移到该做的(非病态的)事情上,逐步减少对"怕"字等病态思维的关注。这样,病态思维对自己的干扰就会越来越少。该做的事是指非病态、非逃避的行为,如学习、工作、人际交往、日常生活、娱乐等等,这些都可以用来转移注意力,减少与病态思维的纠缠。

尤其是对于各类强迫思维,各种怕,要学会接纳,既不排斥,也不屈从——排斥是"堵",屈从是"任其自流",都是反自然的。心理问题都与注意力有关,合适的做法是在两个误区之间找到合适的"独木桥",为自己的注意力提供合适的"关注点",将注意力转移到该做的事情上,即"视而不见,少想多做"。

以患者小甲为例,当出现其所认为的某些"荒谬"念头时,该做的就是"不排斥","既然这是一种正常的心理规律,就没必要太过控制","让它在",视而不见,忍受住想排斥的痛苦,尽量将注意力转移到该做的事情上,而不是试图控制它或想消灭它。

对患者小乙来说,当出现"怕万一没洗干净,万一踩到狗屎"这类念头时,该做的就是"不屈从","既然事物没有绝对的确定性,就没必要太过追求完美与绝对的放心",不去过度推测,不与这些"怕"过多纠结,"果断地洗一遍,坚决向前走,不回头",将注意力转移到该做的事情上,忍受住想屈从的痛苦,不反复洗涤、检查等。

如示意图所示,坚持"视而不见,少想多做"的实践,就能逐步从"过于排斥"或"过于屈从"的误区中走出来,逐步走上并拓宽"既不排斥,也不屈从"的"大道"。随着实践的深入,"怕"会慢慢淡去,强迫症状会逐步缓解,不良模式(性格)也能得到一定的调整。

当然,实践"视而不见"策略时,有两个关键问题需要大家注意。第一,开始尝试"视而不见",想不搭理病态思维时,会非常不习惯,非常痛苦。这是我们进步必须付出的代价,需要不断的"再坚持一下"。第二,尝试"少想多做"时,因为怕字一时难以消除,它还会持久地干扰自己,自己做事的效率会受到很大影响,表现也会不理想,这也是我们必须要接纳的。只有接纳了效率被影响的现实,才能逐步做到"视而不见"。否则,不接纳效率不高的状态,就很容易再次陷入两个误区之中。

在斗争中头脑需要清醒,在"怕"字面前要分清是非真假。要知道,你那些"怕"

是荒谬的、无聊的。强迫症、恐怖症患者都是"当局者迷"，一进入情境与"怕"字接触，就身不由己地迷糊了，弄不清真假是非，就在"虚、假、空"这个由自己画的圈子里转来转去出不来，焦急不安，犹豫不决，陷入无路可走的地步。因此遇到"怕"字，首先要分清是、非、真、假，真与是坚决去做，假与非果断地丢。丢了，自己会感到难受，但只要辨别清楚了，难受也要去做，真正按照"习以治惊"的决策做，你会感到一遍比一遍轻松，一遍比一遍有自信心，直到习惯了，什么怕也就不存在了。现在我们来当场检验一下"怕"字到底是不是"虚、假、空"。哪位朋友来做个示范？好！小丙先举手，就请小丙给大家作个病情自述吧。

我的病是从 1980 年开始发现的。起初是这样的，我们全家在 1977 年从农村搬到县城里。开始还没有感觉到城里地方窄小，直到我觉得有病的前半年，才感觉到那里怎么也不舒适，感觉到很闷，再加上我的性格不好，父母亲对我斥骂又不注意场合，所以总觉得伤了我的自尊心，觉得有说不出的滋味，成天都不高兴，愁眉苦脸，闷闷不乐。到后来，又加上发生了另一件事，就感觉到头脑更加不行了。当时学校附近发生了一起强奸案，有个同学指着我脸上的斑说，这个就是强奸的象征。当时我就觉得又害怕、又紧张。虽然当时也和那个同学顶了几句，但是心里还是害怕别人再提起强奸这件事。所以就觉得顾虑重重，有着很大的思想压力。这件事过了不久，有一次语文老师在黑板上写些名词解释，其中有个"窃"字，就是偷的意思。从此这个"偷"字再也忘不掉了，越想把它忘掉，就越是忘不掉。病就是从这时开始发作的。

病初的情况是不敢大胆从银行门前走过。同时心里不断胡思乱想：别人的衣袋里不是有钱吗？我会不会去偷啊？可别碰到人家的手表啊！若是碰到或是看到什么东西，就感觉到自己好像会去拿这件东西，心里害怕得不得了。

现在我的病情就是见什么想什么，越是贵重的东西，越要去想，如好衣服、手表等等。一看到这些东西，心里就想：可别去拿这些东西！另外，别人如果真的丢了什么东西，自己就感到很不自然，好像是我偷了人家的东西一样。心里也知道自己没有偷，有什么可怕的呢？但是就是控制不住。

以上是小丙讲述了自己主要是怕偷别人贵重东西。那么，我现在请小丙帮我一个忙。我这里有一串钥匙，上面有我办公室门上的钥匙和放钱放照相机柜子上的钥匙，请小丙去我办公室打开我的柜子，把照相机和钱包里的钱取出一百元拿来，可以吗？小丙摇头，坚决不肯。但在其他人的再三鼓励下，小丙终于去把照相机和钱取来了。回来后小丙说："我很紧张。"现在再请小丙把这些东西送回去并锁好柜子。小丙这次任务完成得很好。好,请小丙比较一下这两次感觉有何不同? 小丙说："第一次拿出来很紧张,第二次送回去后就好一些了。"

现在大家都已看到,小丙今天通过实践示范已认识到"怕"是"虚、假、空"的。但这并不能算他胜利了,因为刚才有这么多朋友给予他实际的精神援助。他能否真正自己独立主动一个人去做而感到轻松,还需要经过艰苦的实践锻炼。现在我将一把钥匙交给小丙,希望他随时一个人到我办公室里去。我可以明确地、肯定地告诉大家:所有强迫症、恐怖症患者所担心、所忧虑、所害怕的东西,都是"虚、假、空",都永远不会成为事实。比如小丙,他永远不会偷东西! 大家一定要完全大胆放心。

今天下课以后,请大家各自根据自己的情况,找出怕的主线,去实践锻炼,去突破它,然后把反馈很好地写一下,总结出自己成功或失败的教训及心理变化。

患者 B 反馈四(1986 年 11 月 14 日)

今天上午鲁教授讲惰性兴奋灶的形成就在一个"怕"字,而"怕"字在普通人面前是"虚、假、空"的,毫不可怕。"怕"字的又一特点是欺软怕硬。要治好病就要作一个精神上的强者,就要敢于实践,敢于联系自己跟"怕"字斗。我觉得这是真理,完全符合我的病情。我下定决心做一个精神上的强者,坚决去掉"怕"字,把病治好,信心比昨天又强了。

下午讨论时,我又强调提出我怕写反动标语,非常苦恼。没想到您马上让我进行实践,拿出黑板让我写出那个害怕的反动标语。我当时一惊,感到突然,有点不敢写。但是我已保证要和鲁教授好好配合,一切听鲁教授的(因为只有这样才能治好病)。于是我只好硬着头皮写了,没想到写完以后病友们都发出笑声,鲁教授也举起黑板笑着让大家看,说:"你看有没有人告发你。"这样我一下子就轻松了许多。接着鲁教授又要我到另一个屋里去反复写,我心里虽然还有点发怵,但也不那么害怕了。我满满地写了一张,交给鲁教授,鲁教授看来很满意。过了一会儿,我又主动要求再写一张,我又写了满满一张,写的时候,我的心情很平静,甚至觉得挺快乐,一边写一边笑,心里一点也不紧张。

我觉得我今天是有了一个很大的突破,以前见了那两个字,有时要吓得发抖,今天写了满满两页却心不惊。在这样的情况下,我觉得我的病治好是比较有把握的。

衷心感谢鲁教授耐心地把着手教导我进行治疗实践,终于使我取得了较大的突破。

今后，我一定更好地与鲁教授配合，认真听课，善于设疑，精于理解，巧于联系，勇于实践，精于总结，而且更加充满信心，争取以后取得更好的治疗效果。

第六节　集体心理疏导治疗第五讲

从大家的反馈材料看，经过初步实践，大家都有了不同程度的突破，有的突破较大，有的小一些，这与自己的认识与实践努力有关，也有极个别的朋友虽然认识到了，但就是在实践上止步不前，这需要进一步地找原因。我们这个战斗集体好像爬山一样，我是个指挥员，我希望我们这个集体没有掉队的，大家要互相帮助，让落在后面的朋友赶上来。我们能不能突破"怕"字，关键是我们敢不敢付诸实践去检验一下，我们所怕的东西是不是存在，有没有必要去怕。如果我们认识清楚了，就要使自己敢于面对现实，不逃避现实，积极地进行思想斗争，提高认识，勇于加强实践，使自信心及疗效都不断地得到提高与巩固。要克服"怕"字，要探索解决问题的思路，增强举一反三的能力，把实践继续坚持下去。有些朋友认识了就去做，认识一点做一点，并能把认识和实践进一步提高，遇到了新问题也有解决新问题的新方法，这样的朋友就是大智大勇者。在疏导心理治疗中，我们的"认识—实践—效果"是相互联系着的。心理疏导疗法的治疗公式是：不知→知→实践→认识→效果→再实践→再认识→效果巩固。我们对客观事物如疾病从开始的不知到简单的知，这个过程比较容易。客观对象作用于人的感官，大脑就可以感知客观对象的初步面貌，形成感性认识，如梨子作用于我们的感官时，通过视觉可以认识它的颜色，通过味觉可以认识它的味道。但认识必须深化，上升为理性认识，就是我们要认识疾病的本质，它与外界事物的关系以及运动的规律。这种认识是我们进行疏导心理治疗的必要的前提和重要环节。了解疾病的实质，弄清来龙去脉，不仅知其然，而且知其所以然，我们就能在治疗中明确方向，有的放矢，对症施治，一步一步走向胜利。否则就不能达到预想的目的，甚至走进死胡同。这个过程比较复杂，困难很多。常常有这样的情形，在治疗过程中，有些朋友与医生初步交谈以后就认为医生所谈的，自己早有了"认识"。其实，这种认识往往是十分肤浅的。疏导心理治疗中，切忌想当然和一知半解。临床上证明，对疾病的认识浅尝辄止，认为"一听就懂"，甚至"不说也知道"，其结果往往是"一做就失败"，在实践中处处碰钉子，收不到应有的效果。所以，我们刚才说的心理疏导疗法的治疗方式是必须遵循的。

人的正确认识只能从社会实践中来。强迫症、恐怖症患者,除了在实践中与他们所害怕的那种事物接触,即不断地把认识付诸实践,从而进一步深化认识,坚信他们所害怕的那种事物的"虚、假、空"的本质之外,是没有其他法子来解决问题的。有一位患强迫症、恐怖症(不敢见人)多年的患者,经过疏导治疗以后,提高自我认识,按照"习以治惊"的原则,不断地提高自我矫正能力,在实践中取得了良好的效果,他在反馈中说:"我的体会是这样,在调动主观能动性与'怕'字作斗争时,我越是不敢见人就越是要见,当然这要有个过程。我上班后第一次参加小组会,心情非常紧张、恐惧,我就想逃避矛盾,不敢与别人目光相视,就看天花板,看机器。组长说:'你为什么开会思想不集中,乱看?'这时引起大家都看我,我顿时满头大汗,矛盾激化了。我擦擦汗,下决心,但越不敢看人的眼睛我越要看。我就毅然将目光盯着组长的眼睛,结果倒是他害羞了,不敢看我了。我第一次感受到了胜利的喜悦。为了建立乐观情绪,克服孤僻的性格,解除疾病的痛苦,我决心找一位小提琴老师,但见到他我就感到拘束、紧张。他讲 GDAE 弦,我脑子里就出现强迫观念,为什么不叫 ABCD 弦或其他名称,等等。这时我想到应该分清真假,辨明是非,我认识到这是因为我对小提琴不了解,乐理知识差,又伴随着病。我端正了认识,坚持又学习了有关方面的知识。一个星期后,老师说我进步很快,我很高兴,心情舒畅,当天症状就消失了80%,但见到老师仍紧张。我又想为什么见家人及同学不紧张呢?因为彼此有了感情。以后我不但向老师学习,也和他谈家常,还邀请他去我家中做客。这样慢慢就有了感情,紧张感也就消失了。我讲话时一紧张就会口吃。为了克服这一病态,在小组会上,我故意和人辩论,越辩论越不紧张,也不口吃了。就这样,经过长期锻炼,获得了意外的疗效。"

在实践的过程中,一定要为自己创造一个良好的心理条件,建立起自信心,发动或强化对治愈的内在动力,积极主动,自觉不懈地克服困难。一般来说,在实践中取得效果的大小与自信心的大小成正比。可以说,自信心犹如混凝土建筑的钢筋,是在实践中立身行事、克服"怕"字的精神支柱。有些患者长期用药治疗无效,丧失信心,在疏导心理治疗中受到启示和其他病友迅速治愈的感应,就会逐渐树立并增强自己的自信心,通过大胆实践,症状减轻,就会感觉心境异常的愉快。这样,他们的精神就会充实起来,自觉地进一步调动同疾病作斗争的能动性,他们就会产生压倒一切困难的力量。当然,这对某些人来说不是一件容易的事,特别是那些性格固执、自省力和自制力差、满脑子都是"怕"字的患者,他们不能辨明是非真假,遵循客观规律,缺乏实践的勇气,而是经常无根据地胡思乱想,无限度地忧虑,这样自然很难取得疗效,偶尔取得也不能巩固。那些视野与胸怀狭小的患者,在实践中遇到困难与阻力时,情绪就会低沉下来,病情反复波动,进而怨天尤人,悲观失望,唉声叹气,认为自己没希望了,这种情况对治疗极为不利。要知道,我们在任何实践过程中,都会遇到困难与挫折。在疏导心理治疗中,精神状态处于逆境,病情出现反复,这对多数患者来说是难以避免的,是正常的,是一种客观存在,甚至有些患者会出现暂时性的濒临绝境,无路可走。因此我在这里要着重讲一讲在疏导心理治疗中,如何正确对待实践中可能遇到的困难和挫折,情绪低沉时采取什么样的态度,是垂头丧气,还是顽强战斗? 这是获得治疗成效和巩固治疗成效的关键问题。我们在掌握了一定的科学知识,认识了疾病的规律之后,在实践中遇到困难挫折或病情反复时,决不要犹豫和灰心,而是要敢拼敢搏,始终保持稳定的情绪和顽强的战斗精神,要牢固树立"处逆境而不馁、遇反复而不惧"的积极向上的自我革命精神。这个自我革命精神不是一个空洞的口号,而是必须实实在在地革自我不良性格的命,革消极、软弱、动摇、颓唐的精神状态的命。这种革命不能打一点折扣,不能有半点虚假,否则就会失败,前功尽弃。在疏导心理治疗中,要达到预期的目的,取得巩固的成果,不可能是轻而易举的。一个强迫症、恐怖症患者,在"怕"字面前,决定胜负的除自己的实力和掌握的战略战术以及客观有利条件等因素外,敢不敢与"怕"字拼搏(勇于实践锻炼)至为重要。前面讲了,怕的特点就是你一退却它就纠缠住你不放,你在前进中稍一颓靡,整个精神支柱就可能坍塌,你原来的优势就可能化为乌有。相反,如果你有压倒一切敌人的气概,信心十足,乐观、轻松,不屈不挠,奋斗不止,就可能化险为夷,转败为胜。总之,在提高认识,增强自信心的基础上,以无所畏惧的强者姿态,勇猛进击,与"怕"字拼搏,不怕阻力障碍,也不怕病情反复,努力奋斗,加以坚持,就会胜利。临床经验证明,在"怕"字面前的屈服退缩,颓丧动摇,历来都为有志于心理治疗者所不取。必须明白,每个患者在艰苦努力、斗争锻炼中的失败及其经验,比逃避矛盾或轻易侥幸地在一时的激情下偶然取得的"胜利"更有价值,因为这两种过程和效果反映了两种截然不同的精神境界。从长远看,逃避矛盾而得到的一时平静后面隐伏着危机和失败,而主动地向矛盾挑战,经过艰苦努力的斗争遭到的失败中,却孕育着胜利和持久的疗效。

人们一般总是把在实践中取得的成功看成好事,是自己的幸运,而把挫折和失败看成是坏事,是对自己的打击。但是一个智者和强者却能够做到胜不骄,败不馁。只要精神不垮,善于总结经验教训,坚持斗争,最后总是会胜利的。实践证明,任何成果都是经过多次失败以后才获得的,其中每次失败对成果的获得都有它的贡献。"失败是成功之母"这句话,如能平心静气地想一想就不难领悟其中的真谛。我们要学会从多种角度去观察事物,善于看到事物的各个方面,化不利的消极因素为有利的积极因素,使事物向好的方面转化。

下面再讲讲"濒临绝境"的问题。在实践锻炼中,由于种种主客观原因,常常会出现困难和障碍,甚至濒临绝境。例如有一位21岁男性大学生小丁,在8岁时,因为门齿更换,同学们开玩笑叫他"没牙老太",以后他见人就不敢讲话,怕张嘴时别人看见他没有门牙。高中二年级时,他突然感到自己的嘴巴和眼睛不好看,认为别人看了会难过,又怕别人因此而取笑自己。考取大学后,他从北方来到南方,由于环境改变,使他在生活和人际关系上处处感到困难,症状逐渐加重。在治疗中,他认为自己的眼睛和嘴巴就是难看,情绪极端激动,不能接受心理疏导,认为自己到了无路可走的地步,决定跳江自杀。表明态度后,他转脸就走。这时医生对他厉声喝道:"站住!"这种一反常态的命令式口吻,使他突然愣住了。这时医生温和地劝他坐下,请他立即回答一个问题:"'纸老虎'能不能吃人?"问话时态度十分严肃果断。他说:"不能。"医生说:"能,肯定能!"他说:"我认为不可能!"医生说:"告诉你吧,这只'纸老虎'确实吃了不少人哪! 但它吃的不是武松那样的人,而是在'怕'字面前屈服后退的弱者。"这时他忽然领悟了,伤心地流下了眼泪说:"是的,能吃人,吃的就是像我这样的人。"交谈一会儿以后,他那病态的激情慢慢消失了。恰好在这时,另一位男性青年工人小戊前来复诊。小戊平时忠厚老实,工作埋头苦干,可他荒唐地认为自己的脚宽、屁股大,太难看,十分痛苦。他进诊室后,医生给他和小丁作了相互介绍,让他们认识了。接着就向他们提出要求,先请小丁仔细看看小戊身上的缺陷在什么部位。小丁上下看了一番说:"没有发现他有什么缺陷。"医生说:"你往他脚上看!"小丁看了又看,说:"他穿的是一双漂亮的火箭式皮鞋,挺好看的。"医生说:"你再看他的臀部。"小丁又看了看,说:"他身材很匀称,肌肉也很发达,我没有看出他什么毛病来嘛!"医生又请小戊也找找小丁身上的缺陷。小戊看了半天,摇了摇头说:"没有发现什么! 身高一米七五左右,长得挺帅的一个小伙子。"医生说:"你再对小丁的嘴巴和眼睛作个客观的评价,可以吗?"小戊说:"他的嘴巴和眼睛是我最羡慕的,大眼睛,双眼皮,水灵灵的,嘴型不大不小,薄薄的嘴唇。我要是有他这副长相就好了!"

小戊说的完全是真心话,因为他个头比小丁矮,眼睛又小,皮肤又黑又粗,脸上有痤疮。但他对这些都不以为然,却固执地拘泥在别人从来没有发现过,实际上并不存在的脚和臀部的"宽"与"大"上。他俩互相知道对方的病状后,一种友爱的关系很快建立起来了,互相鼓励,互相启发,小戊对小丁说:"你这种想法真是地地道道的'虚、假、空'的东西,真是可笑,这是很容易摆脱的事,因为它根本不存在嘛!"小丁对小戊说:"我对你的那些想法也感到很可笑,如果你的问题在我身上就不是问题了。"他们都轻易看清了对方的错误认识,都认为对方的症状很容易克服,可对自己症状的认识就模糊不清了,在主观认识与客观实际上就不相符了,在实践中更有寸步难行之感。你们大家的毛病也是这种主观认识与客观实际的不一致。你们看到他们的症状有可笑之处吗?其实你们也是一样的情况。所以你们要尽一切努力使主观认识尽量接近客观事实,然后努力使认识与实践同步,经过刻苦锻炼,你们就会感到轻松、愉快,在不断认识实践的基础上,你们会尝到甜头的,就不会像小丁那样出现濒临绝境的状况了。

现在我们再继续谈谈小丁的情况,他经过一场由"激情"到平静的斗争,心理状态有了很大转机,自杀意念消失了。但他走出了疏导心理治疗室后,并没有感到轻松,仍然继续作思想斗争。当晚他写了一份对你们大家都有借鉴意义的反馈。

今天我取得了令人振奋的成果,现在我要及时地把它记录下来。今天下午我从心理治疗室里出来,还一直回味着"可笑"二字。我想,我的恐惧难道不是可笑的吗?我真是个没用的人,我为什么要怕呢?难道我就不能像医生说的那样,对什么都不怕吗?这时我心里说,我这回就要什么都不怕,非战胜这个"怕"字不可!

以前,每当我下这个决心的时候,就会被随之而来的抵制心情和压抑感征服。我就不敢再往下想,并开始向反面想了。但是,今天我暗暗下定决心,我一定要顶着压力上,我就是偏偏要想,要想一想我为什么要怕。于是我顽强地往下想,想着想着我仿佛觉得压抑在减小,而我的"冲劲"在增大。这时我突然想起了医生的话:怕的特点就是你越怕它,它就越强,你若越强,它就越弱。同时,我感到一股强大的力量在支撑着我。我暗自说道:"思想斗争是很痛苦的。痛苦吧,我迎着你上!!!"于是我就这样进行了长时间的苦战……当时思想斗争的另一个焦点是我在苦苦思索:问题在于自己怎样想,如果自己那种可笑的想法不存在了,不就等于没病了吗?

回到宿舍后,我克制着自己,一反平时烦躁的情绪,与同学们说了几句笑话,同学们见我很高兴,一个个也显得很高兴。当时我觉得:我今天可能是在走向正路了,可能正在走向光明。我努力回想着一路上的思想斗争,想着想着,我突然感到了一股喜悦涌上心头,我真想喊一声:我又高兴了! 这喜悦的心情,虽然没有持续很长时间,但我并没有因此而消沉。我冷静地努力地保持着良好的情绪。我认为只要我继续坚持思想斗争,保持那股韧劲,坚持斗争下去,斗争到底,是一定能胜利的。

我总结了一下,今天的成绩是由于我坚持了这两个观点:一个是"顶着困难斗下去",这个最重要;另一个是"即使出现反复,我也要竭力顶住"。

总之,我认为今天的成绩非同小可,起码是一个小的突破。

从以上小丁的这个反复过程中,可以看到,小丁对死是那么勇敢、果断,但他竟对并不存在的"嘴眼不好看"的荒唐观念不能自拔。他宁愿让"纸老虎"吓死,也不肯在"纸老虎"身上打上一拳! 以致最后"濒临绝境"。但他毕竟顶过来了,胜利了。可见只要下定决心,坚持斗争,就可以摆脱绝境,出现柳暗花明的新局面。有的患者被"怕"字逼得无路可走,走向绝路,被抢救过来以后,还抱怨不应该对他进行抢救,说什么应该让他到"幸福的世界"去,活着的痛苦没有死了更平静。从他这个话里,又可见他对"纸老虎",对"虚、假、空"的东西是如何俯伏在地。可是等到他一旦制服了"怕"字,再想想那次"死",那才是真正可怕的。因为人的生命只有一次,所以认清是非、分清真假、顽强斗争、拼搏不止对你们来说是多么的重要。从大家的反馈材料看,每逢濒临绝境就想到死是比较普遍的现象。这很危险,很不好,一定要努力防止。从小丁这个事例上大家应该清楚地看到,他平时是戴着灰色眼镜看自己的嘴眼和周围的环境的,所以他看到的一切事物都是灰色的。他认为自己的嘴眼不好看,影响到别人对他的看法。其实,他从来没有大大方方地看过别人一眼。明明是由于他自己性格孤僻、退缩、难以接触,却觉得是别人都认为他的嘴眼可怕而远离自己。当他摘掉这副灰色眼镜(改变了心境)以后,他才看到了事物的真面貌,一反常态(病理心理改变了)与别人说几句笑话,同学们也都很高兴。当他戴着那副灰色眼镜,即当他不愉快、悲观绝望时,他就认为到了山穷水尽的地步,于是濒临绝境,走投无路,为"虚、假、空"而自杀。你们都应该从小丁的例子中得到启发。

大家要克服"怕"字,首先要把灰色眼镜拿掉,看清事物的真面貌,改变心境,这样就能勇往直前了。你们可能都有深刻的体会,自己的症状轻重与自己的心境密切相关,当处于悲观、绝望的心境时,"怕"会由一点突然扩散,以致最后陷入处处可怕的境地,感到无路可走;当轻松愉快、心里充满光明和希望、对事物感到美好可爱时,就会感到你害怕的症状明显减轻乃至消失。由此可见,你们应在什么样的心境之下去付诸实践,才能取得预期的效果呢? 这就要求你们根据小丁这个范例,结合你们自己的实际经验,深入地回味,摸索出一条适合自己认识实践的路子。

现在总结一下,强迫症、恐怖症的治疗分三个阶段:第一阶段是基础阶段;第二阶段是大胆实践锻炼阶段;第三阶段是解决矛盾阶段、挖根阶段。经过这三个阶段的治疗,多数人的症状消失,少数人出现新的偶尔一时的强迫症状,但与治疗前不一样,没有明显的焦虑忧郁,转变为有点无所谓或是有点厌恶,不过是有点残余的东西在干扰自己。对于这些朋友继续努力实践很重要,有的人需要医生或家人的帮助,当然最好不要人帮助,自己由被动向主动转化,加强自我矫正的能力。要做到自我分析,自我控制,自我努力,自我鼓舞,自我誓约,自我命令,自我禁止,自我监督,想做的,坚决不做;不愿做的,坚决去做,直到取得全胜。

患者 B 反馈五(1986 年 11 月 15 日)

今天遵照鲁教授的嘱咐,开始向怕尿的思想进攻。实践前我想这也不是什么太难的事,但当我把尿撒在盆里,准备用尿洗手的时候,心里就有点犹豫,总觉得尿是脏的。可是当我思想斗争了一下之后,蹲下去就洗起来,洗了大约两三分钟,还用鼻子闻了闻,心里想,也不过如此。接着我就去倒尿、洗盆。由于觉得尿毕竟是脏的,洗盆洗了比较长的时间,反反复复大约洗了 20 次,接着我再洗手,洗的时间就更长了,一边数一边洗,大约洗了 200 次。

今天的进攻,虽然有胜利,但还不能算大的突破,因为我洗盆和洗手的时间实在太长了。这说明我脑子里对尿还是有一个"怕"字。在怕尿的问题上我还是要继续努力,继续拼搏。我相信,这个堡垒,经过我不屈不挠的斗争实践,下大决心和"怕"字斗,也是能够攻破的。

另外,我在洗脸洗手时,嘴里老是念"自来水,自来水",企图以此排除脑子里尿的观念。这一症状,我相信在和尿的斗争中也会逐渐消失。

第七节 集体心理疏导治疗第六讲

经过几天的努力,从大家的反馈信息看,我们这个登山队已经完成了第一、第二阶段的计划,现在已经从山下爬到半山腰了。就在这个半山腰,好多朋友感到视野开阔了,站得高了,看到了以往看不到的景象,感到心情与以前不一样。如果我们爬到顶峰，那将又是怎样一番景象啊！所以在这个半山腰，我们要休整一下，总结一下这段历程，并决定下一步怎么办。下一步怎么办，无非是上或者下两个决策。如果要上，我们必须要付出加倍的努力和代价，去披荆斩棘，开辟道路，攀悬崖，登峭壁，在崎岖的路上一步一步地攀登。这确实需要我们拿出更大的勇气和毅力，才能达到顶峰，看到那无限美好的风光。如果要下，那很容易，只要你稍微情绪低落，丧失信心，就能滑下去，不过到那时你要再树立攀登顶峰的信心和勇气就更难了。现在我们回过头来再说前面提到的那棵大树。现在我们大部分朋友对"怕"字都有了正确的认识，通过实践检验，证明了"怕"字确实是"虚、假、空"的东西。有些朋友的症状基本消失了，也有些朋友明显减轻了，基本上做到了使这棵大树的根干分离或大部分分离。但是要记住，多数人仍会出现一时性的强迫、恐怖症状，但这时会由以往的焦虑、恐惧转为厌恶或无所谓。一般来说，强迫症、恐怖症治愈以后，其症状还要不同程度地保留一个不等的时期。症状的程度和保留时间的长短各人有别，这里的关键是各人的努力程度如何。这时我们千万不可掉以轻心，必须毫不妥协、毫不退让地继续进行斗争，以便尽可能快地全部彻底消灭症状，连痕迹也不留下。这个过程要与改造性格缺陷紧密联系在一起。这个问题不解决，就有复发的可能，或出现新的强迫、恐怖症状。

性格缺陷是强迫症、恐怖症发生发展的内部基础，它们之间是一种因果关系，要挖掉病根，取得永久性的胜利，就必须抓紧改造性格缺陷。俗话说得好，"江山易改，禀性难移"，这说明了改造性格的艰巨性，它比消灭症状、治愈疾病需要更长的时间。由于性格改造是一个长期的艰苦过程，因此我们说艰难的路程还在后面。我们宁愿把它说得严重一些，以便引起大家的重视，有足够的思想准备。

拿我们这个集体治疗班来说，这棵树，最小的 16 年（16 岁），最大的 59 年（59 岁）。因此说，这个"根"挖起来不容易。16 年的根比 59 年的根扎得浅，但缺乏社会实践经验；59 年的根比 16 年的根扎得深，自然条件差些，但社会经验丰富。所以两者各有所长，各有所短，各人都要发挥自己的优势，充分利用有利条件，努力达到预期的目的。

当我第一次讲到你们的性格有缺陷时，你们也许会感到不自然，有的甚至不能接受。现在你们可能认识到这个问题了。为了加深你们对这个问题的理解，我再讲一讲。本来，一个人忠厚老实、严谨慎重、伦理道德观念强、做事认真、对自己要求严格等都是好品格，是社会要提倡的，我们教育儿童和青少年也都是这么要求的。我现在讲的似乎是和社会上的一般认识唱反调,硬说你们性格上有缺陷,这是一种误解,其实我是很理解你们的。以我长期的临床经验,深知你们都是好学生、好职工、好干部,总之一句话,都是好朋友。问题是你们好过了头。我这句话是从你们的性格特征上讲的。物极必反,事物发展到极端,就会向相反的方面转化,成为它的对立物。什么叫好过了头,就是说这个"好"影响了你的学习、工作、生活和人际交往等等,这还能算好吗?我们来到世间是为了什么?我们的价值观、人生观、伦理观、道德观是什么?用马克思的话说就是完善自身,造福人类。可是你整天感到不舒服,恐惧不安、陷入痛苦中不能自拔,不能正常生活,能幸福吗?你不能好好学习和工作,你和人的关系别扭得很,你给家庭、社会带来了严重的不安,这怎么能自我完善和为社会奉献呢?你这个过了头的"好"难道不是一种严重缺陷吗?就拿小丙来说吧,他严格谨慎到成年累月、时时刻刻、嘀嘀咕咕担心自己会去偷东西,闹得自己和全家都不能安宁,这不就是过头了吗?从小丙的发展史来看,他从小伦理道德观念过强,事事处处过于严格谨慎,结果产生了病理心理,导致目前这种状况,这就是辩证法对他的惩罚。再说小己吧,他讲卫生,这不是很好吗?可他也过了头了。他怕看到痰盂,因为痰盂是让人吐痰的,里面可能有结核菌,他怕传染上结核病,因此看到痰盂就惊恐不安。前几天你们都看到了他那种紧张的样子,大家都哄堂大笑。大家笑他什么?还不是笑他过分了、过头了吗?可他现在矫正了、不怕了。今天他来得很早,并主动地把教室的痰盂拿去洗。在这个问题上,他说:"我已跳出了自己给自己画的圈子了。"这就是说他不那么过分了,变得随便了,他也就自由了,快乐了。我再给朋友们介绍另一个患者,他胆小,爱面子,办事犹豫不决,深思熟虑,严格细致,他怕死人,怕死,性格孤僻。他喜欢一个人做事,而且要十分完美,一旦遇到困难,或者事情不是自己所想象的那样,就会灰心丧气,像这样的人不免屡次碰钉子,于是就会受到压抑,把一切想得很坏,做事总想到坏的后果,想问题就越是犹豫不决,越紧张越不能完成,致使出现强迫观念,就是个"想"字,整天幻想、瞎想、胡想,想得焦急不安。以后症状加重增多,出现了大小便后反复系裤带的症状,每次要系一个多小时,家里人说他,他系的时间更长。每天不停地洗脸刷牙,担心这担心那。热水瓶放在那里,要不停地摇,不停地盖上、打开,盖上怕爆炸,打开怕水凉。睡觉时不敢上床,怕从床上掉下来,一个人睡5尺宽的大床,每天测量床的宽度,怕滚下来。整天弄得疲乏不堪。1978年5月来门诊,经疏导治疗症状消失得很快。病愈后,不断努力矫正,各方面进步很快。他来信说:"我从根本上认识到我的症状来源于性格缺陷。我努力进行改造,并将自己联想丰富的特点用于有价值的方面,由于一些发明、创作,使我担任了市青联创作协会的理事和化学研究分会的理事长,今后我要继续开发我的智力与才能,为社会多做贡献。事实证明,没有科学道理的不着边际的想象,只能是愚蠢的。"

大家既然知道了造成心理障碍的内部原因是性格缺陷,所以就要不断改造性格。改造性格就是改造"过分",纠正偏向,使之恰到好处。关于性格能不能改造这个问题,我们一直在说一句俗话:"江山易改,禀性难移。"昨天讨论的时候,有人说这句话不对,秉性是不可能改变的,有人说性格是可以改变的,但改变起来比较难,还有个别人说只要有决心也是容易改的。我认为这句话是非常科学的,对我们改造性格具有指导意义。"难移"是事实,但"难移"不是不能移,而是能移。性格是我们多少年来,有意无意形成的一种相对固定的心理和行为模式,要加以改变,确实是困难的。所以我说,改造性格是长期的艰难的过程,有时候是非常痛苦的,但是无论多么艰难,这个改造是可以完成的,也是必须完成的。否则不是旧病复发,就是新病产生。有些老年人患了病,由于性格脾气不好,急躁、激动、忧虑、紧张等,这种性格特征必然导致病情加重。因此说如果性格缺陷得不到改造,在任何时候都会起到不利的影响。这里需要坚定不移的意志和坚持不懈的努力,否则,不要说改造性格,就是改变一个不良习惯也难以成功。拿抽烟来说,有些人明明知道抽烟有百害而无一利,可以导致许多严重疾病,但戒烟却很困难,有时自己下决心强忍一个阶段,可是当受到外界影响时,又动摇了,于是再度抽起来了。但是,我在这里要重复地说,改造性格绝不是可有可无的,不改造是不行的。这棵大树的树干给砍掉了,树根还留在地里,在适当的气温、营养、水分影响下,又可能长出树芽、树枝来,再麻痹大意,又可能长成大的树干。性格形成后,成为相对稳定的动力定型,自然而然地从各个方面顽强地表现出来,成为持续稳定的行为。这种持续稳定的行为又反过来加强性格。但是尽管性格具有相对稳定性,它仍然具有较大的可塑性。只要能够调动主客观方面的有利因素,并努力创造条件,坚持不懈地进行锻炼,定能收到成效。例如有一位大学生,经过疏导心理治疗,强迫观念大部分消失后,再三向医生提出没有勇气改造性格缺陷。当他与患者们一起讨论其性格形成的原因时,了解到他的父母都具有强迫性性格,他自幼的衣食住行都必须按照他们制定的规格去作,否则便受到惩罚。他已经是大学三年级的学生了,却仍然在父母的保护伞下生活。因此他自幼性格发展受到压制,整天处于精神紧张状态,以致发病。后来通过家访,给其父母做了大量的疏导工作,使他们认识到自己不健康的性格对孩子造成的不良影响。他们觉悟后,改变了过去一贯的做法,帮他进行矫正,获得了良好的效果。

在改造性格缺陷的过程中,不断提高自我改造的主观能动性十分重要,要尽可能多想些办法。主观能动性充分调动起来了,办法是很多的。一位女研究生,自幼性格孤僻胆小,爱面子,从大学四年级开始怕见生人,不敢到有人的地方去,不敢正眼看人,尤其不敢接触异性。每当与人交往时,她就感到很不自然、紧张、脸红、心慌,总觉得别人在注视着她的一举一动,手脚不知如何放,眼睛不知朝哪儿看,不能集中思想与人交谈,听课时,上述症状更为加重。后来更发展到不敢到教室上课,不敢到食堂打饭。她虽然没有正眼看人,但仍然总是感觉到两侧还有余光,心神不安,严重地影响了学习,成绩越来越差。在无法正常学习和生活的情况下,她前来请求治疗。我们将其诊断为社交恐怖症,经过疏导心理治疗一周,以上症状基本消失,回校继续学习,她病愈后,心情愉快,学习效果提高。硕士研究生毕业后,又考取了博士研究生。病愈后第四年,她参加了国际学术会议,在这次国际学术会议上,她作了两篇学术报告,报告时她表情自然,镇静自如,谈吐大方,一切正常。这次会议后,她来信给医生说:"我可算是一个最优化的病例。当我经过疏导治疗后,抓住了主要矛盾,克服了爱面子、虚荣心强的思想。回校后,我不断地大胆进行锻炼,积极地发挥主观能动性,想方设法改造性格缺陷,开展人际交往的锻炼,最终不仅扩大了战果,巩固了疗效,而且改造了性格。我可以举一个小小的例子:为了克服我孤僻的性格,从长远的利益着想,我找了性格情开朗、处世积极的对象,以求今后对我产生良好影响,使我们俩的性格进一步综合发展。现在我有了小小的成功,并能获得幸福的生活,非常感谢您的帮助。"

强迫症、恐怖症患者多具有过分认真、一丝不苟,要求过高、拘泥固执或对自己能力估计不足、缺乏自信、犹豫不决、懦弱自卑等心理性格特征,一定要认识到这些都是消极不良的性格特征,都是性格缺陷,不要为它们辩护,不要敝帚自珍。同时还要善于发现自己性格中的积极良好因素。不要又走向另一个极端,把自己的性格看得一无是处。其实,在你们的性格中肯定有许多积极良好的部分,一定要充分认识它们,肯定它们,让它们发挥优势,在改造性格缺陷过程中起主导作用。改造性格,贵在坚持。坚持不断,水滴石穿;锲而不舍,金石可镂。我们应该记住这些话。

改造性格缺陷的武器、工具很多。不是要挖那棵大树的根吗？针对你们的情况,我今天给你们提供"六个牌号的挖土机",它们是乐观、轻松、勇敢、果断、灵活、随便，你们把它们开动起来吧！

患者B反馈六(1986年11月16日)

经过七天的治疗，我已经有三次大小不同的突破。这都是鲁教授把着手让我冲过去的，因此并不感到特别困难。但我并不是十分乐观，觉得前面还有艰苦的战斗，甚至还要攀登悬崖峭壁。我觉得我还没有取得根本性的突破，病还没有全好。原因是我自己主观努力不够，没有把鲁教授讲的原理、方法和各种病例与自己紧密联系，缺乏主动性和自我革命精神，过分依赖鲁教授。我相信鲁教授，这是对的，但过分依赖鲁教授就不对了。过去的七天里，我把一切希望寄托在鲁教授身上，任何问题都要问鲁教授，鲁教授说了，我就信，问题解决；鲁教授没有说的，我就存疑，找机会再问鲁教授，连任何一个细枝末节也是如此。今天经过鲁教授的启发，知道这是不对的。第一，鲁教授太忙，不能把精力放在我一个人身上；第二，我不能一辈子跟在鲁教授身边；第三，只有自己认识了、克服了、战胜了的病症才是最巩固的；第四，只有自己积极主动向病态进攻，收效才会更快。从今天下午回家开始，无论写字、洗手、洗脸我都时时积极主动地和病态作斗争，不让任何病态在我面前张牙舞爪，而是让它们在我面前降级。

这是我的决心，决心一下，决不食言，一定争取好得快，好得彻底，不辜负鲁教授的艰苦劳动和一片苦心。

第八节 集体心理疏导治疗第七讲

昨天我们讨论了为什么要改造性格缺陷——挖根问题。只有把树根彻底挖出来，才会永远不长出病树来。对于这一点，大家的认识是统一了，大家都赞成一定要挖树根。今天我们继续讨论性格怎么改造，树根怎么挖法的问题。大家都看过中国古典小说《水浒传》，里面有一回写了"花和尚倒拔垂杨柳"的故事。你们看，鲁智深一使劲，一棵大树就连根拔掉了，又痛快，又省事。可惜这不过是文艺作品虚构的故事，现实生活中没有这样的大力士。可见挖树根用手拔这个方法是不行的。于是有人说，我用双手刨土，可双手刨了一点儿土，就满手血泡了，这方法也不行。于是又有人说，用锄头，当然用锄头是可以的，只要有愚公移山的精神，也许是能挖出树根来的。但是大家想一想，你一锄一锄地挖，要挖到哪天呢？这方法是不是太慢了？

而且这边挖，那边长，还没等你把树根挖出来，一场大雨，新的树芽也许又长出来了，等你再去砍树芽时，又顾不上去挖根了。最后有人说，我用挖土机。这就对了，挖土机能够又快又好地进行挖掘，确实符合最优化、高效率的原则。可要用挖土机，就要做好一切准备，例如要具备使用挖土机的条件——基本治愈，身体基本健康，有一定实力，还要了解挖土机的制造原理和性能，并会驾驶——掌握性格形成的原因及其发展过程，挖掘过程中遇到障碍或中途机器损坏要会修理——具有自我矫正的能力，还要能在复杂变化的情况下坚持工作——能够适应环境，坚持实践，还要不断提高技能，使机器正常运转并提高工作效率——不断摸索，积累经验，提高疗效。然后就这样一直挖下去，直至完成挖根——改造性格的任务。

用挖土机挖树根的基本方案确定了，大家统一了认识，下面就要选择挖土机了。用什么样的牌号好呢？牌号很多，我们要根据具体情况选择。现在我这里有"六个牌号的挖土机"，经过实践证明，许多强迫症、恐怖症患者都使用过，效果很好。所以我要向大家推荐，这"六个牌号的挖土机"请大家交替、综合使用。这六个牌号是：乐观、轻松、勇敢、果断、灵活、随便。让我们开动这"六种牌号的挖土机"努力去挖根吧！朋友们，我刚才讲的是一种比较形象的比喻，目的是便于大家理解。

我的意思是，你们要经过努力，使自己具备乐观、轻松、勇敢、果断、灵活、随便的性格特征。现在看看，你们自己已经具备了哪一种牌号，也就是说，上面所说的这六种性格特点，谁具备了，具备了几个，请大家回答。（小庚回答："我具备了'轻松'"。小辛说："你要真的具备了轻松，你就不会得这种病了。你哪有一点轻松啊？你什么事都紧张，都害怕，谈得上什么轻松啊？"）小辛说得对。仔细想想，你们都不具备，一个也不具备。确实，具备这些性格特征就不会到这儿来了。我们怎样理解这六个概念呢？例如，"轻松"这两个字，讲起来容易，但要做到就很不容易。这个"轻松"是你在长期社会实践中形成的比较稳定的心理状态，它会自觉不自觉地表现在各个方面，无论待人、接物，无论顺境、逆境，无论成功、失败，时时、事事、处处都感到轻松。这可不像小庚朋友谈的，这两天他的"怕"字去掉了，症状消失了，心里高兴，一时感到轻松，而是要稳定持久地感到轻松。这就不容易了。目前，大家都具备的是什么呢？是这六个概念的反面，六个概念的反面是什么呢？就是悲观、紧张、害怕、犹豫、固执、拘泥。我们要求的是，用上述六个方面的性格特征（乐观、轻松、勇敢、果断、灵活、随便）作工具去挖掉它们的反面，用前面的六个性格特征代替后面的六个性格特征。我们要建立什么，去掉什么，这个改造性格的原则是十分明确的。

例如,有一位男性大学生,他是学心理学专业的,他胆小、自卑、孤僻,做事认真、刻板。他学习成绩一直很好,特别喜爱英文。但不知不觉地开始讨厌小写字母 a 和 g。老师在上面讲课,他在下面嘴里默默地念 a、g,重复数十遍。他到别人家里做客,一边攀谈,一边在心里念"a、g"或"a、b、c、d、e、f、g"。以后他又讨厌第三人称单数谓语动词后加 s,凡遇到这种情况,心里就不是滋味,要重复念语法有关规定。有时重复得头脑发胀,就用拳头打自己的脑袋,并且说:"我这个人怎么这个样子?"等到加 s 的讨厌过去了,又讨厌 a、g,来回反复,交替进行,弄得整天头脑昏昏沉沉。看书时,看到后面想到前面,又要看看前面。如果书上有墨水点或破损地方,就要多次找到那个地方,并用手指指着那个地方说:"就是这点。"桌上有个小洞,钢笔上有个破的地方,衣服上有个斑点,都要左看右看,并指着说:"就是这个洞。"后来发展到坐立不安,对生活失去信心,只好前来就诊。诊断为强迫症,经过疏导心理治疗,症状消失。他在病愈后来信说:"这一年里,我完全像正常人一样地生活、学习、工作和娱乐,我就是根据医生所给予的'六个牌号的挖土机'——乐观、轻松、勇敢、果断、灵活、随便来不断地挖掉自己的性格缺陷:悲观、紧张、惧怕、犹豫、固执、拘泥,从而保持了心身健康。回想当初,我这个被病魔('怕'字)折磨得悲观失望、痛不欲生的人,踏进医院大门时抱着侥幸试试的心理,绝没想到好得这么快,这么彻底。这个变化连我这个学心理学的都感到十分吃惊。"后来,他被分配到某大学任教,工作成绩突出,他与一个医生结了婚,并有了一个孩子,家庭幸福美满,又被晋升为讲师。经过近 7 年随访,一切良好。所以,改造性格也就是去旧建新,这六个概念对我们来说是必须建立的新结构,它的反面则是我们要去掉的旧结构。现在,这个改造性格的原则与目标已经确定了。大家要坚定不移,努力去做。

要求你们改造性格并不是叫你们来个 180 度的大转弯。什么事情都不可绝对化,走极端,也不要搞表面的东西。例如平时性格喜静少动的人,不可能一定要去蹦蹦跳跳、吵吵闹闹。我们要求的主要是改造一个"过"字,把那个不适应社会生活的"过"字削削平,回到一般社会生活所要求的水准上来就够了,切不可矫枉过正。矫枉过正就成了另一种缺陷,失去了改造的意义。

改造性格重要的是采取行动,付诸实践,同时要拿出意志、毅力,把改造性格的实践持之以恒,认识了一点就去做一点,这样就能取得效果。有些朋友文化程度很高,理解能力很强,讲起来头头是道,样样都懂,认识非常透彻,但他们只说不做,最后仍是失败。有些朋友文化程度不高,甚至不识字,理解能力比较弱,但他们能认识一点就做一点,结果收到良好的疗效。例如,有一位 50 岁的女退休工人,是个文盲,患强迫症 25 年。她平常要强,胆小,做事一丝不苟,认真、负责。她自幼就怕鬼,在她 25 岁那年,邻居中有一位老人病故,其家属将死者用过的被褥晒在她家门前的树上,当她看见后,突然觉得头像要崩裂一样,从此不敢从晒过那些被褥的地方走过。她还怕戴黑纱的人,怕运垃圾的。她一个人待在房子里,不让家人进房间,将门窗都紧闭,怕有灰尘跑进房间。她怕手上有细菌,每天不停地洗手,洗完后仍不放心,要在煤炉上烤手消毒。她洗手时要别人替她开关笼头,没有人时,就把新棉胎上的棉花撕一块,包住笼头开关。一床新棉胎给撕光了,为了包笼头又将新衣服一块块剪下来,为此与家中人造成激烈的矛盾。她洗一条裤衩,能连续花 7 个小时,每天洗脚好多遍,脱一件衣服洗一次手,洗脸擦身还要洗澡,有时一夜不睡从晚上 8 点洗到早上 6 点。她自己明知不对却无法克服,因此痛苦不堪,自杀多次被救。她曾用各种方法治疗(包括服用氯丙咪嗪),但收效甚微。1982 年前来接受疏导心理治疗,症状很快全部消失。她为了改造性格缺陷,虽然已经退休仍然坚持社会实践,坚持上街买菜、做家务,一切感到自如。但她并不满足,又在菜场做卖菜生意。问她为什么要选择这一职业,她说卖菜很脏,这样能锻炼自己的性格。多年来,她一直情况良好。

在改造性格过程中,要注意处于逆境时如何调节自己的情绪与心理状态。因为在顺利的境况中心情愉快,性格也就显得灵活些,改变性格比较容易,但在遇到困难与挫折时,特别是遇到与自己的切身利益发生激烈冲突的情况时,性格缺陷就会自然而然地从各方面顽强地表现出来。在这种时候,情绪低沉、恶劣,性格改造就很难付诸实践了。因此,你们要学会预测事态发展的未来趋势。例如遇到重大的问题时,或者与自己的利益有直接矛盾冲突的问题时,先要有个思想准备,最好能站在比较客观的立场上,甚至是站在与自己相对的立场上去看待事物。这样我们就能够看得清楚一点,能够冷静一点。所以说,你们在病愈以后,如何确立一下自己的人生观、价值观是十分重要的。如果我们有了一个比较正确的价值观,就要按着这个目标勇往直前。遇到与价值观无关的事物不去理会它,遇到与价值观有冲突的事物时,首先努力保持冷静,分析一下主客观原因,找出一个正确的处理办法,妥善地加以解决,使自己始终有一个良好的情绪。这样我们就会少出现或不出现波动,使疗效得到巩固,使性格得到改造。

前面已经说过,你们忠厚老实、严格谨慎、伦理道德观念强、做事认真负责、一丝不苟的特征,本来是社会提倡、鼓励的。你们在改造性格过程中要掌握好分寸,时刻提醒一下自己注意这个"过"字也就可以了。不是要你们又走向另一个极端，变得奸诈狡猾、油腔滑调、办事马虎潦草、不负责任。又如对己要求严格的问题，是要你们不要太"过"，"过"得不近情理，实际上达不到或难以达到，结果形成一种沉重的心理负担，导致疾病。但这并不是要你们放弃对自己的要求，放任自己。恰恰相反，在许多问题上，例如个人的名利、地位这些问题上是应该有要求的，应该要求自己看淡一些，看远一些，多关心别人、集体和国家。这不仅是一种好的思想，也是一种好的性格，它有利于身心健康，从长远看也并不吃亏。有些人过于看重个人的利益，在恋爱、婚姻、工作等问题上，往往过于拘泥固执，或者只看到眼前一点，看不到长远利益，心理别扭、难受，以致损害健康，甚至危及生命。实际上，这些问题也正像你们病愈后，想到以前在病理心理支配下的那些想法与行为是一样的可笑。因此，你们要学会勇于克服困难，善于解决矛盾，遇事能冷静沉着，开朗乐观地对待，这就要求你们时常运用我推荐给你们的那"六个牌号的挖土机"不断地操作。虽然它们是六个牌号，事实上这六部机器是互相联系的，只要开动其中一部，其他五部都会开动起来，发挥作用，产生效果。例如有一位男性患者，自幼性格善良、拘谨，自尊心强，固执、直爽，做事认真刻板，对自己要求高，读书成绩好。15岁开始出现强迫症状，如晚上担心门关不紧，信投进邮筒后怕写错地址或没封口，到商店买东西要反复检查，买到后又想调换，而到商店交涉，如果调换不成，就会扔掉，重买新的。后来又出现"1加1为什么等于2，为什么不等于3"等强迫观念。他自知这些念头很荒唐，可又无法控制，因而苦闷、焦虑、自卑。他曾就诊于中医，诊断为"痰迷心窍"。他又想痰迷了心窍说明病越来越重了，于是更加苦闷。后来他又看到有关精神病学书籍上说强迫症无法治疗而产生悲观厌世情绪。开始怕见人，整天在家里不敢外出，不敢看别人的眼睛，不敢抬头，不敢讲话。曾在某市专科医院就诊，诊断为精神分裂症，服氟哌啶醇后，症状更加严重。后来又住进某省精神病院，服用大剂量抗精神病药，症状无改善。1974年前来就诊，诊断为强迫症，给予疏导心理治疗，配合服氯普噻吨每晚50毫克，很快消除了焦虑忧郁情绪，树立了信心，掌握了向疾病作斗争的主动权，症状逐渐消失。以后他每年由外地前来接受巩固疏导心理治疗，并与医生保持密切的书信联系，主动自我锻炼。两年后，他能在数千人的大会上表演小提琴独奏，生活正常。5年后，他考入中医学院。后来在婚姻等问题上遇到挫折时，他能正确对待矛盾，情绪稳定，不仅疗效巩固，而且性格得到改造。他来信说："8年来，我感到不但战胜了疾病，在工作、处事和学习上都感到格外轻松愉快，在改造性格上我真正尝到了甜头。"

你们在疾病痊愈回到工作岗位后,如果出现反复,自己战胜不了的话,请及时与医生联系,以便进行巩固治疗,继续帮助你们提高对客观事物规律的认识,帮助你们发挥能动作用,在实践中战胜反复,巩固疗效,不断改造自己的性格。

最后要求朋友们能从整体观念去深化理解心理疏导疗法,巩固已取得的疗效,不断地向高层次进军。请你们记住我的最后赠言:善于设疑,精于理解,巧于联系(自己),勇于实践,贵于检验(总结)。

患者 B 反馈七(1986 年 11 月 17 日)

今天开始进入挖根阶段了。我觉得这是个非常重要的阶段。不挖根就不能将病彻底治好,不挖根也不能使疗效巩固,容易出现反复。所以对挖根阶段决不能掉以轻心,必须下大力气,而且要长期坚持。

挖根就是改造性格。性格能不能改变?我认为改变性格确实很难,因为它是长期形成的,有相对的稳定性。但我肯定,性格是能够改变的,只要下大力气,有毅力,有决心,积极主动,时时注意,处处留心,并且持之以恒,性格是可以逐渐改变的,我有这个信心。

今天鲁教授讲的六种性格:轻松、乐观、勇敢、果断、灵活、随便,我具备的却是它的反面,比如随便,我的情况则相反,总是过于认真,过于细心,过于重视,过于看重一切。但是经过刻苦努力,我就不能变得随便一些,马虎一些,不在乎一些吗?我认为是能够的。从今以后我就要开始这样去做,举一反三,其他多方面的性格缺陷,我都要来它一个反其道而行之。工夫不负有心人,只要工夫深,铁杵磨成针,世界上没有什么做不到的事情。再如乐观,我的情况也与此相反,平常总是不太高兴,愉快喜悦不起来。我定下心来细想,我究竟有什么苦闷的事情呢?我的家庭是美满的,我的工作是有成绩的,同事们对我是尊重的,组织上对我是重视的,亲友们对我是真诚的,如此等!我有什么理由愁眉苦脸呢?我为什么不能变得乐观起来呢?我想是完全可以做到的。所以改变性格虽然较难,我也是完全可以做到的。

第九节　集体心理疏导治疗总结

朋友们,通过 7 天的集体治疗,今天我们做一个简要的总结。首先我代表我们治疗小组向大家表示祝贺,祝贺大家都取得了不同程度的进步。大家经过积极努力,掌握了解放自己的武器。这次集体疏导心理治疗,参加者 90 人,连同陪伴者共百余人。如此大的规模,是前所未有的。据资料记载,集体治疗最多的人数一般不超出 30 人。开始我们也有些担心,是否能够将这样大规模的集体治疗组织好并取得预期的疗效? 现在看来,在大家的积极努力和配合下,克服了重重困难,取得了预期的效果。这说明大家真正发挥了自己的能动性,在此,我代表医疗小组的朋友向大家致谢。

正如朋友们在反馈中所说的,心理上的痛苦比生理上的痛苦不知要重多少倍。我作为一个医生,对此是深有体会的。所以,我一定不辜负朋友们的期望和要求,在今后更加努力地为解除更多患者的心身痛苦而探索和实践。

我们就要分别了,在这短短的几天里,我们之间建立了亲密的战斗友谊,医生和患者、患者和患者、家属和患者之间,团结一致,情同手足。我们看到,开始时,大家都有着自己内心的痛苦,有着自己不敢公开的秘密,可随着友谊的建立,理解的加深,大家都敢于公开交谈了,把病友当做最亲密的人,向着互相解除痛苦这个共同的目标前进。你们能在短期内做到这样,我也深受感动。朋友们能取得良好的疗效,跟大家的努力和互相帮助是分不开的。今后大家回到各自的工作岗位上,还应加强联系。在这里我需要指出,面临着分别,从昨天起,有些朋友已开始出现了情绪波动,可能在今天,在今后,还有朋友会在精神上处于逆境。个别朋友甚至会影响病情,出现反复。我知道大家在短短的时间里建立起深厚的友谊,突然分别,的确令人留恋。但我提醒大家一点,并希望大家认识到,我们思想感情的纽带已经联结到一起了,不要因为这种分别而影响了自己的情绪,影响了自己的健康。通过这次相聚,我们取得了很大的收获。在今后漫长的生活道路上,我们还有困难要克服,我们应当坚强起来,把这次分别变成对自己坚强自信心的一次考验。我在这里向大家提出这个问题,是要引起大家注意,尽可能避免由于分别而产生情绪波动,尽可能避免出现反复。大家回去以后要继续独立自主地进行战斗,要用学到的理论和方法反复认识和实践,巩固疗效,扩大战果。

另外,我希望朋友们回去以后,都返回到自己的工作岗位上去,发挥自己的光和热。我们不但要把自己从心身痛苦中解脱出来,还要为他人的幸福贡献自己的力量。我从你们的反馈中已看到大家都有这样的决心。你们在这 7 天里已经得到了训练,懂得了如何提高自己的心理素质,如何来保护自己的神经系统,如何去战胜自己的心理障碍,你们应当用自己所掌握的武器去帮助周围的朋友,去解脱他们的痛苦,向他们宣传心理卫生工作的重要性。

此外,我们的心理疏导治疗是一个新生事物,它的理论与实际应用都还不是很完善,有待于在不断的实践中逐步完善和提高。在此,我希望朋友们根据自己的掌握和理解,提出宝贵的意见和建议,以不断完善我们的理论,指导我们的实践,去解脱更多患者的心身痛苦。

今天,我就谈这几点想法和希望。下面就开始总结座谈,希望各位患者以及陪同的家属把自己的感想和意见毫无保留地提出来,作为我们的宝贵借鉴。

患者 B 反馈八(1986 年 11 月 18 日)

我这次来南京找鲁教授治疗强迫症是勉勉强强的,抱着试试看的态度,并没有多大信心,但是经过 10 天治疗,大大出乎我的意料,没想到会取得这么大的效果。现在我已经掌握了疏导疗法的基本理论,掌握了战略战术。现在我真正懂得了得病的原因和过程,找到了病根,明白了"怕"的本质和全部病态的"虚、假、空",知道了与疾病作斗争的方法,树立了战胜疾病的信心,知道了乐观开朗和主动地与疾病斗争的重要性。同时,我已经全面开始了实践,向疾病发动了全面的进攻,并且已取得了初步效果。现在我的心情是乐观的、舒畅的,情绪是高昂的,相信我的病是能够彻底治好的。在这里,我要向鲁教授衷心表示无法言状的感激之情。

回去以后,我一定自我革命,百折不挠,继续和疾病斗争,时时处处都不放过实践,不回避矛盾,不放松自己,力争进一步巩固疗效和扩大战果,直至全胜。同时做好了思想准备,遇逆境而不馁,遇反复而不惊,万一出现逆境与反复,一定以坚定不移的意志顶住,不急躁,不焦虑,以乐观的精神对待它。通过战胜逆境和反复,使疗效更加巩固。

另外,我要下决心改造性格,凡是于疾病不利的性格,我都要一个一个地克服,彻底挖掉病根。同时,我要合理安排和对待学习、工作与休息,使它们不致成为我治病的不利因素,反过来,要使它们成为巩固疗效和扩大战果的有利条件。我还要参加一些体育锻炼,没有条件,哪怕散散步也行,使身心处在松弛状态。我还要和朋友们及亲友多作交往,使人际关系宽松,使自己情绪乐观开朗。我还要经常和鲁教授保持联系,经常汇报情况,并及时向鲁教授请教。

总之,我要做到:巩固疗效,扩大战果,力避反复,彻底治愈。

患者 B 反馈九（1986 年 11 月 20 日）

（患者妻子所写）

这次我陪爱人来接受心理疏导治疗，短短 10 天见奇效，确实出乎意料。作为患者家属，真是惊喜万分，对您的感激之情实在无以言表，请接受我们由衷的谢意！

我爱人患强迫症长达十七八年，多方求治无效，近三年来严重发作，越来越丧失治愈的信心，由于难以忍受疾病折磨的痛苦，于是在今年 10 月 31 日服用 400 片安眠药企图了此一生。在送医院抢救中，接到治疗通知，他开始不抱希望，一直责怪不该救醒他。医院的医生则力主前来接受治疗。单位领导和许多同事纷纷给他打气，大力支持南下诊治。为赶在 11 月 10 日前报到，他是抱着药性尚未完全消除的身子来宁的，初到几天走路不稳，有时还迷迷糊糊，第一天写病情时，他还不肯自己动笔。

由于鲁教授深入浅出地讲解了心理疏导疗法的科学理论，循循善诱引导患者做好信息反馈，引起他的重视和兴趣，他听得十分认真，十分专心，第二天就能拿起笔来写反馈材料了，以后一天比一天进步，直到鲁教授拿他做突破口，让他写出最怕写的所谓反标，他那天真是如释重负，卸掉了十多年来背上的大包袱。他对鲁教授无比钦敬，到了一切听从鲁大夫安排的地步。经过鲁教授耐心启发开导，使他进一步掌握了战胜病魔的武器和钥匙，逐渐增强了自我革命的能力。随着进入挖根、改变性格的教育，他已有了比较全面的突破。现在，他对前途及生活充满信心，作为陪伴患者的家属，我也受到了莫大的教育和鼓舞。在他服毒后，我的痛苦是难以言表的，当时也担心今后再发生轻生怎么办？现在这个忧虑消除了，鲁教授不仅使患者绝处逢生，也使我们全家得以免除痛苦和深重灾难。

在北京某医院治疗时，医生也曾多次引导他写那几个他怕写的字，并用人格担保绝不会有问题，但他始终不肯写，不敢写。这次在鲁教授鼓励下，终于写了。这是由于鲁教授系统地、科学地、生动地讲解了医学科学知识，步步深入，因势利导，消除了患者的紧张心理，使患者同医生建立了感情，创造了好好配合治疗的有利条件。这充分说明了心理疏导疗法的强大威力。同时，也说明集体治疗好处多。上百位来自全国各地病情相似的病友，性格特点相近，同病相怜，通过一起听课，集体讨论，有了感情交流，正如您所说的成为同一战壕的亲密战友，每次见面彼此都要亲切地问候，真诚地互相激励，互相鼓舞，这也是较快获得显著效果的重要原因之一。初来时，我爱人曾嘀咕过，集体治疗要比个别治疗效果差，事实给了他很好的回答。

以上是我伴医中一点肤浅的心得体会。

10天来鲁教授时时处处为解除患者心身痛苦着想，一切从患者需要出发，除了集体辅导，还耐心细致地进行个别治疗，星期天也不休息，全天进行辅导，嗓子哑了仍然不顾劳累坚持讲解，堪称患者的良师益友，全心全意为人民服务的好医生。您医术高明，医德高尚，对发展祖国医学事业、开拓医学科学新领域作出的巨大贡献将永留史册！

患者 B 反馈十(1986 年 12 月 1 日)

尊敬的鲁教授：

您好！现将我近期情况汇报如下：

在南京治疗 10 日，我一天比一天高兴，一天比一天充满信心，觉得自己基本上好了，心里对您充满感激。

由于 10 天的治疗时间比较紧张，我在南京又逗留了三天，一方面休息休息，另一方面游览了一些名胜古迹。接着又到镇江、扬州、苏州、上海去了七八天，想借此开阔心境，巩固疗效。这几天我的情况有进有退，在镇江，住在我一个亲戚家里，他家的厕所和厨房是紧挨在一起的，只隔一堵墙。这是我过去最不能接受的，害怕厕所里的尿液会渗透到厨房里来。但是在他家住了三天，我坚决顶住了，虽然觉得有点不舒服，但并不感到害怕。在上海，我住在另一亲戚家，这对我是更大的考验。他家房子小，人口多，家里没有厕所，全家大小都在屋子里的痰盂里小便。这种情况在过去我根本接受不了，但在他家住了 4 天，已基本上顶过去了。他家有一个一岁多的小男孩，过去我见到小孩就躲开，怕孩子身上有尿，但这次我勇敢地抱了孩子几次，这是一个方面。另一方面，脑子里时刻都有怕尿的强迫观念，这种刺激对我实在是太大了，很痛苦，4 个晚上都没有睡好。这对于巩固疗效是很不利的，也是我事先没有估计到的，后悔不该到上海去。11 月 30 日，我回到家里，脑子里仍然一直有怕尿的强迫观念，晚上又没有睡好。尤其可怕的是我脑子里对在南京的治疗产生了动摇，这使我异常害怕和痛苦，害怕会失去在南京治疗时的显著疗效。

发生动摇的根本原因是我突然想到：在南京的 10 天治疗中，有不少问题是病友们给我解答的，而不是您亲自给我解答的，我对病友们的解答开始不信任了。

尊敬的鲁龙光主任，我现在只相信您一个人，只有您一个人能救我。我极想立刻再来南京请您给我进行巩固性治疗，我估计顶多只要 2 小时就够了。不知您能否答应。请您马上给我回信,我唯一的希望寄托在您身上。

患者B反馈十一(1986年12月1日)

(患者妻子来信)

鲁教授:您好!

我和丈夫昨天下午回到家中,没想到近日来他的病情有了较大反复。今天恨不能立即到南京求您诊治,经劝慰,才决定先写信求教。他后悔在南京未能将所有问题逐个求答,结果总是放心不下,明明可以利用"武器"自我努力解决的问题,都又十分怀疑。他只相信您的话,哪怕在是与不是上作了简单回答也比任何人说的有力量,起作用。因此写了那么多页纸,整整写了一天,又用钢笔抄写,直到深夜1点方才休息。而且洗手症状加重,口中念念有词"自来水""好好好"……把您所教导的方法都忘了,也可说没有理智地去按正确的方法去做。我很担心这样下去要出问题,因在上海的第二个晚上他无法入睡,就说病好不了,又出现了死的念头。他的意志确实太薄弱,我强压悲愤再三劝他要镇静沉着,要同鲁教授配合到底,用行动说明自己"决不食言"。他今天的情绪也不好,有时竟说自己好像失去了精神支柱。

他本来打算回来后,次日就上班,现在看来决心不大;本想回来后不断巩固,可以向您报告好消息,不料又增添了这许多麻烦。

请您根据他所提的问题,帮助分析一下有没有必要再去南京。如果从他的心理状况考虑,需要再去,我也只好请假奉陪。

作为家属,怎样才能做得更好些,也请您多多指教。

作者注:患者回到家后,病情反复,开始写信向我求教。他对我非常尊敬、爱护,考虑到我的身体不好,时间紧,每次都按固定的格式写好,如:"××(患者名):来信收到了。尿素是不是尿做的?〔是( ),否( )〕"让医生在括号内打钩即可,最后要求我一定要签名。类似这样的信,他在回家后第二天发了3封。第三天,又发了5封,并附上信封,贴好邮票,写好地址,让医生填好,立即回信。我发现他逃避严重,打电话给他:"远水解不了近渴,你身边有医生,你来看病时,我已经开始培养我的助手了,就是你妻子,她全程参加了疏导治疗班,并且一直在听、记笔记,写心得体会,我认为她就是我的一个合格的助手。你有什么问题问她就行了,她能代表我!"一天后,他来电表示,那5封信就不要寄回了,自己的问题基本上想通了。

患者 B 反馈十二(1986 年 12 月 5 日)

（患者妻子来信）

鲁教授：您好！

他回来后天天在"苦斗"，怕字还很多，给您写的这些问题都放心不下。我极力鼓励他充满信心战胜病魔，他虽显得很痛苦，但确实时时不忘您的关怀和教诲，并经常翻阅听课记录，找武器，只是自我能力太差，一时难以摆脱困境。他也记得您说的反复是正常的，往往还会濒临绝境，但战胜它将会向更高层次迈进。我们一定努力获得全胜。

患者 B 反馈十三(1986 年 12 月 16 日)

尊敬的鲁医生：

收到您的来信和回答，我非常感动，您这种急人所难的高贵品质，全心全意为人民服务的精神，对患者深厚的感情，我都无法用语言文字来表达，我只好将它深深铭记在心中，作为我终生学习的楷模。但是我不是您的好学生，主动性差，依赖性强，是个弱者，我愧对您了。当然，我决不甘心这样，我要做一个强者，在您的帮助下，不管多么艰难困苦，我一定要战胜疾病，不辜负您的好心。遵照您的意见我已上班了，先适当地做点工作，慢慢地加大工作量，同时不断同疾病作斗争，直到最后胜利！

北京某医院精神科著名专家的来信(1986 年 12 月 23 日)

鲁龙光主任：

您好！数年未见了，您的心理治疗非常成功。某某某(指患者 B)在您处治疗一期之后，症状显著缓解，情况大为改善，我们都非常高兴！

现有山西大同一位儿科医生某某某也有强迫之苦，病程 5 年，到处求治均无明显效果，甚感苦恼，特介绍请您给他看看。拜托。

作者注：该专家之前一直为患者治疗，后介绍其来南京治病。

来信摘录(1987 年 2 月)

……

我们单位有一位女同事得了强迫症，她的症状是整日整夜地哭，神经极度紧张，怕这怕那,我诊断她为强迫症初期症状。到处找中医、西医也不见效,我用您的理论和方法给她治了4次,就痊愈了。

我的一个老同学的老岳父也患强迫症,高中时候得的,现在已经70多岁了,他怕木头。我去给他治了一次,他就敢坐在木头椅子上了。但我对治愈他缺乏信心,因为他年纪太大,我不敢强迫他摸木头,怕他晕过去。我把我爱人在南京的记录本给他看了,他完全接受了这种理论,但就是实践不行,我将努力帮助他克服这个毛病。

杂志报道(1995年4月)

经过不断钻研和实践,他(指患者B)自己也成为一个出色的心理咨询工作者。1995年,也就是他取得痊愈后的第10个年头,全国一家权威杂志报道他的事迹(摘要):

......

1983年得了强迫症,严重时每年都有一个月不能上班。1986年,他到南京就医于著名的心理医疗专家鲁龙光教授。经过艰苦努力,他不仅战胜了心理疾病,而且在医学心理学和心理咨询医疗方面受到了很深的启迪。就是从此开始,他萌生了当一名心理医生的想法。在自我实践的基础上,他刻苦钻研疏导疗法理论,自学了医学、生物学、心理学等方面的大宗书籍及资料,边读边做笔记。同时开始接受心理疾病患者的咨询,疗效往往出人意料得好。不久,他便以自己的观点和亲身体验,完成了一本著作,经过患者及其亲友相传,全国各地前来找他看心理疾病的人越来越多,其中包括强迫症、恐怖症、焦虑症、忧郁症及心身疾病患者。他的有关心理医疗专著也流传到国外。许多读者来信说,他们的子女或亲友在国外学习、工作,因为不堪心理重压,患了心理疾病,买了他的书就等于为患者请了一位医术高明的中国心理保健医生。

来信摘录(1997年3月)

......

近十年来,我(指患者B)从事医学心理学的学习研究和心理治疗的临床实践,小有收获。这信息经由我治疗过的人们及其家属、亲友一传十、十传百地传播着。这种口耳相传以其亲身经历与耳闻目睹的真实性和可靠性,比起其他媒体的传播来有其独特的渗透力,使这信息不仅为越来越多的国人所获悉和信服,而且竟很快传到了海外,如美国和日本等地。找我咨询的人越来越多了。许许多多朋友——绝大多数是不相识的在给我的来信来电中说过许多赞扬我的话,其中包括许多好心的溢美之词,这使我深感不安。我深知我的不足。近几年来,首都和各地的许多媒体记者要求对我进行采访,但我总担心新闻媒体对我的广为宣传有"招摇"之嫌,而这是我最不愿意的。所以,我都一一拒绝了。但是,医学心理学和心理保健问题只有让广大人民群众掌握才有蓬勃的生命力,需要广泛宣传。

我在医疗实践和调查研究中,对人们越来越多地为心理障碍和心理疾病所困扰和煎熬的境况深感忧虑。虽然我义不容辞地尽最大的努力帮助了他们,却又深感不堪重负。个人的力量是有限的,我不可能帮助那么多的患者。由此,我感到更重要的还是应该尽可能快地让尽可能多的人知道如何保护自己,如何培养良好性格,提高心理素质,如何胜利地迎接各种心理的挑战和考验,以及得了心理疾病如何对待等。因此,我下决心写了《××××》这本书,以帮助更多的患者。

经过多年来的实践,我有了一些个人的想法:医学心理学和心理咨询,首先应该立足于预防和建设,而不应该仅仅着眼于治疗。"亡羊补牢,犹未为晚"是不错的,但一旦得了心理疾病,造成的痛苦和损失就太大了,治疗也非常费劲,而且在我国医学心理学和心理医疗不发达、合格的心理医生不多的情况下(这种情况在短时期内不会得到根本改变),问题就变得更加严重了。因此,立足于预防,立足于未雨绸缪,立足于人们心理素质的提高和心理潜能的调动,应该成为今后心理学和心理咨询研究和实践的立足点。所以,我们面临着异常艰巨的任务,还有大量的工作要去完成。当然,只有保重身体,才有革命的本钱。

来信摘录(2000 年 12 月)

尊敬的鲁教授:您好!

······

十多年来,我一直用较多的时间和精力学习、研究医学心理学和心理医疗临床实践。近年来,深感我国心理医疗的落后和没有长进。我认为主要原因是专业人员心浮气躁,急功近利而疏于临床实践。由于心理医疗在理论上不完善,临床实践就特别重要。我认为,一个专业工作者,他读的书再多,学问再高,如不勤于临床实践,则不可能长进,更不可能成为合格的有治疗能力的心理医生。经过长期的比较研究,我个人认为,在我国的专业心理医疗人员中,真正进行过艰苦的临床实践者,一个是北京的某某某,一个是南京的鲁龙光。您长期坚持艰苦卓绝的临床实践的崇高精神和您在心理医疗事业的杰出成就,应该受到高度的评价,您的光辉名字应该载入中国心理医疗乃至世界心理医疗的史册!我不会轻率地作出这种评论,我是很慎重、很严肃并深信很准确的,但可惜这只是我个人的看法。这些年,我与中国一些心理学界权威人士的接触中,在阅读一些权威的心理学著作中,发现对您的存在相当忽略,甚至不大提及;当我有意提及时,他们也不作回应,好像没听见。我不想深究个中缘由,我亦无力扭转这种状况,但我也不是一点能力没有。比如,您知道,我的著作《××××》在全国影响很大,并已传播到世界各地,至少老百姓都非常喜欢。目前我还在进行第四版的修订工作,现在正在修订治疗部分,这时我萌生了一个想法,叫伸张正义也好,叫坚持真理也好,叫为了科学和人类的进步事业也好,我想通过我的著作的宣传介绍一下您的名字和成就,具体地说,我准备在其中多次、经常地提到你的名字和一些观点、成就,加以肯定和推崇,让更多的人知道和了解您及您的工作。为了尊重,这要征得您的同意……

来信摘录(2001 年 4 月)

尊敬的鲁教授:

拼死拼活干了几十年,付出了沉重的代价,把身体搞坏了,这才明白了一切自私自利者天生就知道并把握得好而又好的真理:对于自己的身体健康不可掉以轻心。我虽然至今做起事来仍然难免"忘乎所以",但已经知道保存自己是重要的事情,只有首先保证了自己,才能去干事情,才能去帮助别人,才能去奉献!所以,我也以此给您赠言:首先保存自己,然后再说其他。

我认为一个人不可妄自尊大,但却应实事求是,如果自己的确有于社会、于人民有用的东西,就应珍惜、爱护自己,以便更多更好地做点有益的事情。

这些年来,我始终采取冷静的"保守主义"方针,不管别人如何捧我、吹我,我都无动于衷;不管什么单位要聘我干什么,我都一概拒绝;不管什么人要与我合作干什么,我都婉言谢绝。我不靠此发财,也不靠此成名。(现在的名声就已经太大了,以致经常搞得力不能支)。如果说有例外,对我来说,唯有您是例外的。尽管若干年来,我们之间联系不多,但您的美好形象始终萦绕在心。患者只要提到您,我都给予张扬赞颂。我在《××××》每一版后记中,都要"衷心感谢鲁……"。

《××××》近年来被广泛抄袭,我经常在书摊上翻看一些所谓的心理书籍,里面整段整段地抄该书的内容,有些人从书中摘录一段就作为一篇文章在报刊上发表。我对这些仅仅一笑而已,都随他去。

来信摘录(2003 年 12 月)

……

我最近身体不是太好,偶有心动过速,但我的工作并没停止,当然,以身体能承受为前提。所以,这几年一些医疗单位和所谓的保健中心请我,我都婉拒了。身体允许,有患者就接诊一两个,一年下来也足有几十名。

此外,我一直利用一切时间完成另外两本著作,分别偏重于心理保健和心理治疗两个方面。现在,心理保健篇《××××》一书已于 8 月出版,治疗篇《××××》也将于近期出版……

点　评

该患者性格正直、倔强,做事特别认真。出现强迫症状以后,由于严重影响到工作、生活,曾在湖南、上海、北京经多方治疗无效,最后选择了最大的逃避——自杀。经抢救过来后,由于他感到疾病的极其痛苦,曾对抢救他的医生说:"你们为什么要救我?! 太不人道了,让我到那安乐的世界多好,非要让我受苦!"经多次动员,到南京参加集体疏导治疗,短短 8 天时间实践,病情大为缓解。在此情况下,单位及家属都十分关心,希望他到各地旅游一次,散散心。由于患者当时适应能力较差,逃避现象严重,结果又出现了大的反复。在治疗过程中,仍然逃避严重——对医生特别依赖。因此,医生重点提醒他,一定要消除自己的逃避行为。在患者要求看尚未出版的《心理疏导疗法》书稿时,笔者欣然应允。三个月内,他仔细阅读了此书稿,并进行了修辞,这使他理论和实践上的认识有了很大的提高。此后,他利用自己的工作时间,在电台将该书内容作为科普知识宣传——每天一小时做系列介绍,受到了广大听众的欢迎。因此,很多人找他看病,他又钻研了心理、医学等相关学科知识,帮助了许多找他解惑的患者,取得了显著的效果。相对于一般的心理医生,他对心理疾病体会得更深,因为他自己曾经因心理疾病而痛不欲生并付诸行动。因此,对于心理疏导工作,他从理论到实践及自身的经验、体会都比较深刻,无论自我疏导还是帮助其他患者,都取得明显的效果。痊愈后,他深深感到生命的无比可贵,为此,他义务行医多年,挽救了不少被心理障碍折磨的患者。同时,他深感我国合格的心理医生太少，不断钻研理论，与自己实践的密切结合，撰写了心理保健专著数本，取得了较大的社会效益。所以，有些了解他的心理专家称他为中国的"森田"。20多年来，在战胜疾病和完善自我中，一直保持"最优化"，并充分实现了自身的人生价值，为社会作出了较大的贡献。

从这个案例可以看出，当一个受尽折磨的患者，通过心理疏导痊愈后，能够结合医生的理论，总结出自己的经验，摸索出适合自己的方法，不但自己的认识得到进一步提高，疗效得到了巩固，而且进行摸索研究，成了一位非常好的心理医生。从临床上来看，很多患者感觉医生不能真正体会他们内心的痛楚，不能真正理解他们，虽然不尽然，但是这种抱怨有一定的道理。"同病相怜"确实能更好地做到"共情"和设身处地的理解。而痊愈后的患者，从事心理咨询工作，能更好、准确地把握患者的心理动态，并现身说法，以自己的经验和心路历程帮助其他病友，更有说服力，能从一定程度上避免纸上谈兵。

当然，对于痊愈者来说，要想从事心理咨询和治疗工作，还有很多知识和技能需要学习，要避免一孔之见，以偏概全。

第四章 强迫观念案例随访

DSM - V (美国精神疾病诊断与统计手册第 5 版)对强迫观念(也可称为强迫思维)的定义如下:

1. 在该障碍的某些时间段内,感受到反复的、持续性的、侵入性的和不必要的想法、冲动或意向,大多数个体会引起显著的焦虑或痛苦。

2. 个体试图忽略或压抑此类想法、冲动或意向,或用其他想法或行为来中和它们(例如,通过某种强迫行为)。

3. 强迫思维是耗时的(例如每天消耗 1 小时以上),或引起有临床意义的痛苦,或社会、职业或其他重要领域的功能损害。

第一节 长安何所有,聊赠一枝春
——强迫性失控恐惧

患者 C,男,初诊时 58 岁,画家。

病情简介

1964 年,因另一位画家某作品的谷穗中被指控隐有"蒋××万岁"的字样,此后患者 C 作画时就感到十分紧张,生怕出政治错误,长期形成一种不可摆脱的恐怖观念,不敢拿笔,不敢作画,怕写上反动标语;怕自己控制不住伤害别人;"文革"中受迫害,强迫症状显著,持续至今。曾在当地诊疗,服用过氯普噻吨、奋乃静、丙米嗪、多虑平等,未见效果。

1984 年 10 月,到南京接受个别心理疏导治疗。

1982 年初,即来诊两年多以前,患者 C 曾经由北京医科大学某教授介绍到南京治疗。患者 C 让儿子代笔写信,迫切要求来治疗,并和医生商定了治疗日期,结果,因为逃避,他没有来诊。第二年,北京×××医院赵院长又给我写信介绍,而他又没有按时来诊。而这次患者 C 真的来了，却没有写信，突然来访，直接到了医院。当时，他外面穿了一件短呢子大衣，上下口袋都用线缝了起来。见到医生，他讲了两件事情：①北京的教授两次介绍，自己为什么没有来，是因为自己怕在路上出事情（怕自己打人），因此想来想去不敢出门。这次出来之前，让家人将口袋全部缝上。②来到医院之前，在医院附近找了个小旅馆，服务员让他填登记表，而他不肯填，只把工作证给服务员，让服务员代为填写。服务员感到很奇怪，生气地说："你是一个大知识分子，故意刁难我们没文化的人，自己为什么不填？"他不肯讲是来看病的，也感到说不清楚，最后两个人吵了起来，后来由另一客人代为填写才平息此事。

第一次疏导治疗时，考虑其逃避情绪严重，怕写字，为创造一个较轻松的治疗环境，没让其写病情材料和反馈材料。信息收集时，以口头讲述为主。从他两个多小时的讲述中，可以看出，他有独特的、丰富的想象与联想。此外，其直觉与空间想象力非常强。这说明患者 C 大脑右半球优势明显。由于他长期逃避，右半球潜意识活动区域多半处于沉寂状态。所以，其绘画艺术能力不能很好发挥。根据其特点，治疗中心引导他解放领悟思维及整体综合空间能力，希望在这方面能有所突破，希望他重新回到以往病前的现实中去。这样，对客观现实就能正确反映。

在与患者 C 首次谈话及信息收集过程中，尽量让其处于轻松状态，事先讲明，"不让其写东西"，以免其紧张。但口述的东西一定要讲真实，讲具体，说明问题要联系自己，不要保留。希望他能充分暴露矛盾，展现其多年来心理冲突的状态。刚开始，用"学而时习之""失败是成功之母"，让其进行消化、反思，加深其对心理疏导治疗理论的理解。经过首次疏导，取得了初步的成效。然后，启发他独立思考，广泛地联系自身，主动进行"动机斗争"——几种不同愿望、思维、行为之间的冲突——究竟自己该怎么行动？治疗之初就积极培养他进行动机斗争的能力，克服逃避情绪。医生主要用一些深入浅出的教育方法，有意识地设置一些使他发现问题的情境，诱导他主动地探索"动机斗争"的方法，达到付诸实践的目的。引导他找出主要矛盾，针对其重点、难点进行提问，帮他突破难点，这样不但能使他思路清晰、强化自信心，训练其主动性和正常思维能力，持续做下去，还可以相对缩短疗程，提高治愈率。

通过细微的搜集信息，他讲出了多年来不愿讲、不敢讲的一些信息，表现很轻松，因为只有医生一人知道，而且是自己信得过的，感觉无大碍。

第二次来治疗时，他自认为通过医生的解释，许多问题似乎懂了，明白了，但一接触实际，又突现"迷雾一团"，又回到原来的认识中了，情绪立即低沉下来，再三请求医生"慢慢来,别着急!"随即进入冥思苦想的精神逆境,感到无路可走。

在此情况下,医生重新鼓励他,从他的实际出发,将理论与实践结合,不断进行讨论、交流,并指出:"你有丰富的想象力和创新能力,如能正确开拓思路,使之不断延伸下去,就会产生新的领悟,产生良好的激情,心理活动转变致使病理认识的消失。"医生结合他的实际,讲了"怕"的实质、"怕"的原因,他所"怕"的一切究竟存在不存在……看来效果很好,与患者 C 的实际结合得更紧密了。根据《论语·述而》"不愤不启,不悱不发"的道理,"愤者",以求通而未得之意。"悱者",口语言而未能之貌。可以看出,他已具备接受"疏与导"的心理状态,在疏导中"愤、悱"状态已成熟。此时,他的思维由被动的沉寂状态转入主动的活跃状态。这是他从精神逆境中解脱出来的一种契机。

后来,让患者 C 看了一个与自己症状类似的案例,他半信半疑,后来让他看那个病友写出的"反动语言"以及在黑板上写出"打倒×××"的实况录像时,他又惊又喜。当时他就讲:"这个人胆子真大。"后让其好好反思领悟一下,"痛苦了这么多年,你该怎么办?"他进一步心领神会,从此一通百通,终于写出了禁忌多年的所谓"反动标语",写后感到如释重负。

他长期苦苦思索而不得其解的问题,在医生的疏导下,触景生情,受到启发,灵机一动,顿时大彻大悟,心情豁然开朗,逃避及其他病理心理迎刃而解,豁然消失,内心的快乐是别人难以理解的。医生把这个效果作为探索的起点,进一步引导他调动治疗的个人能动性,更积极主动地自觉保护和巩固新经验、新见解、新发现,以及自我解决问题的独创性方法。

后来,他买了笔,把自己的病情与治疗的反馈都补写出来。这时,他提出要求,治疗后要到苏、锡、杭去写生。

他写生回来后,送了一幅画给我,由此画看出,其想象力很丰富,概括能力很强。

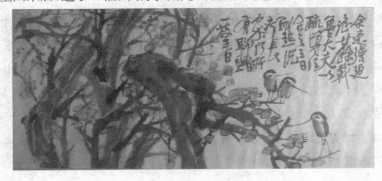

一棵老梅树千姿百态,又开出了稀有的绿梅,枯枝开新花,代表了他在自己58岁时,又焕发了青春,三只小鸟,代表治疗的三天时间,三只小鸟形态各异,代表三天中患者C不同的状态。题词一首:"余患强迫症二十余载,鲁大夫以疏导法治之三日而起沉疴,长安何所有,聊赠一枝春。"

来信摘录(1984 年 9 月 15 日)

鲁龙光教授:

您好!

我是一名美术工作者,患强迫观念已有近30年时间。我的女儿在北京安定医院打听到您是目前中国治疗这种病的专家,于是我曾去过一信跟您联系治疗问题。当时您的助手曾来信告诉我,因您有外出讲学任务,约在另一时间前去治疗,后因我家里有些事情,一直未能接受治疗。

最近一段时间,我的病发展得比较严重,主要表现在:每当我外出散步,便怀疑自己拿街上的花盆把行人打伤了。这种观念很强,使我因此不敢外出散步,回到家后也坐卧不宁,晚上睡觉不能与家人同在一个房间,也怕半夜趁别人熟睡时产生伤害别人的行为。除此之外,我的病症还表现在许多方面,终日苦恼,甚至常常失眠,已经严重地影响了我的工作和生活。我目前非常悲观失望。

病情自述

由于有病,我出门从来不带笔(怀疑自己会到处乱写),今天我买了复写纸,也留了底稿,后经思想斗争,还是把它烧了,我要采取"置之死地而后生"的办法,要不然谈何治病!

我从小爱担心,连我母亲难产我都关心。19岁时我就有强迫症状,但当时的表现与政治及社会问题无关。外祖母也有此病,各弟妹都有一点,但程度不等。

我现在的病开始于1964年,那时一本杂志上刊登了一幅油画,别人发现谷穗里有反动标语(后来平反了,并不是这么回事),从此我就担心我的画如果出现此情况如何办,担心多了便患上了强迫症。"文革"中,我受到的冲击较重,所见所感,骇人听闻,进一步加重了病情——写了文章,画了画,发出之前,再三检查,连墨笔的干柞,都得仔细看能否形成反动标语,而且要留底稿(这样去检查一张画,比我画一张画费事得多,而且一检查就头疼)。

因为生病,我与人来往很少,不敢去别人家,怕人家家里有笔和纸,自己会写上什么。不得已而去,要坐得离纸笔很远。

三年前,儿子找对象,因女孩家人是从事政治工作的,我想不通,有两个晚上睡下后焦虑,造成失眠,而且饭量每顿减少二两,并进一步扩大与加重了此病。

现在的症状:

(1) 我目前住在三楼,阳台门每次要加锁,钥匙要由别人管,否则,怕自己把纸、书扔下楼。

(2) 画完画出门,要换衣服,怕衣服内夹带纸。

(3) 不能借别人和公家的书报。

(4) 传阅文件,得让我爱人读给我听,自己看,怕写上东西。

(5) 住旅馆,自己不敢登记、签名……

目前,对我威胁最大的是,因为我爱人喜欢种花,往屋内摆花盆,我忽然想:"如果我睡觉时不自觉地用花盆砸死她怎么办?"由此逐步引申开去,表现为下列症状:

(1) 上街时怕用路边砖头打别人。

(2) 买东西怕用算盘打营业员。

(3) 别人送我一把剑,我不敢挂在自己屋内。

(4) 不敢见利刃,不敢到菜场去买肉。

(5) 在湖边,怕把别人拉下水。

(6) 见到躺在那里休息的人,一定要看他有了动作,证明没有死,才能离开。

无故杀人,当然比写错、画坏严重,这就造成我上一次街,不知要费多少脑子,把本来的休闲变成了负担。

我也对自己的想法进行了分析:"我在马路上打了人,那被打的人能不喊叫吗?别人能不抓你吗……"尽管分析的结果是否定的,但还是控制不住地去担心,这对我是最大的威胁。由此而引起的全方位的神经内分泌失调:①不能多说话、多走路,否则感到要虚脱。②作画、写作、读书等,如果已经觉得力气用尽了,若再多坚持三分钟,则需要几个月才能恢复。③消化力弱。每天吃五两饭,喝牛奶半斤,中午可吃肉,但不能多吃,否则,第二天就消化不好。④睡眠不好,长期服安定等药。⑤消瘦。

性格特点:

(1) 病态心理:喜欢穷思冥想,多虑、多疑、自信心不足。

(2) 进取心强,对事业有信心。

（3）相信科学、相信知识,爱分析问题,爱独立思考,敢于发表见解,不轻易相信自己想不通的观点。

我希望鲁教授对我的症状进行分析,看我的那些顾虑是否是多余的,会不会果真出现。我想:"我如果干了坏事,该怎么处理,罪有应得……但我主观上明明没有任何坏念头,客观上干了坏事,岂不冤枉!"这就是我的病症结所在。我一定极力配合。

患者C反馈一(1984 年 10 月 29 日)

听了鲁教授对强迫症内外因的分析,兹将我的性格特征汇报如下:

总的来说,我是一个性格强而神经脆弱的人。我的神经类型应属于弱型,主要表现:①患得患失心理严重。②神经过敏,多疑。③遇事喜欢担心。④特别爱苦思冥想,越想问题越多。⑤斗争精神很差(但表面并不示弱)。⑥内心的痛苦不爱告诉别人。⑦对自己克己求全,工作认真。⑧不愿做一点对不起别人的事情。⑨遇事容易从坏处想。

性格强,主要表现为:①有事业心,求上进。②爱学习,爱独立思考,决不盲从附和,并爱发表意见,凡通不过自己思想的事,一概不能相信。③遇到不合理的事,哪怕是领导,也要提意见,但内心又很痛苦,不愿外露。④一切生活自理,不依靠任何人。⑤遇事有主见,不犹豫不决(涉及疾病的除外)。⑥对事物分析缜密,比较求实。⑦处人处事豪爽大方,不斤斤计较。

我致病的内因,主要是上面的几点。长此以往,逐渐形成了大脑皮层的惰性兴奋灶,不能自我控制。

患者C反馈二(1984 年 10 月 30 日)

早晨,听了鲁教授的分析,并告诉我战胜"怕"的方向和方法后,给了我很大的启发。特别是鲁教授强调:"怕是纸老虎,你强它就退,你越怕,它越纠缠你……"就我以前的体会,问题确实如此。但对我启发最大的,是当我提出自己的疑虑之后,鲁教授指出了两点:①首先,你不会把人推下去。②即使推下去,你想又有什么用?!要果断点嘛! 后一点,我从来没有这样考虑过,这一下涉及了我的思想方法问题。出来以后,我边走边想,得到了极大的启发:我怎么糊涂到这种程度!

下午,我想要专门突破"向后看"的病,我一个人去了秦淮河与莫愁湖,比昨天有了很大进步,但还不彻底,因为我中午服用水合氯醛(安眠药)20毫升,睡了50分钟。起床后,下午我感觉脑袋不清楚,因此,我怕在头脑不清时发生问题,遇到和我对过话的人,走后还得回头看一下(以前是凡人都看)。明天,我准备改服安定,进一步做到任何人不看。另外,我以前见纸和黑板一般都要看,这两天也不看了。写东西也不留底稿了。

目前,我想随身带一支笔,但还不敢这样做,因为我怕给自己造成太大的负担,影响身体,但我要争取做到这点。

另外,我还想知道,从医学上讲,强迫症患者为何不会干出他所顾虑的事?请鲁教授帮我分析一下。

患者C反馈三(1984年10月31日)

我刚买了笔回来,立即写下这份汇报。我从治疗开始以后,心情一直是紧张的,因为要冲破纠缠我20余年的"怕"字。

单纯的鼓励对我能起一定作用,但我相信自信心应建立在科学分析的基础上。今天早晨听了鲁教授的讲话,我提出了问题,鲁教授回答:"强迫症状是兴奋灶起作用,决不意味着失去自我认识与自我判断……因此,那些顾虑是不可能变为现实的……"这就给我的信心以极其重要的科学依据。

今天我决心突破"怕带笔"和"回头望"这两大关。当然,一下子把它全忘记是困难的,但我相信:①我不会胡写。②我不会打人。而且尽量保持情绪轻松,有意识地不注意纸,即使见了,也不想我会写上什么。回到旅馆,只有我一个人,看到别人在床上扔的书,我思想斗争得不彻底,还是把它用被子虚掩了一下。

我认为这是在鲁教授耐心的、坚决的要求下,经过我的实践,又突破了两大关(今天除一两个人外,我基本上没有回头望)。

我感到我开始能和正常人一样的生活了,我很高兴!

鲁教授硬要让我带笔,而且不许检查,我开始时感到是否有点太急了,实践的结果证明鲁教授的办法是对的,因为他了解此病的规律。而我毕竟身在其中,而且无知,看问题不客观。

虽然突破了两大关,至此我的病可以说是基本上突破了。但我也应该认识到:

(1)这几天是在专家的要求下,在相当程度上是被迫实践的。

(2)由于环境的变迁(不是一人单独待在画室里),大脑皮层其他部分相当兴奋,原来的病灶相对抑制,因此突破了两大关。

(3) 我要防止回到家后,惰性灶复发,又退回来。

(4) 这次突破,就我自己来说,是付出了斗争代价的,我坚决不能再缩回来。

疾病的好转,不仅预示着我的身体可能全面逐步恢复,而且对我的事业有极大影响,比如:我想去写生,但不敢带笔出门,怕在别处胡写;我一人钻深山,又怕把别人打了,等等。以后只要我能坚持下去,我就自由了(当然还要不断斗争)。今天,我的口袋也拆缝了,多少年来,我第一次可用口袋装东西,并高兴地将手插在口袋里散步。

鲁教授引用了中国古典理论:"习以治惊。惊者,猝然临之,使之习见喜闻,则不惊矣!"我倒不是迷信书本,但他讲得很有道理,而且是数千年的经验。鲁教授把实践和理论结合起来,对我增强了说服力,增加了我实践的勇气。

这里我还得剖析自己,因为20余年来,疾病折磨得自己不能正常生活。我的斗争还包括"背水一战""豁出来斗争一下"的成分。以后,即使遇到苦恼,我也要斗争下去。

我自己早已断定,药治不了我的病,而我们当地的精神病大夫根本不懂得心理治疗。事实证明,鲁大夫创造的疏导疗法对强迫症是极有效的。

今天,我为我的新生而高兴,同时,为鲁大夫科研成果的成功而祝贺。

我有个希望,请鲁大夫把我上次提到的那个问题,用几个字,仍然写在这张纸上。如果以后我又怀疑了,我看一下就可以增加勇气。

来信摘录(1984 年 11 月 12 日)

鲁教授:您好!

在南京时由于您的耐心讲解和分析,并督促指导我按正确的思维方法去实践,仅仅用了三天,我就突破了"不敢带笔,写东西不留底稿不行"和"唯恐在什么地方伤害了别人"这两大关。回来后,家人见我改变了多年的病态习惯,都很高兴。不过怕伤害别人的顾虑改变得不够彻底,看到利刃或者石头等,总不免要回头望,唯恐伤了他人。我自己也知道我不会干那种事,但总不易彻底丢掉这个"怕"字。不过较之过去,已大有进步,我将继续按您的要求去和疾病作斗争,直到彻底胜利。

为了感谢您,我为您画了一幅国画,上边写着:"余患强迫症二十余载,鲁大夫以疏导法治之三日而起沉病,长安何所有,聊赠一枝春。"

医生回信(1984 年 11 月 19 日)

你好!

非常感谢你送给我的这幅珍贵的纪念品,我将永远珍藏在我与广大患者之间,向你学习同疾病作顽强斗争的精神。感谢你给了我巨大的动力,更明白了一个医生的职责及价值观,望你取得彻底的胜利。

你信中提到"看到利刃或者石头不免要回头看,唯恐伤害他人",这是你过分心地善良、道德伦理观念过强的后果,我觉得这正是性格的特征使然,也说明改变性格的艰苦性、长期性。不过,这一点我还得向你学习,你的能动性确实比我强,但愿我们都能将改造性格广泛运用到工作、生活中去,这样才能成为一个永远自由者,再也不会让"怕"字包围。反之,我们利用它来为自己服务,你说对吗?

随访情况

2002 年,鲁教授与患者 C 进行了电话联络。

治疗后的近 20 年中,患者 C 疾病痊愈,没有出现过大的反复,心身状况良好。

1995 年,作者到其所在城市讲课时,患者 C 曾专门到宾馆与作者见面。他说以往不敢拿笔,自从治愈后,争取把以前耽误的时间补回来。因此,投入了大量的精力开展国画创作,取得了丰硕的成果。1986 年,首次举办个人画展,同年应邀赴河南、山西举办个展;1989 年第二次举办个展。1991 年,出版了画集;数年间大量作品在国内外展出,被海内外人士及博物馆、纪念馆收藏。后在中国美术馆举办书画展,作品被中国美术馆收藏,中央电视台还为患者 C 做了专题介绍。

2000 年,鲁教授再次到西安,他带鲁教授参观了画室,并赠作者一册新出版的画集,以作纪念。

点　评

本例患者 C 是一个老知识分子,知名画家。他在"文革"前,19 岁时就出现了强迫症状,来诊时已近 40 年。正因为"文化大革命"中受到严重冲击等一系列心理-社会刺激因素,症状加重了。20 多年来,没有进行过心理治疗,对强迫症状一直处于逃避状态,影响了自己整体的社会功能。两年前,由北京两位知名教授介绍来诊,他没能克服逃避心理,没敢来。这次虽然不顾一切地来了,随便找了个小旅馆就住下了,但逃避心理仍然显而易见:所有口袋都缝上了——因为"怕"字。由于他的性格过分善良、认真,给他带来了20年的不良循环,受到极大的禁锢和束缚。他能够下狠心远道求治,就是一个比较好的信号。虽然仍然存在逃避心理,但他对医生的疏导,能非常认真地结合自己,透彻理解,联系自己,疾病能很快好转,也就容易理解了。第一天治疗后,他仍然不敢拿笔,未写反馈材料,随着治疗的深入,分析了自己的情况,勇于实践,第三天就敢拿笔写反馈材料了,写后信心很强。在主要症状突破后,他也不怕别人把笔塞入他的口袋了,其他多数问题就解决了,口袋拆开了,敢拿笔了,也能画画了。医生要求他付诸实践,他就要求到向往已久的地方如苏州、无锡、杭州等地写生。第五天治疗结束后,他愉快地启程了。在此情况下,自己解放自己,心情特别轻松,进入了良性循环。多年未愈,正是由于逃避反应;一旦能真正面对现实,问题也就迎刃而解。经过十余天的写生实践,回家后,患者C的心理就是另外一个境界了。在疾病取得痊愈后,他创作了大量的作品,取得了突出的成就。

第二节　曾经懦弱的我选择坚强
——强迫性怀疑

患者D,男,初诊时38岁,18岁起出现强迫观念,某机关科室负责人。

病情自述

说起强迫症的根源,应从家庭和小时候挖起。父亲是60年代毕业的大学生,性格内向,刻板认真、十分严格,而母亲却是个心胸狭窄、脾气暴躁、文化不高的女人,反差极大。在我7岁时,我和姐姐带妹妹到一个水塘边玩时,她意外落水身亡,大大刺激了母亲。母亲本来有点小事便暴跳如雷,父母本来性格就不合,这下更加剧了矛盾。从此,他们三天一大吵,两天一小吵,父亲变得更加沉默寡言。虽然父母表面上没有说怪我和姐姐,但他们内心深处对我俩却始终有挥之不去的阴影。过了两年,弟弟出生了,以后弟弟自然成为了他们心中的太阳,而我和姐姐则备受冷遇,这就养成了我强烈的自卑、懦弱、胆小的性格。我的性格多半是像父亲,老实懦弱,性格内向,追求完美,但也有母亲心胸狭窄、脾气暴躁的一面。小时候常和人打架,有时甚至头破血流。不过说到底,我还是胆小怕事。

有一次,在翻看父亲手中的一个刑事案例手册时,上面杀人碎尸的情节毛骨悚然,让我惶恐不安,一到晚上,我就犯恐惧症,睡不好觉,担心自己哪天也被人残忍杀害。这样持续了好长时间,才逐渐好转。小时候,我还结肠过敏,经常苦不堪言,这种病生理上没有器质性的毛病,而与心理紧张有很大的关系。有一次上厕所时,由于我心理紧张,担心"当着别人解不下小便多难看",果真后来在厕所里见到人就解不下小便,直到现在或多或少还有些影响。

小时候,我非常瘦弱,很怕在公众面前露胳膊,认为瘦弱是一种严重缺陷,嫌丢人,担心众人耻笑。于是,一到夏天就犯愁了,出门从不穿背心、短裤,甚至连长袖衬衫都不敢穿,有时整个夏天就穿着厚褂子、长裤子苦熬过来。而每当别人提到我瘦时,无论当时自己心情多么高涨,都会立刻冷下来,好像受到巨大刺激一样一蹶不振,难过几天。

上学时,我的成绩还可以,因此,认识不到自己性格有缺陷,自我感觉良好,忽视了长期积累的性格缺陷的危害。直到我18岁那年秋天才终于爆发了出来。前一年,我以10分之差高考落榜,因为懒惰、怕累,我选择了逃避——上了一家技校,准备早点工作,而大部分同学都选择了复读。结果,许多原来成绩和我差不多的同学都考上了重点大学。回到技校后,想到老同学们个个兴高采烈上大学的情形,我的心情低落到了极点,天天想着这些无法摆脱,对任何事情都失去了兴趣,严重地影响学习,人也变得更加憔悴和消瘦。当时,不知道自己有心理疾病,更不懂得及时治疗,就这样在"地狱"中熬了四个月之后,学校组织回家实习,原来的事情慢慢淡忘,心情才逐渐恢复。后来,通过父亲的关系,分配到当地一个政府机关的下属事业单位。刚开始认为自己文化水平相对较高,对工作充满了自信,可工作一段时间后,发觉领导与同事们都对我很不满意,什么事情都不让我插手。整天无所事事,我非常失望,认为周围都是些文化素质低下、卑鄙无能的小人,纯粹是嫉贤妒能。由于受此错误思想的指导,我和领导、同事关系越来越僵,"一把手"多次向上级反映我不能胜任本职工作,请求把我调离。此时,我不但没有觉醒,反而更加对立,认为领导是打击报复、穿小鞋,情况越弄越糟。由于父亲的关系,他们的愿望始终没能得逞。

1989年底,我正在填一份单位发放奖金的单据时,恰好外单位一个熟人无意间看到了表格,这时旁边的同事说:"你你怎么能让随便外人看,万一传出去怎么办?"我当时就慌了,感觉承受不起,总是担心会传出去,整天被这一问题困扰,又陷入了上技校时的痛苦状态。没办法,只得求助同事,他们说没多大事,传出去也不要紧,而我心里却不这样想,总认为如果万一传出去就是自己的严重失职,陷入深刻的自责和无限悔恨当中，无法解脱。我又找到了那个熟人说出实情，让他千万别告诉别人，原来他只是无意间看了一下，什么都不知道，这一说他倒什么都清楚了——可谓"此地无银三百两"。他满口答应替我保密（实际上后来他并没有保密，让全系统人都知道了我的荒唐行为，最终落为众人的笑柄）。当时，听到他的承诺后，我立刻有解脱之感，不再想此问题。可之后我发觉自己其实并没解脱，心情仍然不稳定，有点小事就几天睡不好觉，整天胡思乱想，强迫观念一个接着一个。有天一早醒来，我居然产生了"不戴眼镜"的强迫念头，因为过去常有人夸我"不戴眼镜要漂亮多了"。我当时虚荣心极强，情急之下，当天便请假到上海配了隐形眼镜。但一年后，看到报纸上说："隐形眼镜不易常戴，使用不当会导致失明"，我立刻又陷入了另一个强迫观念不能自拔——怕自己失明。再次到上海找了数十位专家咨询，专家都说："不要紧，感到不舒服就停戴几天，绝对不会失明。"可我仍然不能解脱，老是往最坏处想，陷入了情绪危机中。两个月后，在南京某心理门诊，医生诊断为强迫症，开了多虑平，服了一段时间后有好转。但不久之后，我又被另一个更加可怕的强迫观念困扰。原来我的两个眼睛有点不对称，右眼大，双眼皮，左眼小，还是单眼皮，一年前曾做过左眼埋线重睑术（由于长期戴眼镜，一般人都不知道），手术很成功，基本上看不出来，人显得非常漂亮（这是我当初不想戴眼镜的原因）。有一天，我在床上胡思乱想，忽然想到半年前在书上看到"有人因埋线重睑术失败眼睑重新掉下来"的内容，极度虚荣的我立刻陷入以往更深、更痛苦的强迫苦海，整天担心左眼皮会掉下来，回到以前丑陋的样子，心想那真是生不如死。我只好又到整形美容机构咨询，专家明确告诉我不排除这种可能。当时我彻底绝望了，心情比以前任何一次都要痛苦好多倍，根本不能正常工作，见到任何人都不想说话。正在病情最严重的时候，市里一机构到我们单位抽人，领导便把我推了出去。由于该机构管理不严，没什么约束，而我当时确实病重，也不能正常工作，就三天打鱼，两天晒网，混了四五个月。在此期间，生活极度苦闷，度日如年，如行尸走肉。此后家人为我介绍了一个漂亮的对象，我很满意，爱情暂时缓解了症状，加上吃药治疗，经过一年的漫长煎熬，逐渐走出了"地狱"之门。

一年多后，回到了原单位，由于性格缺陷，我的人际关系很差，一直没有具体事情干，备受领导和同事歧视。而自己却自命不凡，一意孤行，认为别人都瞎了眼，产生了严重的对立情绪，丝毫认识不到自己的毛病。因此，在别人眼里我就成了头脑有病的"怪物"。为了证明自己，我发奋努力，开始向部门报刊撰文，由于自己基础不差，取得了较大的成功，多次在省部级报刊发表业务宣传和理论文章，成为系统内有名的"笔杆子"。可即便如此,领导仍不用我,还说我是个不懂世事的书呆子。

我的文化水平在单位是最高的,父亲又是当地领导干部,无论什么都比别人高一块。可令人讽刺的是,自己在单位只能充当可有可无、任人摆布的勤杂工角色。各办公室的打水任务被我承包了,其实这是大家的事情。同事们都习惯了我打开水,谁都不愿打,以至于我不在,大家都想不到打。我每天如果不打完开水,心里就如同堵了一块大石头,产生习惯性强迫思维,怕对不起大家,十分焦虑不安!只要是没开水了,一些比我年轻和资历浅的同事都会变相命令我:"又没开水了!"我只得顺从地去打开水,来讨好大家。我性格走向两个极端,要么任人欺侮,要么一点就火,几乎和单位里所有同事都发生过正面的激烈冲突。不过,一旦发火之后,就会更加后悔,变本加厉去讨好别人,成为依附别人和看人脸色的奴隶。我对外无能,对内却总拿妻子出气,常把妻子打得鼻青脸肿、无脸见人,也就是黄老师说的"万人嫌",被人称为"少根弦"和头脑有病的怪物。因此,单位领导从不会把任何重要的事情交给我做,我整天无所事事,只能充当门卫和勤杂工。

1997年初,我写了一篇热点文章,但投了好多家都没发表,受到此小小打击,我竟然承受不起,又一次陷入了强迫状态无法走出。于是,我根据广告到南京一民办医院求治,开了些中药胶囊,吃了一个多月后,虽有所减轻,但不见根本好转,强迫观念不断出现,特别是有点风吹草动便会受到强烈刺激。2000年春节,看到报纸上"精神类疾病需终身服药,难以彻底治愈"的报道,我立刻彻底绝望——原来自己得了绝症,而且西药的巨大副作用也使我毛骨悚然(这也是我一直不敢到正规精神病院治疗的主要原因)。我准备自杀解除痛苦,但实在舍不得年幼的儿子。2000年3月,怀着一线希望,我来到了南京脑科医院,首次见到了鲁教授。心理疏导的科学原理、权威性以及诸多患者治愈的实例,特别是不用吃药的疗法好像是专门为我设计的,我立刻在黑暗中看到光明。人在绝望中看到一线希望都会拼命挣扎,何况是一个耀眼灿烂的巨大希望呢?我没有理由去死,为了家人,更为了儿子,一定要好好活下去。

回家后,我听了心理疏导治疗磁带,看了《心理疏导疗法》一书,对疗法有了一定的了解,但仅限于表面,也有点怀疑。因此,刚开始时认识不深,依赖性很强,一有强迫状态便会往鲁教授那儿跑,短短四个月不下十次。记得有一次,他严厉批评了我的认识偏差和不足,让我猛然惊醒。鲁教授每次都没有正面回答我的细节问题,没有就事论事,而是旁敲侧击地给我指明方向,虽然话语不多,却回味无穷。经过鲁教授的反复指点,我逐渐悟出了其中的真谛:疏导疗法是个指南针,其根本目的是纠正患者的巨大的心理偏差,而最终战胜各种艰难险阻还要靠自己的实践和巨大的毅力。许多患者病情都比自己严重,但最终靠自己的努力和顽强的意志战胜了病魔。他们像一个个的熊熊燃烧的火炬,照亮了我黑暗的前程,给自己增添无限的动力。学习他们的经验,可以高瞻远瞩,少走弯路。想起来容易,决心也很大,但遇到实际问题,受强迫观念影响,还会产生巨大的心理偏差,甚至陷入不能自拔的绝境。这个斗争过程异常艰苦。如有一次,在某报上看到一位眼睛和我有类似毛病且也有强迫观念的大学生,看过多家心理门诊仍然无法解脱而最终自杀的消息,我吓得死去活来,仿佛看到了自己的影子,认为我肯定也是相同的命运,对疏导疗法也产生了动摇。我就这样在惊吓不安和极度忧郁中度过了四五天。一天早上,我心里忽然产生了一个闪光的念头:如果战胜了这个可怕的强度观念,不就是一次巨大的进步和飞跃吗?见风就是雨,什么事都与自身胡乱联系起来,芝麻大点的危害就想成是只足球,再由足球放大为摩天大楼,一味地担心害怕、杞人忧天,以致寝食不安,惶惶不可终日——这正是我性格严重扭曲变形的真实写照。如果连这道门槛都迈不过去,整天被一些小是小非和无聊的想法纠缠得死去活来,还谈什么工作学习、奉献社会?还谈什么追求自己的幸福和人生?留给自己的,只能是一条死胡同。心理疏导最重要的一点就是让患者及时认识自己的偏差,充分发挥主观能动性,不断实践和探索,以达到纠正偏差、改造性格和完善自己的最终目的。想到这里,我有了信心,重新点燃了希望。虽然受性格缺陷的影响,这个可怕的强迫观念仍然紧紧地缠着我,但我已从绝望的困境中走了出来。经过采取分散注意力和暂时不看报纸避免进一步刺激的方法,我花了大约一个月的时间逐步走出了这一观念误区。虽然这样,但我仍然处于强迫症的喷发期,我坚持不吃药,依靠自己的毅力和无数强迫观念作斗争。这时,我发觉强迫观念由原来的单一顽固状变成了多线条分散状,一接触到相关内容就胡思乱想。如看到报上讲"看电视对大脑不好",我就不敢看电视,害怕会加重病情;看到过劳死,我就不敢动脑写作,害怕自己有一天也会过劳死。没有办法,我又找到了鲁教授。鲁教授首先打消了我的疑虑:"电视放心看,脑子越用越灵活。"接着要我挖根:从彻底改造性格做起,只有锻炼出坚强的性格,才不会被一点点小风小浪击倒。我的认识逐步加深了:疏导疗法不仅仅满足于解除患者痛苦和暂时缓解症状的短期行为,而是让患者进一步领悟到自己的症结所在并指明方向,挖掘患者自身的无限潜能,化被动为主动,不断改造和优化自己,最终获得彻底的新生,达到"山重水复疑无路,柳暗花明又一村"的理想境界。

回来后,我的心理免疫力明显增强,虽然每次看到报纸和电视的相关内容,还会浮想联翩、想入非非,但已不像以前那样被轻易击倒,而是变成了"橡皮筋"——有丰富的弹性,能屈能伸。这样,我每天都在和强迫观念拼刺刀,取得了一个又一个战役的胜利。不过,也有无数次的反复,有时甚至有巨大倒退。比较典型的是,记得10年前我和女朋友谈恋爱时,小时候的邻居曾造谣说我小时候曾得过大脑炎,学习总是最后一名。其实,根本没有此事。当时虽然气愤之极,但却报之以轻蔑一笑,根本没当回事。可有次妻子和我吵架时却拿此事骂我,事后我就胡思乱想起来,引发了一个顽固的强迫观念:联想到自己小时候得过结肠炎,睡觉时仰卧和左侧卧有轻微头晕的毛病(对生活没有一点影响),推测自己不懂事时,可能真的得过大脑炎,于是又进一步产生疑惑:强迫症与此有关?为此陷入了巨大的恐惧之中,认为自己的头脑不管用,彻底报废了。无法解脱的我想到了去找鲁教授,他是脑科专家,一定会作出合理解释的。可转念又想,鲁教授为了安慰我可能也不会讲实话,同时假如真正明确我得过大脑炎,岂不是更加痛苦?我当时终于忍住了,随即意识到,这是自身心理素质不高的强迫病态反应。我在痛苦绝望中苦苦挣扎,不断用心理疏导法为自己打气,尽量往好处想:自己小时候曾长时间被水淹过,住了近一个月的医院,可能这才是自己头晕毛病最大的疑点。此外,我还千方百计地转移视线,尽量避免相关内容再次刺激。通过一个多月的苦苦搏斗和挣扎,我终于又战胜了自己,以后我越来越步入正轨,心理承受力越来越强,原来始终解不开的疙瘩和曾经击倒我的风浪,轻而易举地就能化解。说实话,我现在已不太在乎有没有得过大脑炎,也不想去澄清,即使自己万一得过又怎样,关键是自己的智商和身体都很好。

2000年3月,强迫症最严重时,我准备自杀前到鲁教授那里就诊,经过无数次的反复和近五个多月的顽强斗争,2000年9月,终于脱离了最深重的强迫的苦海。尤其是不靠药物,单靠自己的毅力取得的胜利,在以前是绝对难以想象的。这次胜利给我注入了强大的精神动力——世上还有什么不能战胜的?!不过,这只是斗争胜利的第一步,几十年长期形成的性格缺陷,不可能在短时间内改变,需要一个艰苦的磨炼过程。

性格改造的体会

我的性格具有双重性,一方面,老实、懦弱、呆板、追求完美;另一方面,脾气暴躁、心胸狭窄。这在为人处事中就会走向两个极端:平时受了欺负,一般容忍、不吭声,抱"吃亏是福"的态度,别人见我好欺,便会得寸进尺;一旦超过忍受限度,就会和别人大吵大闹,甚至大打出手,导致关系弄僵和彻底破裂。我的心理承受能力极差,心理很容易波动,虚荣心极强,别人稍微提到自己的缺点,甚至开个小小的玩笑,都会难过两三天,睡不好觉;而一旦有了兴奋的事情,又会激动两三天,睡不好觉。"成人外表,儿童心理"——这就是我的真实写照。心理上的缺陷导致我为人处世胆小怕事、没有主见、唯唯诺诺;平时做什么事,首先考虑别人怎么想、是否有意见、是否受委屈,别人咳嗽一声,我内心就会"翻江倒海"甚至"火山爆发"。这样,只能一切看别人脸色行事,否则,良心就会不安,会备受煎熬。这种完全依附于别人的做法让我痛苦万分,做事情稍不如意便会自责,特别是自己主观上的问题,会更加强烈地谴责和悔恨自己,以致寝食不安。这样,强迫观念长时间萦绕在头脑里,始终放不下,导致干任何事情都无兴趣,达到一定程度,便会引发强迫症,陷入痛苦和忧郁之中。

在机关工作,机关里无时无刻不充满着竞争,钩心斗角,争权夺利。许多人都不择手段地想把别人踩在脚下,而我总是以一颗纯真善良的心推测别人,认为别人和我有相同的心态。现在看来,这就是最大的偏差和误区。一些人利用我懦弱和不好意思拒绝的心理,常常吩咐我做这做那,有时甚至把自己分内的事情加到我头上,这样我就成了单位的义务勤杂员。大家常常一边请我干事,一边在背后取笑我是一个不懂事的"阿Q"。俗话说"老实的马谁都爱骑",人们见我好欺,便会想方设法算计和伤害我,而我却丝毫不加防范,导致我"体无完肤""千疮百孔",给人看上去都是缺点,成了令人嘲笑、永远扶不起的阿斗。而一旦觉得自己善良的行为被深深地戏弄和欺骗后,就会走向反面,用大吵大闹、大打出手的极端手段来解决问题(我和单位领导、同事几乎都吵过架,更与好几个同事打过架)。这又让人看低三分,无论在家庭、单位还是社会,都极不适应,人际关系一团糟。虽然我刻苦钻研业务和理论,年年荣膺市业务宣传先进第一名的光荣称号,但在单位里却始终处于最底层。

以前,我总认为自己的性格是天生的,没有办法改,将性格和强迫症截然分割开来,不愿意相信自己性格有偏差,没有改变的动力和愿望,有时甚至认为自己过分老实、善良是无与伦比的优点,把自己的一切不幸遭遇都归罪于别人。通过学习疏导疗法,知道了性格缺陷才是万恶的强迫症的根源。如果不彻底改变自己的性格,即使不为强迫症摧垮,也会被充满竞争的社会所吞没,最终走向灭亡。忠厚老实是优点,但凡事过了头,走向极端,就会失衡和产生问题。为什么我一直与人为善,处处为别人考虑却得不到半点尊重,人际关系一团糟,被讽刺为头脑有病的怪物,主要原因就是丧失了自我。认识到自己性格的弱点是一大飞跃,但实现根本性的飞跃,必须通过实践一点一点改造,化被动为主动。几十年形成的性格具有相当顽固的秉性和惯性,一定要发扬愚公移山的精神,永不停止。

心理疏导疗法中许多的成功经验像一个个火把照亮我的前程,更像一个个号角鼓动我冲锋陷阵。我开始自觉地纠正自己的行为,几乎每做一件小事都要对照疏导疗法进行深刻的反思和总结,以大多数健康人尤其是成功人士的行为作为指南和准则,看是否是自己的病态心理,是否有认识偏差,有偏差的和错误的,坚决改正。每次改正,虽然感到很不习惯、紧张、难受,怕得要命,但做过了,得到了大家的认可,便会感觉十分轻松愉快,以后就会更加坚定。就这样,从每件小事做起,充分发挥自己的主观能动性,不断纠正自己的偏差,收获越来越大,几乎天天都有进步。说实话,我在同强迫症的斗争中,因胆怯失败后退却过无数次,但每一次失败后,我都会从内心深处鞭笞自己,等下次再遇到同样问题时,就会变得更勇敢、更坚定、更充满信心,从而获取一个个胜利,不断磨炼和提高自己的心理素质。

我的性格改造主要归结为两点:

一是转变观念,平衡心态。我的能力和取得的成绩与单位的地位极不相称,以前看到许多不学无术、庸庸碌碌的人高高在上,总认为别人是小人得志,表现出义愤填膺的强烈不满,有时甚至拍案大怒,心理严重失衡。通过学习疏导疗法后,心里彻底放松和平衡了。职场靠的是综合素质,机关里人际关系是个宝,能巧妙处理复杂人际关系本身就是一种过硬的实际能力。社会由人构成,只有处理、协调好人与人之间的关系,具有强烈的团队意识,才会凝聚成一个强大的战斗集体。而自己性格有严重缺陷,无法赢得领导的尊重,和周围同事也格格不入,游离于集体之外,"谁敢用,谁又用得起?"实践出真知,别人超过你,肯定有超过你的原因。认识提高的同时,我努力提高自己的心理承受能力,在"忍"字上做文章。以前稍有小事便和别人大吵大闹、大打出手,严重影响人际关系。在接触疏导疗法后,我知道这是心理素质差导致的病程性格,想方设法提高自己的意志力,克制冲动。假如有时忍不住发了火,便会从内心深处谴责和鞭挞自己——又犯病了,又回老路上了,从而下更大的决心克制自己的病态冲动。在此基础上,我开始动脑筋学习、研究别人应付尴尬局面的处世技巧,在保证不发火、不失态的前提下,用自己的智慧采取最恰当的言行回击对方,既不伤和气,又有理有节地维护自己的尊严。有时即使受到了尖刻的言行侮辱,我也会冷静地从自身找原因。俗话说,"良药苦口利于病",这恰恰说明了我的某些不足和偏差,犹如一面无形的镜子,一副清醒剂,让我正视自己,重新审视自己,从而改正提高自己,少走弯路,取得更大进步。由于坚持了一种平常心,能正确看待自己,表现在行动上就理智了许多。时间一长,牢骚怪话、怨言怒气没有了,代之以积极的工作态度,这样一来,我在单位的处境和人际关系有了较大的改观。

二是自尊自强,提高辨别是非能力。学习疏导疗法,心理素质提高后,认识到强迫症和性格缺陷是密不可分的。自己以前唯唯诺诺、没有主见、低三下四、仰人鼻息的做法实在荒唐可笑,感到真是白活了30几年。虽然以前或多或少也明白不妥当,但不知道头脑里哪根"筋"出了问题,就是要听命依附于别人,有时明知道不拒绝一些事和行为,会对自己以后产生不利影响甚至祸害,但由于心太软,碍于种种情面,仍会妥协让步,就常常被欺骗。我从周围人的行为中感受到了这样一个道理,越是果断自信,越是不屈服,敢坚持自己立场和意见的人,越是能赢得别人的尊重,越是能走向成功。说实话,自己的智商和素质绝对不差,如果能自立自强,做一个有主见的强者,一定会大有作为。为此,我心里暗下决心:决不做依附别人的奴隶,一定要学会拒绝。别人请我做什么事,我都会考虑一下合不合理,不能被客气、礼貌的假象所迷惑。以前一些人自己就能轻易完成的事,自己不做,却指挥我跑东跑西。今后,再好听的甜言蜜语都要拒绝;自己的事情忙不过来,别人再请帮忙,也要严词拒绝。此外,单位的公共事务如打开水、义务劳动等,也不能责任心太强,过分发扬风格,否则会把有些人宠坏的,反而让人严重看扁自己。总之,我和大家都是平等,别人如何做,那我就如何做。那些不敢触及别人利益、宁愿牺牲自己的"损己利人"的观念应该彻底抛弃。当然,拒绝不是粗暴和无理的拒绝,要讲在理上,应学会有理有节的拒绝,让他明白你是个有头脑、有主见、有智慧的人。我变得自尊自强后,别人不但没轻视我,反而都对我刮目相看。我也越来越自信,改正的态度越来越坚决。在改造性格和提高心理素质的同时,疏导疗法也大大增强了我明辨社会是非的能力。心理认识的误差必然导致社会行为的误差。以前,一些人常常利用我的心理弱点欺骗和戏弄我,而自己却蒙在鼓里,有时即使察觉到,也是千方百计地为别人寻找客观理由,一切都往好处想,仍把这些人当做亲密甚至知心朋友,导致自己被伤害得越来越深。学习疏导疗法后,我对这个世界和社会,尤其是形形色色的人有了全新的认识。长期被心理误差模糊视野的我,眼光一下子变得清亮明澈起来,谁是真朋友,谁是假朋友,尤其谁是利用自己的心理偏差欺骗和愚弄自己的,可以说一目了然。看一个人,绝对不能被其表面现象所迷惑,要听其言、观其行、察结果,不能因为他尽拣自己想听的说,满足自己的虚荣心就是朋友,要看讲得是否客观、是否真实,是否和大家看法一致。同时,说话还得看对象,不能随心所欲地乱说。以前,由于我心理承受能力差,一遇到心里难过的事情,常常不看对象、不计后果地向朋友、别人乱说一通,好像不说出来心里放不下,这样有时自己的隐私就被传得四处飞扬,落为别人的笑柄。如此一来,许多人都认为我没脑子,大大看轻我。世界是美好的,但却充满了荆棘和陷阱,如果自己不懂得保护自己,一点承受力没有,像一个涉世未深的孩子,前途迟早会毁在自己手里。"哪些能跟别人说,哪些不能跟别人说,哪些只能对自己的亲人说"一定要分清,把握好尺度。比如,我以前遇到熟人都会向他们诉苦,说我如何怀才不遇,如何受到领导和同事的打击报复。许多人听后非但不同情,反而用轻蔑的眼光望着我,嘲笑我无能,这等于自取其辱,自曝家丑。我现在才不做这种傻事了,要像做广告宣传一样尽量说自己的好,说自己的闪光点,给人以精明强干的感觉。总之,做人要讲一点人生艺术,甚至要油滑点,不能像以前那样太懦弱、太老实、呆板。当然,这一切必须建立在心理素质提高的基础之上。

在改造性格的过程中,我有一个深刻的感触:挫折不是坏事,如果自己通过和挫折的艰苦斗争取得最终胜利,将会产生巨大的飞跃。前几年,我因一时不慎,一张4 000元的活期存折被人盗领,由于属工作严重失职,无奈之下我只好暂时用自己的钱垫付。后仔细分析研究,很可能是某个同事所为,并探出了做贼心虚的这个作案人,我当时抱着吃亏是福的态度准备一忍了之,可这个窃贼却越来越猖狂。我气不过,毅然报了案。一开始我到公安局时非常恐惧,怕被反咬一口导致下岗,甚至担心小偷夜里会报复、暗害我,整夜睡不着觉。后来由于小偷后台强硬和缺乏直接证据,案件没有破获,但嫌犯先后两次被提审。实际上,人人都知道了是他偷的。由于案件没有破获,许多人都用各种言行来嘲讽我,因承受不住,我又向市、省公安部门反映,但没有结果。说实话,当时我对自己的处境还是很清楚地,如果小偷被公安部门抓捕,领导利益和单位名誉受损,我最终也会因工作失职导致下岗,而维持这种暂时的平衡对我是最好结果,但众人却不肯罢休,他们想让我和小偷殊死搏斗,来个两败俱伤,既想除去小偷,又想消灭我。他们一起向我施加压力,主动与小偷说说笑笑,有时甚至通过赞扬小偷来刺激我,每当这时,我心里都会产生巨大的动荡,几乎失去理智,更令人伤心的是他们想方设法冷落我,每个人看到我都露出一副爱理不理、冷漠鄙视的神情,我当时心情低落到了极点,心想自己尽最大努力和犯罪分子作斗争,却得不到大家的理解和尊重,遭此厄运,真是生不如死,像在地狱一样,整天暗无天日。

正在我处在低谷甚至绝望的时候，我又想到鲁教授，想到了心理疏导疗法，"难道我就真的这样倒下去吗？不能，绝对不能。我一定要挺过去，挺过去就是最大的胜利。"面对现实，我深刻反思：人们为何这样对我？关键是自己唯唯诺诺、没有主见、没有自尊，太在乎别人，总是看别人的脸色行事。这还是自己几十年来形成的病态性格在作怪。虽然前段时间取得了一些进步，但还不彻底，特别是遇到意外挫折和严重打击时就故态萌发，承受不起，导致自己被强迫观念牵着鼻子走，回到老路上。想到这里，心里豁然开朗——我一不偷、二不抢，堂堂正正，光明正大，各方面硬件条件都不比别人差，为何不能挺直腰杆？为何总要第三下四地看别人脸色行事？我敢于报案和向省市公安部门反映客观事实，本身就很说明问题了。

人活着，无论遇到任何问题，一定要有自己的思想和信念，否则，永远只能成为别人的奴隶。这个世界到处充满了竞争，绝对不相信眼泪。为此，我下定决心，只要认为是对的，就坚决支持，毫不动摇，再也不听别人摆布。别人不会为自己的行动负责，一些人越是希望我一蹶不振，越是想把我踩在脚底下，我越是要满怀激情，越是要昂首挺胸、快乐地度过每一天。以前有人联合反对我，自己往往承受不起，立即就消沉下去，认为自己哪方面有问题，最终被迫按他们的意志办事，尝尽了人间冷暖。通过对照疏导疗法，彻底抛弃了这种错误观念，对别人的反对和舆论不再当一回事，而是报之以自信和轻蔑的一笑，装作没看见、没发生，始终坚定地贯彻自己正确的意图。这样他们也自讨没趣，时间一长，大家改变了对我的看法，变得越来越尊重了。我越来越自信，性格越来越坚定，感到了从未有过的轻松，"走自己的路，一切让别人去说吧"。对有损自己利益和尊严的言行，该拒绝就拒绝，该斗争就斗争，做到有理有节。

经过这次暴风雨的洗礼和磨炼，在短短一年多的时间里，我实现了从懦弱到坚强的飞跃，更深刻地认识了这个世界。说实话，我应该感谢这次挫折，经过这次挫折，我的性格改造的历程大大缩短了。

我现在工作和生活完全应付自如，游刃有余。那么，我平时是如何实践，从一点一滴做起的呢？例如，前不久我家卫生间漏水，把地砖全部砸了，重新做防水，前后折腾了近一个月，花了5 000多元才搞定。岂料，因为妻子不懂，为了美观，她最后竟将漏水最严重的门槛防水层给切了，这样的结果，就是以后还会漏水。当时，我心里非常不舒服，觉得一切都白费了，又产生了强迫思维，心情难以排解。不过，我很快用心理疏导进行了调整。"大不了损失 5 000 多元,再来一次,坦然接受最坏的局面。如此,不等于战胜了这个强迫思维了吗? 不是一次大的升华吗?"试想,经济和精神损失到底谁危害更大呢? 肯定是战胜这个强迫思维远比浪费 5 000 元和许多精力的意义要重大得多——经济和精力损失是吃小亏,战胜这个强迫思维是大便宜。所以,即使面临最坏的局面,只要战胜这个强迫思维就是一次成功的性格改造。与自己的性格改造和进步相比,这点小损失实在算不了什么。反过来一想,反而是吃小亏占大便宜了,我不但不因此难过,反而因祸得福,心理素质更上一层楼,如此,烦恼就排解了,心情也变得更好了。这就是一个个人生小领悟,不要小看这些小领悟,正是这些小领悟,让我产生了质的飞跃。

还有,我仍不同程度存在虚荣心和好面子问题,现在单位同事都说我处世油滑、有心计了,几乎没有人像以前那样说我老实和实在了,自己感到非常自豪,有一种成就和满足感。不过,一些从小玩到大的朋友和同学见面聚会时,还会说我太老实和太实在,每当这时,我会有心理落差,心里想,"这不是当众说我无能吗?!"但很快我会认识到这是错误的强迫思维,就能及时恢复平静。换做以前,听到这话,再高的兴致,自己立马就会变成泄气的皮球,自信心大减,更不要说应对了。现在,不但能坦然接受,还能灵活调侃:"大家都是老同学、好朋友,你们对我实在,我才加倍的对你们实在,至于对其他人就是另外一回事了。如果我对所有人都太实在,那岂不成了傻瓜!"这样大家都很高兴,即使那些有意或无意看轻我的朋友,听了这个话,也不得不高兴。所以,我们心理素质强大了,就有了底气和实力,能够看轻别人的评价,更充分的展示和表现自己,变得越来越自信。

我以前过分老实、敏感,处处被人欺,现在居然有人说我要无赖了,你说我脸皮厚不厚? 如前不久,我在水库游泳,后来上岸换衣服,刚开始周围没有人,我就低头换衣服,哪知一抬头,见不远处有两个三十多岁的女人,她们不但不回避,还嬉笑着用手机拍我刚才换衣服的画面,甚至扬言要发到网上,这真是天下少有的难堪。我当时又羞愧又愤怒,干脆走到这两个女人面前,有意双手拽着短裤说"要不要当面脱给你们看看!"谁知,这两个不太要脸的女人也知耻了,大声喊"耍流氓",接着便知趣地跑开了。所以,越是面对尴尬和挫折,越是要厚脸皮。厚脸皮,表明自己不会被轻易击倒,更懂得从容应付和灵活变通,是自信乐观的代名词。

我的家庭变化更能说明问题,以前爱人为人处世比我强多了,现在老说我学坏了,越来越油了。我过去常把她打得鼻青眼肿,无脸见人,现在倒过来了,她现在是更年期,动不动就发火,一发火就拼命打我,说要把我过去打她的都还回来,最要命的是经常会把我好几百元的眼镜给弄坏,为此,我也配了多副眼镜。不过,即使这样,每次我都让着她,常常借口要方便一下,三十六计走为上。这样,过个一两个小时,她气消了以后,会主动打电话给我,或者让儿子叫我回去,炒两个菜给我压压惊,如此,问题和矛盾就简单化解了!她现在对我也很依赖,什么事都向我请教,如单位领导某句话的用意和同事相处之道等等,每次我都分析得头头是道,让她心服口服。可以说,我经过心理疏导后,早已今非昔比!

根据我自己总结的经验,介绍一下我平时和强迫观念斗争的三部曲:

我现在彻底好转,不是说自身的强迫观念已经完全消除了,而是我自己找到了一套对付和抑制强迫观念的实用方法。实际上,强迫观念仍然不时地纠缠着我,特别是自己遭到打击、情绪沮丧和寂寞空虚的时候,强迫观念就会乘虚而入,每当这时,如果把握不住,便会像以前那样陷入强迫、忧郁的苦海,不能自控。以前,我也想和强迫观念作斗争,但由于对强迫症和自己性格缺陷的内在联系认识不清,斗争往往是盲目被动的,不知如何斗,就很容易被强迫观念所击倒,从而引发强烈的忧郁情绪,就只能求助药物了,而时间一长,药物最终也失去了功效。

自从接触心理疏导法以后,情况就不一样了。每当心情低落和空虚、胡思乱想引发强烈的心理波动时,我自己总结了三部曲:第一步,我会立刻认识到这是强迫观念的病态反应,是自己的性格缺陷所致。第二步,我会随即树立这样一个意识:战胜这些强迫观念,便是一次性格的自我修正、自我完善、自我飞跃,这样自己的心里就有底了,充满了信心。第三步,如果这个强度观念比较顽固,紧紧地缠住不放,我就会从内心深处鞭挞、激励自己——自己以后的航程,肯定还有更大的风浪,如果这道小小的门槛都迈不过去,停滞倒下,就等于自毁前程,自我倒退,自取灭亡,从而树立破釜沉舟、置之死地而后生的坚定信念,迸发出自身强大的潜能,化消极、被动为积极、主动,不战胜强迫观念誓不罢休。这样,再难缠的强迫观念也能最终克服。如以前我做事情稍不如意,特别是自己的主观原因造成的不足,常常会严重自责,导致干任何事情都无兴趣,时间一长便常常引发强迫症。学习疏导疗法后,这个困难便不难克服:一旦做事不顺,深刻自责后悔时,立刻会认识到这是病态性格的反应,这样,自责感就减轻了许多,"过去了就过去了,下次再吸取教训就是了,决不能被后悔击垮"。接着再用三部曲中的第二步和第三步克服,问题就基本解决了。

我和强迫观念斗争的过程,虽然很痛苦,但却有一种冬泳时"苦中作乐"的感觉,战胜的强迫观念越强,越有挑战性,越是有刺激,越有成就感,收获也越大。

点　评

从该患者的治疗过程及反馈材料来看,他在应对病态思维的策略和方法上笔墨不多,而是比较强调认识和改造性格。认识自己,接纳自己,是每个人成长的必须,更是心理障碍者走出"自设陷阱"的必由之路。"改造性格"这个主线不丢,就能不断优化,而有些人过分在意方法或所谓的策略,反而羁绊了前行的脚步。为什么? 方法、技巧等只是暂时借给你用的工具,过分关注细节可能会忽略全局。同时,要注意的是,认识自己,绝非我知道"我太……了"喊喊口号这么简单,如果不能将这些"知道"化为自己行动的力量,用于调整自己的日常不良习惯,这些"知道"也仅仅只能是"知道"而已,绝非"认识"。

心理治疗如登山,心理医生如向导,登山主要靠自己,而不能依赖任何人。因此,疏导治疗非常强调治疗的积极性——主观能动性。本案例患者能够发挥主观能动性,坦然、客观面对自己的缺点,能把自己解剖清楚,能够随时提醒自己并逐步矫正,进步是非常明显的。如果你自己被动、消极、怕痛苦,就会习惯性地沿袭原来病态的老路,让过头的性格控制你。遇到问题,他没去责怪自己的家庭或其他人,而是不断自我反思,随时反思,在黑暗中摸索,坚决不逃避,终有一天会柳暗花明。如果不正视自己的问题,总是抱怨别人,这样你的心理就永远无法平衡。不要管外界怎么样,人家怎么样,首先把自己的内部状态调整好,再去面对棘手的现实问题。只要方向对,不放弃,多实践,多体验,屡败屡战,从小顿悟到大顿悟,从量变到质变,最后必然会胜利的。

从本案例来看,我们的大多数痛苦都源于我们的想象,"一念即地狱",心态一变,一切都会有所不同。不管未来怎么样,即使是现实出现了巨大的挫折和不幸,既不要放弃,也不要悲观,以乐观的心态处理现实生活中的困难与挫折,情况就不会太糟。

目前,他的状态很好,很轻松,很充实,领导也很器重他,他在工作、人际交往、家庭、日常生活中都能自我满意,这就是"观念一转天地宽"——你的心宽了,你的人际关系就会"宽"起来,你面前的路宽了,你的世界也就宽了。可以说,性格改造修的是"心",修的是"我",和世界无关。

第三节 打破完美的枷锁
——强迫性回忆

患者 E,女,初诊时 40 岁。

病情自述

我今年 40 岁,患强迫症有 20 多年了,这 20 年来的疾苦实在该到"紧箍咒"猝然断裂、岿然落地的时候了。我这种渴望求治的心情,是不言而喻的,医生是最能理解的。我的病情发展主要为三个阶段。

第一阶段:大约在上初三、高一时就有些强迫观念苗头了。因为那时我就特别善于动脑,考虑课内外的许多问题,不让脑子空闲,上课也经常开小差——想与课堂无关的事已成习惯。虽然只用 30%～40% 的注意力听课,但是学习成绩仍然很好。因此,我也适应了这种学习方式。在学习上不是太认真,但工作后,在工作和为人方面极其认真、耿直,深受所到单位领导和同事们的赏识和好感,但正是这些导致了自己的顽症。

第二阶段:关键的转折点在 20 岁左右,我先是参军后来上了军校,正好碰上"文革",我受到了恶毒的人身攻击和诽谤,遭受巨大的打击。我无法忍受这些冤屈,又无法向众多听到谣言的熟人去解释,心理极不平衡。从此,我除了努力工作之外,特别地敏感,有时走过有人的地方,就想别人是否在议论我? 接着自己就进行否认——不是的,为什么呢? 然后可以分析出 5 个原因才能使自己相信:人家不是在讲我。这 5 个原因还要反反复复想好多遍,才能罢休。有时,如果只想到了 4 个,就觉得很难受,一定要想出第 5 个,然后重复多遍,控制也控制不住,一直要想到脑子里出现另一个问题,再以类似的思维方式去分析别的问题,前面的问题才能结束。在部队 10 多年的日子里,心情很压抑,当时文化及业余生活本身就枯燥,再加上这种毛病,所以,自己除了工作就是想问题,非常苦恼,度日如年。除了睡觉外,从早晨一起床大脑就开始转动,包括走路、劳动、看电影、看戏、听课、上班……几乎在所有的时间里脑子都在胡思乱想,罗列理由。特别到本该享受生活乐趣的时候,如看电影、休假等,强迫观念就更加厉害。但从我的表面看,别人一点也看不出来,都觉得我乐观、开朗,工作上很能吃苦、负责。

第三阶段：转业后的情况。由于已形成了较顽固的思维方式，强迫观念有增无减。开始几年，主要是围绕老问题，觉得自己在历史上被扭曲，这口气难以下咽，再就是总怕有什么人听信谣言，又步人后尘来到我们单位，有意无意地传播谣言，那岂不又要受莫名之苦?! 所以那几年我思想绷得很紧，一点风吹草动就容易往这方面联想。几年之后，时间告诉我这种顾虑是多余的，所以，这方面的考虑少多了。但是，我又以同样的方式来考虑每天工作中人际交往的小事，搞得自己每天心里很累：回到家里却总想着工作中的安排及其他；休息日逛风景区，满脑子都是一个接一个的问题，以致风景再美也觉得没意思，佳肴再好也感到没味道。

我到地方医院工作了几年，任务和担子是不轻的，我这个人除了能吃苦，很注意为政清廉，从不利用职权占人家便宜，所以领导和群众对我印象都不错。近几年来我又调到大专院校任教学、行政工作，此外，还承担社会工作，深受广大教职工和学生的信任和欢迎，人家都说现在我这样的人少了。一些人际关系及工作中的小矛盾，尽管我这个人比较注意，有时难免让一些不必要的顾虑、担心在头脑里占据数日。比如说别人之间有矛盾，而我又不得不与两边接触，就往往顾虑会不会因自己的介入而产生什么后果。我给学生们留下大方、坦诚、幽默等美好感觉，给周围同事也留下达观、热情的感觉，但是实际上，自己的评价恰恰相反。这种何等的表里不一，只有你们——强迫症患者的救星可以理解，而一般人是不会知道其中之苦的。

近几年，我的情况更加糟糕，主要有如下几方面：

1. 白天反复思维几乎不中断，越不想想，越要想，控制不住。每日每时，思想总是绷得很紧，不知怎样是完全放松状态，往往想问题弄得很焦虑、头痛。总之，无法放松，晚上失眠严重。

2. 强迫观念在所有时间，包括工作、学习时，越是应该放松时，越感觉严重。每年两次休假，我总是希望自己能好好休息，好好轻松一下，但却完全不能实现。总是在休假之前设想一个什么问题然后休假时就拼命地围绕这个问题（或者担心）想来想去。往往之后一看，根本就不是我设想的那么回事，又觉得白白浪费了这个假期，所以又觉得可惜、自责、后悔。我几乎每次都以失败告终，每次都不会放松。

3. 自己给自己出难题，突然产生某个设想或某种想法，于是穷追猛想，不能放弃，而且想得非常具体，好像真的必然如此。也知道这是主观、唯心的，但没法控制。有时为了一点不顺心的事，心情不太好时，就容易陷入苦恼，一旦开始，脑子里就一个接一个地苦思冥想，这几个月来心情就特别坏，简直不可自拔，常常失眠。

4. 偶尔也出现这样的情况:有时不想去想什么事,但是有时会觉得脑子忽然在闪着某个事,比如 98,98,98……再仔细想想,原来是刚算过什么,结果是 98,本应该结束了,但这个数字还是在脑子里闪过好多下,越想控制,反而控制不住。

5. 近年来,经常出现数月至半年为一轮的严重强迫观念伴发忧郁情绪,产生"苦恼——严重强迫观念(不断轮换内容)——更苦恼"的恶性循环。这种情境一旦陷入,不能自拔。这种半年一轮的大苦恼我已经经历好几次了,如此了了人生,真是苦不堪言。明知不对,无法摆脱,但就是在这时候,一般外人也不易看出,最多偶尔表现出"有点情绪,不大说话"罢了。这种"大苦恼"比平时厉害得多!

医生,我就是如此之苦,无处诉说。而且每次脑子里想到什么问题,就觉得现在想的这个问题最重要,非想不可。

患者 E 反馈一(1989 年 8 月 16 日)

通过今天的学习,我的主要收获是:

1. 了解到心理疾病和心理障碍是存在于当今社会的较为普遍的"毛病",我们既不要过度紧张,又不能掉以轻心。

2. 了解了心理疏导疗法是有科学依据和大胆创新精神的,对这种治疗方法有信心,对疏导心理治疗的创立医生产生了敬意。深深体会到鲁教授及各位医生对此类患者是非常了解、同情的。

3. 仔细体会,强迫观念与强迫行为实质上是一回事,通过鲁教授所举的几例"最优化"的典型,看到了战胜自己强迫观念顽症的希望。

4. 迫切希望找到能中止自己强迫观念的方法。也就是当产生强迫观念时,如何能停止不去想的窍门。

5. 晚上与别的学习班成员交谈,能发表一些见解,对别的病友有一定启发与收效,但对自己的病状改变方法还没有深入去考虑。真的希望通过学习也能像"最优化"的典型那样取得较大的解脱。

患者 E 反馈二(1986 年 8 月 17 日)

今天鲁教授从大脑的解剖功能讲起,谈及心理及生理之间的密切关系,使我们相信大脑像人体其他器官一样,是有可能生毛病的。这个器官出了毛病并不可耻,何况绝大部分病友是属于大脑疲劳引起的功能失调。自己也是因不良的思维方式过度用脑而使大脑疲劳了。

一个原本聪明、善于开动思维的大脑,这个"最高机构"在我的中学时代却被泛用了。比如逐渐养成了上课开小差这个习惯,以至平时走路等也常常会思考一些问题。当然那个时代还没有感到太痛苦,因为还没有因反复于某个问题而使自己苦恼。但这样的"泛用"已为后来强迫观念的发展奠定了基础。后来,因为受到精神刺激,自己感到心理上极不平衡,因此常常极为敏感,疑心别人议论我,但又在思想深处出现另一个自己反过来安慰自己:并非这么回事,理由是:第一……第二……第三……劝自己别多心,别去想了! 而且要反复完整地将五条理由重想几遍,生怕再忘记,好像理由想得越全就越安心……从那时开始,形成了这种类似正常又非常可笑的"分析"方式,并已逐渐形成了固定的模式,用来套各种各样的问题。我对客观事物反应特别快,而且专门搜集不利于自己的一些信息。其实,自己令别人羡慕的事大大存在,我却从来不将其储存于大脑皮层内,也不像有的人那样沾沾自喜和津津乐道。一旦看到某件事,认为于己不利,就马上出现这种固定的"五条"方式来自我解脱,否则,好像就无法过这个关似的。当然,后来在运用到考虑工作安排、人际关系的细节之事时,强迫观念表现并非是这种方式,而是反复思考某个问题,往往是为别人之事担心苦恼,事后看别人却根本没有什么事,优哉游哉。我在本职工作中会遇到别人之间的矛盾,我常怕因自己做事不周而使别人加深误会。

我的问题可能就出在思维过程中的某些环节,最重要的是错误的分析。"五条"方式到底是不是错误的? 有时简直难以判断! 有时觉得自己的分析并不是没有道理,但有时又完全否定这种早已形成的、闪电般的、令人生厌而又不得不这样想的方式。不管内容怎样,这种方法害人不浅,是自己苦中酿出的一杯苦酒。每次都想借此方式尽快摆脱苦海,却是中邪似的越陷越深,有时简直弄不懂正确思维与错误思维的界限。

我想,这种典型的五条分析法也是产生在错误的认识和理解基础之上的。比如,刚开始时因为总是疑虑别人在议论自己的不是,就容易产生像"丢斧人"那样对别人产生误解,但为了摆脱自己出的难题,又迅速地列出几条反驳依据……有时,我也惊叹自己大脑这种迅雷不及掩耳的组织和综合罗列能力!

我在思维过程中除了有错误的分析方法之外,还容易因此而产生错误的判断、推理和联想。上了这一课,觉得人的思维过程是一条龙的有机过程,所以我的思维过程中出现错误的推理和联想,也是不奇怪的。

我对待客观事物,很容易按自己的主观思考去推理和联想——人家将会怎么样,事情以后会怎么样。当然,我的推理和联想,有时看到事物并不用分析就直接进行。近些年来,我又是常常凭空想出什么事,然后从担心的角度去苦思冥想,把它推理、联想得特别仔细,然有其事的样子,好像脑子里就出现一副动态的画面,事情就是那样在发展着。有时我告诫自己:注意! 这明明是主观臆想,而不是客观事实。但自己就不由自主地还会围绕已经设想出的经过反复思考,因为我觉得判断和联想本身就是主观设想出的,而且更何况事态还没有到时间,不一定能肯定它必然是虚无的……所以,往往让思想的野马任意在脑海里践踏作乱。我的这种设想往往在无法证实的情况下僵持,比如我要到外地休假,一到外地,就担心会不会临走前、工作快结束时因不仔细而造成什么失误? 这种焦虑心情常常伴我度过一个假期。

多年来的历史证明,我的一切顾虑、担心没有一件是真实实现过的。我一方面惋惜宝贵的生命在身边悄悄地溜掉,一方面却止不住地在继续糟蹋岁月。我常常有一种窒息感,觉得生命的大部分已经被我这种谁也不知道的自我摧残手段扼杀了,余下的光阴本已不多,但谁能救我,谁能知我?! 因为无论我到哪里,都是给人乐观、豁达开朗、有能力的好感,人们并不知道我完好的外表下有一颗受伤的心——不! 应该说是有障碍的心理,一个过度疲劳的"聪明而又愚昧"的大脑。

现在,我终于找到了光明与希望,找到了国内首家对口治疗单位,找到了最能理解我心身疾苦的亲人——我相信我比一般的病友更能接受此类知识,我有信心跳出无边的苦海。

在大脑疲劳的两种类型中,我觉得我是两者兼有的。一般情况下,显示出兴奋性疲劳,因为白天头脑不停地运转,兴奋灶一个接一个,以致头部经常胀痛,累得很。但在陷入几个月甚至半年的难以逆转的心境时,往往表现出整天疲劳,对任何事物没兴趣,注意力不集中,睡得再多也很疲劳等抑制性疲劳的症状,在此情况下有时就会出现恶性循环,连续几天失眠。

实际上我这个人还是热爱生活的,生活中不仅仅给朋友们,也对自己的小家庭、大家庭带来欢乐……这次,为了完整地参加这个难得的集体疏导治疗,我经过激烈的思想斗争决定放弃参加父亲70寿辰大庆(两年前,经多方亲友商量,最后父母选中到我家来,而家里那边还有其余兄妹。而我作为东道主,在父母即将远道而来时,我突然临时到南京参加医疗学习,未到场,实在有点说不过去)。鲁教授,您是否看出我的决心所在? 您一定能理解我的心情。

患者 E 反馈三(1989 年 8 月 18 日)

几天来,我觉得个人收获还是不小的,表现在以下几个方面:

1. 我不像有的病友那么过分焦急,因为这本身又会造成紧张的负性情绪,至于收获大小,成果有无,我也不去过分仔细地估量,而是任其自然发展。我没有产生那种豁然开朗的愉快心境,但我知道自己是一夜旅途劳累加连日的紧张学习,太辛苦了。我不急于马上出现奇迹,我觉得自己在原本比较劳累的情况下能够做到精神面貌好,并能注意调节自己的情绪,这已经是进步的表现了。

2. 我重视基础理论的系统学习,打下牢固的基础。这一阶段讲的神经解剖学、生理常识及"最优化"的例子等,在书上也看到过,但我仍专心听讲,尽量记好笔记。我觉得学过、看过与接受系统教育是两码事,以前学的只是站在"了解"的角度,而现在站在"深化认识、克服毛病"的角度。我相信我的辛苦记录不会白费,今后翻开一看,鲁教授的音容声调就会出现在眼前,这两天半的基础知识一定会为第二和第三阶段的学习奠定良好的基础。

3. 这几天我发现我的身体虽然疲劳些(旅途疲劳及不太适应旅馆卫生等),但脑子运转好像少多了,好像处在一种不是很兴奋也不太胡思乱想的状况,这几天别的事几乎没去想。

这几天,除脑子运转的少之外,上课时我能集中注意力听课,较少"开小差"了。当然有时偶尔"开小差",但是可以"拉回原状"。而以往无论听什么,"开起小差"是很不容易收回来的,这也是进步的表现吧。

有的学习体会我就不多写了,比如通过学习我深深地体会到青春前期是心理障碍的好发阶段,并从此奠定了不良基础,我就是属于这一种。我深知:最重要的是自己,要知道这个道理!

患者 E 反馈四(1989 年 8 月 19 日)

今天,通过上午的讲解和下午的大班讨论,我的感受如下:

1. 不要强调客观原因,而要抓住关键——内因,才能排除心理障碍。世界上的事情千变万化,千奇百怪,每个人的家庭关系、人际关系、经济状况、所处环境各有不同。当然,不利的环境加上不佳的心理素质和性格特点,容易使人陷入心理障碍的苦海。通过老师的启发教育,我明白到这里来,不是让鲁教授在有限的几天内调查每个人不同的处境和困难，以开药、打针的方法来帮助自己跳出痛苦，而是调动每个病友内在因素，靠大家自己的积极主动从根本上拯救自己。内因确实是起决定性作用的，我深信不疑！一定要积极投入排除心理障碍的战斗！

2. 性格上的某些缺点，确实是我逐渐形成心理障碍的主要原因。至于性格的强型和弱型两种类型，我好像都有一些。表面看起来，我争强好胜，情感丰富，实际上骨子里却胆小怕事，敏感多疑；看起来，我豁达开朗，办事利索，实际上心灵深处并不乐观，不爱看有成绩的一面，常犹豫不决，前怕狼，后怕虎，并不那么干脆。尤其是自幼受正统教育养成了过分认真、克己奉公、吃苦耐劳的正统作风，使我至今还是这样任劳任怨。按照传统观念，这些本是好的品质，可是正如您所说，就怕一个"过"字，所以这就深深地害苦了我这个原本应该非常幸福的人。再加上我过分爱动脑，过分思考，不断积累到青春期的某一时候，就因一个不良刺激冒出了一个爆发点，从而产生了惰性病理兴奋灶。从那以后，苦恼接踵而来，赶也赶不掉——真是苦海无边。听到这一课，我真正体会到了惰性病理兴奋灶这一学说的可信性。因为以往当我陷入强迫观念苦恼中时，根本不是"看看有趣的小说""与人谈话"等办法可以转移思路或去除烦恼的，这正体现了病灶的顽固性，创立这一学说的医生也是非常了解我们的。

3. 有关惰性病理兴奋灶的解释，大部分我都能理解，但有个别地方不是很理解。重要的是要在对这一学说大体了解的基础上，深入认识自己为什么"明知不对，难以改正"的原因，尽量保持良好的心情（防止病理兴奋灶的满脑扩散），注意抓住集体学习中有可能出现的豁然开朗的一刹那。

4. 有关高血压的启示。鲁教授讲，心情长期紧张或生气、发脾气容易使血压增高，时间久、次数多了，就容易形成高血压病。我平时偶尔也会向别人发火，搞得别人下不了台，有时发言中也会慷慨激昂，每逢那时，我肯定血压增高，但是，这几年也没当回事。去年12月，一个偶然机会测量了一次，才知道自己血压较高。但那时我还是不当回事，为完成上级交给我的调查任务每天奔波，结果高压达到160毫米汞柱。不知道是遗传原因（我母亲有高血压），还是工作紧张疲劳的原因，很长一段时间，血压一直比较高。后来我就一直不大管这件事，也不吃药，前些时候血压倒降了下来。可见，高血压病确实是心身疾病。只有凡事不要太认真，放松点，随意点，才能保证心身健康——这确实是治疗的需要，做人之必须，可是我今天才真正认识到这个道理。

患者 E 反馈五（1989 年 8 月 20 日）

今天鲁教授将心理障碍比喻为一棵树,性格缺陷为根,由根长出树干——"怕"字(惰性病理兴奋灶),再长出茂密的枝叶(强迫症状及其他心身疾病),这是很容易理解的。鲁教授经过多年科研与实践,才创造出如此形象、准确的"树"的理论!

我一定听医生的话,先根干分离,然后彻底挖根的步骤与方法解除自己的痛苦。根干分离,就是要消灭"怕"字,当心情平衡了,症状消失了,才能丢掉思想包袱,用劲挖根。在今后的实践中努力改造性格,挖掉不良的根,不再长出"怕"字,才能从根本上使整个枝叶不复存在。人们常说,"要从根本上解决问题",我现在才真正理解。

消灭"怕"字的方法,是提高对"怕"字的认识,认清它的本质。"怕"是因为客观上"虚假空"的事,在主观上却认为是"真实有"的事,也就是主观认识与客观现实完全相反。一个人想的都是虚假空的、实际上根本不可能存在的事,却又往往用这种虚无的事物来吓唬自己,自己把自己逼到绝路上,是多么的痛苦! 通过学习,我知道强迫症患者最怕的肯定是不可能实现的。例如,一位男青年怕自己强奸疼爱他的外婆,有人害怕自己偷人家东西或者拿刀杀人……他们往往把自己认为最可耻、最不可能干的想法看得太重,要求自己一点都不能想,以至于总担心无法自控而常年苦恼、焦虑甚至自杀。

鲁教授教我们砍树干,向"怕"字挑战斗争的三个步骤是:第一步,分清是非真假。经过实践检验它是否是"虚假空"的,并摸清"怕"字的性格和脾气。第二步,少想多做。少想一些病态的东西,多去做正常的事情。第三步,想到就做。一有病态思维出现,就去做别的事情,转移注意力,逐渐排除干扰。

我亲身体会到这三步是非常正确的。关于检验是否"虚假空",光听老师举例还不行,还要联系自己的实践。而让以后的实践来证明为时太久,而且也说明自己没有志气,为什么打算让它在身上纠缠呢? 所以,我认为去掉"怕"字只争朝夕的办法是:回顾过去,让"痛苦的岁月"说话。这个事实际上我早已反复总结、后悔、自责过,因为 20 多年的强迫症状史告诉我:一切我所设想、所担心、所顾虑的事情,经过时间的验证,都不算做事情,没有一件是被我担心而成为现实的。我多少次怪自己为什么又白白浪费了这么多时间! 却往往一边在实际上证明了纯属"虚假空"之后,又继续想出新的问题折磨自己。通过这次学习,我觉得鲁教授所总结的"强迫症患者最怕的肯定是不可能实现的"这句话,好像是很能安我们心的。因为它既是可信的(经无数人实践证明），又可供我们作为战胜心理障碍的武器和今后的座右铭。

其次，是要摸清"怕"字的脾气和性格。"怕"字像个势利的小人，你软它硬，专门欺负不勇敢的人，并且会见风使舵，看脸色办事，还会死皮赖脸地纠缠没有勇气的人。而一旦碰上硬汉，它就吓得退让，你越大胆前进，它越狼狈逃窜，显露出虚弱的、不堪一击的本来面貌。当你怕时，它又像个恶魔，你越怕它，它越张牙舞爪地追你不放，直到把你吓死或者逼得你跳下山崖为止！这是何等的残酷！摸清了"怕"字的这种欺软怕硬的秉性，就看我们有没有勇气当个降伏"怕"字的人了。如果没有勇气在认识方式上进行大胆的干预与改革，一遇到实际，又让思维照样"穿新鞋，走老路"，那么无论口号喊得多么响，旧的病理兴奋灶仍然在那里得意地闪着光，那不是自己的失败吗？

改造思想方法固然不容易，但只要注意将科学的领悟与痛改毛病的决心结合起来，在医生指导下，经过"实践→失败→再实践"的反复，直到取得最后胜利！

患者 E 反馈六（1989 年 8 月 21 日）

今天我特别注意听讲及记录，因为我知道集体治疗已进行到刺刀见红的阶段了，是必须高度集中注意力的。我觉得自己虽然还没有出现新领悟的奇迹，可我的思绪是较平静的，不像以往那样不停地转动。但我不敢追问自己：到底收获大不大？到底我能不能算已经基本改变了思维方式？因为我怕追急了，又给自己造成恐惧（怕自己不能改）的强迫性情绪，从而丧失了治疗信心。但我又知道我暂时的平静并不是因为我已经战胜了"怕"字，而是没经过实际冒出的怪念头的考验……这种故意不理睬、任其发展的故作镇静的态度和心境发展到今天，我觉得已经很不好办了。因为时间一天天过去了，我是应该去认识自己的性格缺陷，去做根干分离，去向"怕"字挑战了，但我现在觉得好像很茫然，我感觉强迫观念的"怕"字似乎是虚无的，斗争时好像无处着力。我承认我的性格缺陷是忠厚、善良、认真都太过头，再加上多疑多虑，所以产生了种种不必要的顾虑和思考。

现在鲁教授循循善诱，要我们勇敢斗"怕"字，我觉得如果确实目标准确，"怕"字是不足挂齿的。可是我又好像不是怕什么（当然可能就是逃避），而是觉得：①这几天没有什么内容来检验我的"怕"字。②虽然经过多年的历史证明，我所担心的一切都是没有实现的事，可是每次遇到实际念头时，也总觉得自己分析的、顾虑的问题不是完全没可能，所以新念头又逼得自己非考虑不可。直到后来被实践又证明是"虚假空"的,才又懊悔过去浪费的时间与脑力。但就是这样,我还是不断在新念头面前投降……因为主观臆想中往往掺杂着"客观可能性"(这种客观可能性往往不能实现,但从坏处着想,确实有这种可能——在设想的机动范围内),所以我非常苦恼,害怕我以后碰到问题又会沿着老方向走。

我知道,这次学习结束时,最理想的是能达到"不知→知→认识→效果"的阶段,然后回去再自觉遵守疏导公式继续努力达到"再认识→再实践→效果巩固"的美好结果。我虽找出了性格弱点,但无法用实际行动与"怕"字斗争(我担心这几天内没有什么念头来考验自己,但回想往事,每次碰到具体问题又确实很难不想),因此我担心这几天不能尝到与"怕"字斗争胜利的喜悦心情,怕继之而来的是悲观消极、无可奈何的情绪。

鲁教授,我真不想当战场的逃兵,真痛恨缠身多年的强迫观念,但为什么难以很恰当地结合自己? 我为什么要当那种"怕"字当头的懦夫? 难道我真的向困难、"怕"字低头了吗? 如果不能取得认识和实践同步的初步胜利,何谈回去后的效果巩固? 所以我今天确实有点茫然和不安。今天鲁教授苦口婆心地讲了那么多优化的例子,我深深了解到他们的斗争也是很痛苦、很艰难的。但我到底是勇气不够还是方法不对? 我也问自己:鲁教授能治好那么多患强迫症的人,为什么自己就听不进他的启发,还那么顽固地为自己的"怕"字辩护? 今天举了那么多生动的例子,每个都是非常严重的症状,我比他们轻,但为什么我就是没信心? 反思一下,自己确实有很大的依赖性,是说话的巨人,行动的矮子,想挖根,但见了"怕"字就逃跑,一点不沾边。

我这样想过:强迫观念确实比可表现出来的强迫动作难以治愈。但这几天我看到一些强迫动作的人改一个动作竟也那么不容易,那么痛苦,我真是不好理解,因为这两者的差别就在于动作是有形的,是可以强制克制的,少一遍是一遍,而没想到他们也那么艰难。而强迫观念看不见摸不着,很容易滑到老路上去。就像您讲座所说:"知道病态东西是根刺,一直在刺你,虽然刺得你不舒服,但是习惯了,觉得丢了可惜!"就像平日里虽然总为脑子里盘旋的东西而苦恼,但习惯了,好像没东西是不可能的,难以尝到脑袋轻松的感觉。

这些天我只是比较集中精力学习,所以脑子里竟也很少出现苦恼的、没意义的问题。正因为这样,我担心没有更多杂念的袭扰,无法检验自己的学习成果。可是,强迫症所有症状出于一个"怕"字,这个结论我是完全赞同和相信的。我在最后的几天怎么打开局面,怎么进步,请您指出并批评,我实在不愿意灰溜溜地回去,非常想以崭新的面貌投入到生活中去。

鲁教授，我还有一点疑惑，就是有时遇到问题都考虑几次，往往不知道是属于正常思维还是不正常的思维？如果都不正常，我这个人怎么还能正常地工作、学习？如果正常，怎么又那么容易焦虑及反复？

今天我在听课中，觉得有的教诲可以当做自己的座右铭，比如"心理素质提高后，一顺百顺""在实践中，经过艰苦努力斗争而失败，比侥幸、逃避所取得的暂时性的轻松好得多""失败是成功之母，失败之后不怕，再去做，这失败背后隐藏着持久的胜利"等，我应该努力学习、实践病友总结出的这些真理。

患者 E 反馈七（1989 年 8 月 22 日）

时间过得很快，学习即将结束。在临走前，我不禁产生了惆怅和留恋之情。昨天晚上临睡前，我突然产生一个念头：是不是我所有的想法（指带"怕"字的想法）全部都是"虚假空"的？是不是我所有的思路（指有"怕"字时的考虑问题的方式）都是错的……今后如果万一有事被我怕中了（成了所料之事），会不会大大削弱我战胜"怕"字的决心和勇气？我很怕因为这某一方面出现的"真实有"而令自己对"虚假空"形成的新观念产生动摇，很怕好不容易从学习班里得来的信心付诸东流。因此，我一下子觉得不安起来。

今天，我虽然疲劳，连日来几乎都是 12 点睡觉，而小旅馆的卫生条件比较差，各方面让我很不适应，但是我觉得自己是在用毅力战胜疲劳，拼命使自己保持头脑清醒，投入到这一关键阶段。今天觉得精神似乎好多了，不再为没有出现新领悟，为担心自己是否是"怕"字面前的逃兵而紧张、苦恼。我把思想放松了，不指望立即出现"千树万树梨花开"的心境，而希望一步一个脚印，达到理想境界。

对于这几天没有出现强迫念头来检验和实践的问题，听了讲座，我知道：不能为了治好自己而刻意去制造紧张气氛，否则，实际上是在复制另一个强迫症状。没有强迫观念，轻松愉快时，不要去想。出现强迫观念，采取"三步走"措施对待它，希望能在以后的斗争中熟练使用这个宝贵的武器，真正能做到"习以治惊"。

症状如何消除？主要通过认识的转变。这种认识的转变：一是通过学习，知道紧张就是"怕"，"怕"就是万恶之源，所以必须以轻松的心态应对它。二是听课后知道，并不一定要立即出现新领悟，一步步踏实地往前走也很重要，新领悟更多地来源于实践。三是出现反复并不可怕，因为不良性格的根尚未挖除，病理兴奋灶必然在情绪低沉时又会扩散开来。重要的是在于明白道理——通过学习和实践,提高心理素质后,与"怕"字勇敢较量,通过改造性格缺陷,坚持下去,必然会取得最后胜利,做一个精神世界的自由人。

以上是我今天在听课和个别交谈之后,得出的综合性的感受。它改变了我的精神面貌,我因此感到心境开阔了,情绪放松了,这必然成为我克服"怕"字的有利条件。这种心境,是任何外界条件代替不了的,它产生于正确的指导,又为改造强迫观念带来无比的益处。

下午能与鲁教授直接、正面地谈话,亲自得到关照,我很高兴。您虽然没说多少,但却令我难忘:①能把材料与我对上号(这是我担心的,也是最起码的要求——为了自己的心身健康,我不得不希望您清楚地了解我。这个学习班里大家似乎没多大毛病,却有着最异乎寻常的心理病态),并表扬我的理解能力较强,材料写得多。②受到了热情鼓舞,相信我一定能治好强迫观念。虽然我深知医生对患者总是鼓励的,但我深信这番话绝不是"哄"我,而是看了我的反馈材料后的新指示。③我确实还存在极大的逃避心理,经常为"万一"辩解、说情,说得头头是道,做起来就逃避退缩,这是自己治疗疾病前进道路上最大的障碍。

下面,我再简单地汇报一下今天学习的几点感受:

1. 强迫观念的"怕"字并不是虚无或不存在的,而是确确实实存在于我们内心的。认为"怕"字不存在是逃避心理在作怪。虽然强迫观念千奇百怪,但万变不离其宗,都来源于一个"怕"字。虽然这些"怕""实实在在"地存在于患者内心,但却是"虚假空"的! 因为自己是"当局者迷",一进入情境,与"怕"字接触,就身不由己地迷糊了,弄不清真假是非,就在"虚假空"这个由自己划的"圈套"里转来转去出不去,焦虑不安,犹豫不决,陷入无路可走的地步。这类"圈套"时刻禁锢着自己:"我一定……否则,……""我必须……不能……"结果,越禁锢越严重。如果自己能放松一些,不怕它,也不禁锢它,把它当成一个不受欢迎的人,不去理它,这些思维反而会慢慢地消失。

2. 我对那位病友所总结的"三自一转移"的随访信件很感兴趣,因为他也属于强迫观念。我们虽然没有见过面,但同样遭遇的人仿佛就是本期学习班的人,我是那样熟悉和理解他。随着老师的介绍和选读,我好像看到一部治疗强迫观念的电视连续剧……他的年纪比我大,他的毛病全都好了,那我为什么不能把他在痛苦挣扎和反复斗争总结出来的"三自一转移"用到我的实践中呢?

3. 我对鲁教授提倡学习自己"马大哈、随便一点"的建议很感兴趣。我这个人，从小在正统教育、革命家庭环境中成长，确实过于认真、刻板、忠厚、善良，至今还是如此。通过学习，我才弄明白了过了头的优点却成了害人不浅的劣根。为了把余下的人生过得轻松愉快点，为了不再对不起自己，我应该变得随便，有点弹性，好应付人生道路上各种各样的外界环境。

患者E反馈八(1989 年 8 月 23 日)

通过 8 天的学习，我了解了强迫观念发生的机理，"树"的形象比喻让我明白了症状来自"怕"字，要想使枝叶干枯、消失就必须克服"怕"字，使根干断离。除此，还必须在这个基础上狠狠挖根，不断改变性格缺陷。唯此，我们才能真正地跳出苦海，做精神世界的自由人。

经过医生耐心的启发和帮助，我现在对这个问题的认识有了头绪：

1. 由于性格缺陷，我的任何由"怕"字引起的想法都是片面的，是扩大了对自己不利方面的设想，选择性地进行穷思竭虑，是悲观、消极、胆小怕事的性格缺陷的体现。所以，所有的设想、担心、顾虑都是"虚假空"的。这几天来，我一直在为自己的种种"怕"找借口，为"万一"找理由，这些都是一种逃避现实的表现。我不能再逃避现实了，逃避下去，只有死路一条！

2. 如果真的有千分之一、万分之一的所"怕"之事变成真的，又怎么样？如果只有"怕"字，不仅什么也解决不了，而且，往往被弄得苦恼之极，甚至被逼上绝路。这往往不是事情本身所造成的，而是"怕"字造成的。反过来，如果有良好的心理素质，就是顾虑之事变成现实，也能面对现实，泰然处之，行若无事，照样保持自己心身健康，渡过难关。想入非非是不起任何作用的，与其烦恼、痛苦一辈子，不如将其弃之一旁，轻装上阵，随时享受快乐和轻松。鲁教授在人生道路上，之所以能闯过那么多"灾难"，保持心身健康，就是因为他拥有良好的心理素质及永恒的人生价值观。

3. 比较得失，不可因小失大。由于社会复杂，人生道路不平坦，生活中永远充满着矛盾和困难。为了万分之一的可能，却要付出极大的精力，并且以永远痛苦为代价，浪费青春和生命，这是多么惨痛和不合算啊！解决之道，唯有提高心理素质，视困难为必然，任何时候都能坦然处之，那么任何困难将不会称其为困难了。

所以我想通了，对于心理治疗这门科学来说，要从根本上理解它、相信它，但不要钻牛角尖。心理疏导是长期的自我革命，如果我们离开老师，自己就理不清头绪，分不清是非真假,那将是难以自拔的。

现在,我的初步打算如下:

1. 在工作、生活中锻炼随便、灵活的性格,避免过于认真。

2. 出现强迫观念时,学会熟练运用"三步走"的策略对待它。首先,不怕它,以轻松的心态对待它。其次,少想多做,出现"怕"字、胡思乱想时,多提醒自己性格缺陷又抬头了,并通过做正常的事情去转移它。再次,想到就做,逐步做到"习以治惊",让它不再干扰自己。

3. 认真学习《疏导心理治疗》,复习课堂笔记,全面、扎实地提高心理素质。努力做到平时把一切看得淡一点,关键的大考验面前也能保持情绪稳定。

随访信件摘录

(作者注:一年多后,患者 E 逐步战胜了强迫观念,并和医生交流了她取得胜利的经验和体会。)

经过集体疏导治疗和自我摸索,我终于成功地克服了强迫观念。总结两年来的斗争和反复,总的来说,我有如下体会:

1. 鲁教授对强迫观念的"三步走"策略起到了主要作用:

第一步,分清是非真假。对的、是的,坚决去做,非的、假的,坚决地丢。当我分不清是非真假时,那我就随"大流",若遇到这个问题,大家是怎么想的或怎么处理的,我就向大家学习,也这么想或这么做。我感觉,注意力不集中或反复想某些事大家都会有,为什么大家都不在乎,我就这么在乎呢? 而在乎的结果又是什么呢? 除了痛苦,没有任何好处。我也应该向大家学习,出现这种情况,也不应该太在乎!

第二步,少想多做。即立刻中断或转移病态想象,不要使自己无限制地想下去,而去做"应该做的"。例如,以前我怕出现强迫观念,而实际上越怕越出现。这时,不要硬顶,也不要想马上就中断,或要求自己不能受到任何干扰,而是不要理会它的存在,接纳它,并带着症状继续做正常的、该做的事情。比如在我看电影或逛风景区时,虽然强迫观念对自己的干扰很大,经常习惯性地出现这些思维,严重影响情绪。但我马上告诉自己:"不要急,更不要怕,能看进去多少就看多少,它出来就让它出来吧,我不在乎它! 它的出现,与自己刻板、对自己要求过严的性格有关,说明自己的性格缺陷还没有改造好,自己应该随便、无所谓些!"当我坚持看下去、走下去,一段时间后,我发觉这些干扰就越来越少了。最主要的原因是我改变了以往强迫观念一出现我就紧张的习惯,逐渐放松了,它就出现的少了。

第三步,想到就做。我对这方面的含义理解更深刻了:①一想到病态思维,就马上去做应该做的事情,有意转移思路。我的体会是,转移思路有两个方向:其一,可以去做别的事情。其二,可以转移到自己的不良性格上来,"我太刻板,太拘谨,对自己要求太严,应该更灵活、更无所谓一些",这样一举两得,不但有效地转移了思路,而且挖掘并改造了性格缺陷。②当想到做"应该做的"事情,就立即去做,不要有过多的想象或假设。因为,过多的想象只能使自己退缩、逃避。而且,做了也不要多想,更不要后悔。

通过上述三个步骤的多次实践,我就感到一天比一天轻松,一天比一天有自信心。自己也摸索出了对付强迫观念的办法,摸准了它的脾气。终于,它被我踩在了脚下。"习以治惊",真的很好用。它的出现,自己已经习惯了、轻松了,什么怕也不存在了。通过多次这种有策略的斗争,当这只"纸老虎"再次出现,我就认清了其本来面目,轻松面对,不在乎它了。当我不在乎它,不把它当回事时,它也就失去了威力,暴露出"虚假空"的本质,不再对我构成威胁。

2. 治疗强迫观念是一个过程,需要一定的时间,需要自己不断地总结、摸索和领悟,不可心急。其中,我认为"领悟"是最重要的。症状的消失,一靠认识,二靠实践。认识和改变自己所"怕"的事物都需要一定的时间,和症状的斗争实践也需要时间,在反复实践中体会"习以治惊"的作用。千万不要想让它在一两天或几周内消失,不要再给自己套框框,越急效果反而可能越差。只有自己在不断的斗争和实践中,结合疏导疗法的原理,总结自己的经验,不断"悟"出一些对付它的办法,才能真正对自己的治疗有所帮助。否则,不认识,不实践,不领悟,任何一个好的疗法,可能永远无法在自己身上起到作用。

3. 强迫观念的根源是性格缺陷,因此,最终的治疗目标必然还是改造性格缺陷。失去了"改造性格"这个指引航向的灯塔,可能自己永远无法到达"最优化"和人生成功的彼岸。而改造性格是艰难的,需要付出巨大的努力。因为,不良的性格都是从小形成的,是与正常的性格特征同步发展的,内化成了一个人习惯化的行为及思维方式,所以,往往连自己也很难辨别哪些是病态的、哪些是正常的。因此,首先,必须深化自我认识才行。其次,即使认识到了自己的性格缺陷,但走出"认识→实践"的关键一步时,往往又习惯性地回到病态思维和行为的老路上。再次"迷路",分不清是非真假。有时自己很痛苦,但面对改造性格缺陷时,就像让他切掉自己身上的恶性肿瘤一般,虽然痛恨之,但让自己动手时,就很难了。因此,认识后纠正起来也需要极大的毅力,并且只有坚持、再坚持,方能真正提高心理素质,不断取得进步和成功。

点　评

强迫思维是所有强迫症患者面临的最棘手的问题,相对强迫行为来说,看不见、摸不着,而且控制不住的想法、念头或某种感觉,很难通过行为控制的手段减少这些思维,而只能在不断的实践中,逐渐摸索如何和淡化强迫思维的感觉。对于强迫思维,有两个误区值得注意:①过于排斥。对强迫观念一味采取排斥、顶、斗争等方式,想尽快驱赶掉强迫思维,这样必然陷入"作用力越大,反作用力越大"的误区,强迫思维反而会更加顽固。②过于屈从。一味屈从于病态念头,顺着病态念头无根据地想象下去,恶性循环,越想越悲观,无法自拔。两个误区在该患者身上都有存在,如对于冒出的某些想法、杂念,过于在意,总想快点排除,让自己轻松起来,结果越不让想,越要想;而对于有些"怕"字,如他人评价、某些事情的后果等,她不断想象种种后果,病态的联想一环套着一环,甚至出现想出"五条不可能理由"以缓解恐惧心理。两种情形都无法摆脱强迫思维,而只会在误区里越陷越深。该患者能较好地认识这两方面的误区,并能结合自己,积极践行"三步走"的方法,安排满日程,将注意力从与强迫观念的纠缠中逐步转移到正常的、有积极意义的事情上,避免为强迫观念留下更多的时间和空间。通过在日常生活中的不断实践,她逐步摸索出两个误区之间的正确路径,总结出了自己的经验和方法,日日践行,道路越走越宽阔。在克服强迫观念的过程中,症状会不断反复,甚至有时会有濒临绝境之感,她能够迎难而上,顶得住,不放弃,坚持不懈,不断战胜反复,面对强迫观念的经验越来越丰富,强迫观念随之迅速淡化了。她终于取得了较大的胜利。

在克服强迫观念的过程中,她还逐步认识到强迫观念与性格缺陷的密切关系。她认识到,之所以出现强迫观念,完全是自己过于严谨、胆小、敏感、要求完美的性格缺陷所致——总怕杂念干扰自己,使自己无法轻松。总希望自己在别人心目中的形象完美无缺,别人都评价自己好。因此,在外人面前,表现得幽默、大方、乐观,其实,内心并非如此,而是处处察言观色,敏感、悲观、消极。悲观到了极点,总认为如果一辈子都无法走出强迫的阴影,人生就完了,因此,有时万念俱灰。参加疏导后,她以改造性格为灯塔,以疏导疗法为渡船,不断努力,奋力前进,逐步走向了胜利的彼岸。

她将"三步走"的方法与自己的实践密切结合后获得的经验和体会非常宝贵,值得为强迫观念所苦恼的每一位患者学习。

第四节 少想多做的典范
——强迫性对立观念

患者 F,男,初诊时 16 岁,高中学生。

病情简介

患者在 14 岁时出现害怕忘记学习过的知识的强迫观念,不断地想:"我要是忘记了这个公式怎么办?""要是忘记这些课文怎么办?"虽然知道自己已经记住了公式与课文,但仍控制不住地担心、害怕。他每遇到一件事情总要往坏处想,明知道那些担心完全是不必要的,但思想上反复斗争,越想摆脱就越要去想,反而摆脱不了,以致上课注意力不集中,严重地影响了学习。他曾到某心理卫生中心就诊过,但效果不佳。后到南京脑科医院进行疏导治疗,症状消失,取得了"最优化"。病愈后,该同学由普通中学考入了省级重点中学,成绩名列前茅。下面介绍他靠听录音磁带(为集体治疗现场实况录音整理而成)克服强迫观念的反馈材料(注:因患者不愿公开家史,所以第一阶段反馈省略)。

患者 F 反馈一

今天我听了 11～12 盘,知道现在已是与"怕"字短兵相接的时候了。

鲁教授用一棵树形象地说明了强迫症的结构。由于我的性格中存在缺陷,因此,当遇到困难、刺激时就会束手无策,产生心理障碍。您给我指出了一条治愈强迫症的道路——根干分离,即消灭"怕"字。

回忆我以前所怕的所有事情,的确没有一件事情如我所怕的那样发生过,一次也没有!但我却整日陷入了极度的恐慌中,担心那些莫须有的危险会随时袭来,从而不能自拔。现在我知道了,到目前为止,我所担心害怕的东西都是"虚假空"的,没有一件是"真实有"的,而且它的脾气我也掌握了,这种"怕"只不过是只小猫而已。而当我的心理受到一点刺激,不能起到正常镜子的作用而只能起到哈哈镜的作用时,这只小猫通过我病态的心理反射出的却是一只大老虎。这样,主客观不能统一,在平常人看来很正常的事在我看来却十分危险。比如，一次我在电视上看到有一家人因使用不当，导致电视机爆炸，看到那家被炸后的情景，我受到了刺激，害怕自己家里的家用电器(不仅仅是电视机)会突然爆炸。后来，我的房间装了空调，由于它是窗式的，运行起来声音比较大，于是我就很害怕它会爆炸。因此，一进我的房间心里就乱了套，做什么事情都颠三倒四，时刻担心它会爆炸。以前我也曾强迫自己坐在房间里，但心里仍然想着它，结果，不一会我就会胆怯，不是赶紧把空调关了就是立即逃出房间。现在我掌握了方法，摸清了它的脾气，就不再怕它了。下午看书时我就是在房间里进行的，而且开着空调。这次我按照"习以治惊""少想多做"的原则去实践了，恐惧感基本消失，"怕"字步步紧逼的感觉也没有了，虽然还不像没病时那么轻松自如，但比起发病时的那种感觉要好多了。在实践过程中，有一个情况与我在实践前想的不同，一是"怕"字并没有怎么顽抗，恐惧感就消失了；二是并没彻底忘掉自己所怕的东西，心里也不像想象的那么轻松。

患者 F 反馈二

今天我写这篇反馈时，心情十分愉悦，因为我的症状全部消失了，一年多来积压在心头的恐惧、压抑一瞬间完全消失了，取而代之的是轻松、愉悦，就像没得病以前似的。即使想到所怕的东西，我也丝毫没有了害怕的感觉，并且完全像正常人一样。只是在没有这些痛苦折磨的情况下，我反而有些不自在，甚至不知道该干什么。这时，我想到了鲁教授的话：心理障碍就像感冒一样，好了就好了。于是我就告诉自己：大胆、轻松地生活吧！你的病已经治好了，不必再去担心它会不会复发，即使复发了，你也有了经验，而且是成功的经验，下一次就不会再被动挨打。虽然我还有些不自在，但我坚信，只要我努力、努力、再努力，就会习惯的，就会使疗效巩固，做到"最优化"。

下面我总结一下我的体会。当我遇到一个症状时，我首先用客观的眼睛去看它，不带丝毫主观意见，确认它是"虚假空"的。并且看看其他正常人对这一事物有没有恐惧感，如果没有，我就完全肯定它是"虚假空"的，接着就实践，按照"习以治惊"的原则多接触它，在实践中提高认识，真正认识到它是"虚假空"的。使主观与客观认识相统一，慢慢地我就克服它了。在这一过程中，我还是很注重"少想多做"，并且使自己形成一种条件反射，只要确认那种"怕"是不真实的，我就不去想它，就正常地工作、学习，使自己全身心地投入到生活、学习中去。

我的症状已经全部消失，但无论这种病有没有根治，我都要坚持不懈地努力提高自己的心理素质，真正做到"处逆境而不馁，遇反复而不惧"。下面几天我还要在鲁教授的指导下，去挖掉我的病根——性格缺陷，彻底去改造自我。我坚信，经过我的不懈努力，我会成功的，一定会的。

向心理素质高的人学习，这是提高自己心理素质、克服"怕"字的好方法。第一，在症状尚未完全消除，有时"怕"字还相当多，自己不能判断自己怕的是否对的情况下，无法分清是非真假时，"要随大流"，向周围的多数人看齐，看大家在这个问题上会不会怕，如果出现了类似自己的情况，他们会不会和自己有相同的反应？如果别人不会有自己的这种想法，那我就要大胆地否定自己的想法，并积极向大家学习，大多数人的想法往往都是比较客观的。第二，在症状基本消除后，在生活中，大多数患者还会遇到种种担心——怕这怕那，例如来自人际关系、事情的后果等，虽然不像症状存在时那样集中了，痛苦感没那么强了，但这些"怕"对自己的日常生活和心身健康的影响仍然是比较大的。这些担心和"怕"的根源仍然是性格缺陷——心理素质较低。因此，在摆脱症状后，如何提高心理素质，进一步提高生命的质量是每个病友都会面临的艰巨任务。在这个阶段，向心理素质高的人学习就成了最好的方式之一。每个人周围都会有心理素质比较高的人，无论朋友、同事，我们都可以向他们学习，学习他们对待困难立足现实、沉着冷静、举重若轻、无所畏惧的态度，学习他们善于与人协作，多看别人长处，主动、积极、自信地与人交往的方式，学习他们善于处理人际矛盾，不敏感、多疑，不想入非非，相信别人、接纳别人、宽容别人的人际态度。当然，除了学习他人，自我反省、自我认识在提高心理素质、提高适应能力方面也是很重要的！

患者F反馈三

今天是第二阶段的最后一天，我已经爬到了半山腰，在这里我要做个休整，也就是对第一、二阶段做个总结，为以后的治疗做准备。

在前几天里我了解到，要治愈强迫症，首先必须根、干分离，消灭"怕"字。要彻底消灭"怕"字，必须在认清它"虚假空"的本质，摸清它"欺软怕硬"的脾气之后，在"习以治惊""少想多做"原则的指导下，时刻保持理智、清醒的头脑，敢于实践，敢于拼搏，决不给"纸老虎"以喘息的机会，穷追猛打，不把它们打死决不罢休，然后就是挖根。

在以上思想的指导下,我的收获不少。首先我认清了自己,掌握了武器,树立了信心,坚决抵制"怕"字,症状已大部分消失,更主要的是我掌握了方法,这样,即使遇反复我也不会惊慌失措,而是有条不紊地与之斗争。的确,斗争是艰苦的,甚至是残酷的,因为它要消灭的不是别人,而是自我,是一个旧的自我,然后从斗争中创造出一个新的自我,一个崭新的、乐观开朗、沉着冷静、积极主动、适应力强、勇于克服困难、善于解决矛盾、情绪稳定的高心理素质的我。这场斗争是长期的、艰苦的,它长期到生命一刻不止,斗争一刻不停;它艰苦到必须在心灵的最深处去解剖自己、认识自己,而且进一步去改造自我的性格缺陷。为了取得斗争的胜利,我将决不宽容自己,决不为旧的自我开后门。我坚信,我将永远是一位和自我斗争的勇士。

现在,我已到了半山腰,不进则退,前面只有两种选择:一是做个懦夫,被"纸老虎"逼下山,一口吞掉;二是做个勇士,明知山有虎,偏向虎山行。我的选择永远是第二条。如果说前一阶段我只是陷入迷宫,不能自拔,那么现在医生为我指出了一条走出迷宫的路,那就应该披荆斩棘,付出加倍的力量去开辟一条成功之路,登上山巅,一览众山小。

患者F反馈四

今天我听了20~23盘,对性格问题有了比较透彻的理解。我的性格中既有缺陷的一面,又有好的另一面。而性格缺陷正是各种心理病症的基础,一日不铲除它,我就一天不得安宁。由于我的性格是16年来我有意无意中形成的一种相对固定的心理与行为模式,而且性格一旦形成就有了相对的稳定性。在我的日常生活、学习中自然而然地从各方面表现出来,比如虚荣心,由于长期的社会和生活环境的影响被有意无意地加强,在没有条件表现自我的虚荣心时,它就进而表现出自卑、孤僻等不良性格,而要改变它,就要以自尊、自爱去代替它,代替的过程是痛苦的,因为这是一个人生观、世界观和价值观的改变过程。即使在写这段材料时,我都有点不寒而栗,因为这意味着要把自私改成大公无私,把虚荣改为自尊……这需要极大的决心、信心和恒心,特别是决心,如果自己对自己打一点折扣,放松一点,旧的东西就可能卷土重来,就可能前功尽弃。我希望今后鲁教授能经常来信提醒我,监督我,使我时刻保持清醒、理智的头脑,勇猛无畏地同性格缺陷作一场长期斗争。我已把我的性格缺陷列上了黑名单,它们是依赖性强、暴躁、自制力差、虚荣自卑、孤僻好静、敏感多疑、胆小怕事、有事不外露、任性自负、以自我为中心、过分善良、老实、刻板、认真、循规蹈矩、自我要求过高、凡事追求尽善尽美。找到了自己性格上的弱点,也就找到了向它们进攻的缺口,医生给了我"六种牌号"的武器,我一定要利用这些武器来消灭它们。

在乐观、轻松、勇敢、果断、灵活、随便这六台"挖土机"中,我选择了"乐观牌"挖土机。乐观,顾名思义,它本身就意味着凡事看开点,尽量往好处去想,即使事情的结果令人懊恼,只要你乐观一点,也不至于在精神上有多大损失。保持乐观开朗的心情,不悲观、不懊恼,做到"宰相肚里能撑船",即使再大的事也能轻松地应付,不致心理失衡。

在改造性格的过程中,我还要发挥自己的性格优点,那就是善良、认真、热情……做到处世积极,让性格优点充分发挥主导作用,在性格改造中充当主力军,为性格改造贡献一份力量。我坚信,在我的"三心"——决心、恒心与信心的支持下,性格改造不是神话,最终会成为现实的。

患者 F 反馈五

第二阶段是第一阶段的进一步深化,是运用第一阶段理论进行实践的过程,同时也是第三阶段的基础,是连接第一、三两个阶段所必不可少的重要环节。

在第一阶段中我了解到心理障碍的实质是大脑疲劳。因此,我只要运用鲁教授所教的正确方法去消除疲劳就可以了。鲁教授把心理障碍比喻成一棵大树,树冠是各种症状,树干是"怕"字,树根是我们的性格缺陷。现在我所要做的是砍倒树干,消除"怕"字。这一过程就是使主观认识与客观事实相符合,认识与实践同步的过程。只要能做到这一点,"怕"字就没有了,恐惧就消除了,症状也就消失了。因此在了解了"怕"字"虚假空"的本质,摸清它"欺软怕硬"的脾气后,为自己创造一个良好的心理条件,建立起自信心,充分调动和强化对治愈的内在动力,按"习以治惊""少想多做"的原则去努力实践,同时做到"处逆境而不馁,遇反复而不惧",勇猛顽强地斗争下去,不断巩固疗效,形成良性循环,"怕"字就一定可以消除。

下面谈一谈我自己的实践。我由于怕圆规的针尖会刺到我的眼睛,因此一看见圆规就十分紧张。经过这几天的疏导,我认识到要消除这个"怕"字,解放自己,只有通过实践,不断提高认识,努力使主观与客观保持一致才可能办到。因此,我首先分析"这个圆规好好地放在我后面,没人去动它,怎么会刺到我?"而且通过观察,我认识到这种想法在客观上完全是"虚假空"的,由于我胆小怯懦,根本没有考虑它怎么会刺到我,只是考虑到可怕的后果,这使得主观与客观有背离。在确定它是"虚假空"之后,我就坚决去实践,我把锁在柜子里的一个大圆规放在我身后,自己则像正常人一样学习、看书,少想多做,自己全身心地投入到学习中去,并告诉自己:"我一定要看看它究竟能不能刺到我,看看到底能不能发生这种事。"事实是最好的老师,它不容争辩地说明了这个"怕"字是完全没有必要的。这一过程是"不知→知→认识→实践→效果"的过程。在此过程中,我注意做到一点,那就是一个症状消失了,以后再碰到这一事物(比如圆规),我就不去想"我究竟害不害怕",也不去担心"怕"字会重复出现。换句话说,我不是为治病而治病,不是刻意去注意它。一个症状消失就消失了,不要再去想它,轻松点,乐观点,用正常的方式去生活,去实践,把善于联想这一特点用到学习中去,不去"助纣为虐"。一旦这一特点为"怕"字服务,去联想可怕的后果,就立即中断它,不去怕它,平时也不要去刻意注意自己的症状,用"乐观、轻松、勇敢、果断、灵活、随便"来武装自己。同时注意改正自己的性格缺陷,让"怕"字连痕迹都不留。

患者 F 反馈六

今天是听录音治疗的最后一天,我的收获是很大的。我学习了关于使用"挖土机"的一些原则,如要具备使用"挖土机"的条件,了解"挖土机"的制造原理及性能,学会驾驶与修理等。同时,我明确了性格改造的目标,认识到该建立什么,去掉什么。性格改造就是要改造一个"过"字,把阻碍我们进行正常生活的"过"字削平,回到一般社会生活所要求的水准上来。在改造中要建立乐观、轻松、勇敢、果断、灵活、随便等性格特征,去掉悲观、紧张、害怕、犹豫、固执、拘泥等性格缺陷。

无疑,改造性格的过程是痛苦的,重要的是要采取行动,付诸实践,持之以恒地坚持下去,认识一点就去做一点,"锲而不舍,金石可镂;锲而舍之,朽木不折。"我相信,只要我坚持住,哪怕是一小步一小步地爬,我也是在前进的,我终会取得巨大的进步。这里,您所讲的一些思想十分值得我认真学习:

1. 吃小亏占大便宜。这句话一语道破了许多人的玄机,有收获就得有付出,那些整天为小事斤斤计较、贪图小便宜的人,表面上看似乎占了一些便宜而没吃亏,但实际上,他们利欲熏心,不但失去了朋友,而且心理向不健康的方向发展,最终得到的肯定是可悲的结局。我的体会是:"在任何情况下,保持身心健康和从长远利益出发去考虑问题,是占大便宜的正确做法。"

2. 成功时多想想别人,失败时多想想自己。这是一种高尚的情操,这实际上也是"吃小亏占大便宜"的一种具体表现,因为这样做虽然在名、利上有些损失,但你取得的却是别人的信任与尊重,这是一些人都要得而得不到的,真正是占了大便宜。

3. 坚持原则,不拘小节。这意味着在非原则性问题上看淡一点,不要"得理不让人",为了一点小事与别人斤斤计较,争得你死我活,这是完全没有必要的。

4. 节约时间,珍惜自己,不要把时间浪费在"虚假空"上。回想起1992年我没有发病的那段时间,我的学习、生活一切应付自如,那时候,我对学习十分感兴趣,把学习看作一件快乐的事,并把大量的时间(几乎全部的时间)都用在学习上,结果一切都很好,"虚假空"的东西根本无法钻入我的大脑。但到了1993年,我的强迫症又复发,这次复发是因为我的胆小懦弱,结果病情日益加重,但学习并没受太大影响。到了高一,我的学习目标变了,变成为学习而学习,为高考而学习,结果为高考所累,成绩一直不如以前,好在我认识到这样不好,因此,下学期我将以新的面貌去迎接学习,坚决抵制"虚假空",达到"最优化"。

5. 临危不惧,少猜疑。除了上述鲁教授提到的一些思想外,我自己也认识到一些。以往我的人际关系很差,可我并没完全认识到是我的性格缺陷造成的,总认为别人不易接近,现在我的认识转变了,这一切都是我自己造成的。有些人比我强,我不愿意去接近,实际上是由于和他们在一起,我的虚荣心得不到满足,产生了深深的自卑感。这次我认识到任何人都有长处和短处,即使我一点长处也没有,但至少我还有善良的好性格。因此,和他们在一起,我根本不必要自卑。下学期开学,我要主动去接触他们,让他们的开朗乐观同化我的冷漠。

我认识到和别人相处时,不要唯我独尊,要尊重别人,用平等的眼光去看待别人,这样,你尊重别人,别人同样也会尊重你。因此,我要努力做到:乐于助人、平易近人、真诚待人,多为别人想一想。并首先从自己做起,让自己的行动去感化别人。也许,这很难,因为这些良好的性格特点我以前总是把它们记在脑子里而没有去实践,没有努力地做到。现在我不但认识到了,而且要努力实践,把这些性格特点以实际行动表现出来,把那些16年来形成的不良性格丢掉,而且要坚决丢,真正做到"该丢的坚决丢"。以前,我总是对自己、对别人要求过高,好在我清醒地认识到一个最深刻而又最浅显易懂的格言"金无足赤,人无完人",不要说过去,就是现在、未来也绝不可能出现一个"完人",一个也没有。因此,我那种要求自己、要求别人成为完人的思想完全是脱离实际的。人就是人,有好的一面也有不足的一面。我们所努力追求的是把自己的大部分变成好人，这就够了。

以上是我的一点体会，但这不是主要的，更主要的是我要在实践中去巩固疗效，不断改造自己的性格。

来信摘录（2006 年 4 月）

鲁教授：

您好！看到母亲转来的随访信，我很感动。感谢您对我的关怀。

我大学毕业后，留在××大学工作。后来到×国留学，至今已经 8 年多了。在×国攻读硕士研究生期间，我的成绩较好，基本保持在本专业的前三名。4 年前，硕士研究生毕业。本来我的导师让我继续读博士，但我考虑，应先工作，拿到×国的"绿卡"再说。工作两年后，拿到了"绿卡"。这几年，我一直从事 IT 行业的管理工作。

我父亲已经在前几年过世了，母亲仍在南京。每年我都接母亲到×国住几个月，还给母亲寄几千欧元。我准备再工作一段时间后，就不做技术工作了，想到柏林或美国攻读博士。

关于我的病情，十多年来，一直比较稳定，但由于性格改变有一定难度，有时遇到一些问题还有些不适应，但我自己都能及时调整过来，基本不影响自己的工作和生活。

……

点　评

患者 F 原本拥有一个幸福的三口之家，但在其 12 岁时，父亲突然脑出血，偏瘫失语在床，其母既要主持一个商店生意，维持全家经济开支，又要料理家务，护理重病的丈夫……在这个不测的打击中，其母怕影响孩子，始终表现得安详、沉稳，以积极、热情、豁达的人格魅力和以冷静、乐观、现实的态度来影响孩子。患者 F 是一个非常懂事而又重感情的孩子，灾难突然降临时，他顿时感觉天都要塌了。在他的心目中，"父母是我最敬佩的人，从父母身上，学会了坚强。父母的坚强深深地印在我童年的记忆里。"他主动帮助母亲承担父亲的护理工作及一些家务事，并争分夺秒完成学习任务，从一个普通中学考进了省重点高中。但在这种紧张的环境及压力中，养成了自觉、严谨的习惯，原本的天真、活泼、幽默逐渐被懂事、严肃所代替，考虑问题过于仔细，做事谨小慎微，生怕学习、工作没有做好。于是，初三时，出现了强迫观念，怕忘记公式及课文，自己虽然知道已经记住了，但仍控制不住地担心。出现强迫观念后,他立即告诉了母亲,随后接受了系统的心理疏导治疗。在接受治疗后,他逐步做到了"少想多做,认识一点做一点",效果很好。大学毕业后,留校任教,后又公费留学欧洲。十余年来,一切良好,是一个"最优化"的典型案例。

从他的心理疏导治疗"最优化"过程可以看出,具有以下几个突出的特点:

1. 早期发现、早期治疗是所有疾病获得良好预后的定律。在他出现症状,意识到自己"不对劲"时,自己敢于暴露,这是个关键。显示他平时与父母沟通良好。当母亲也意识到他的心理不正常时,能马上找心理医生。说明在一个家庭里,自幼养成与父母沟通的好习惯,即使有了心理问题,也有利于相互了解,相互帮助。

2. 由于看医生后,他对心理疏导的要求甚为迫切,理解力及治疗能动性较强,在不影响学习的基础上,听医生提供的系统心理疏导治疗的录音磁带,按医生的要求,自己安排治疗计划,在病理条件反射尚未巩固,即"惰性病理兴奋灶"尚未形成时,不给予强化,及时予以消退。抓住疏导的重点,与自己实际结合,做到了"少想多做,知行统一",全面掌握心理疏导治疗及强迫症的科学知识,与自己的实际密切结合,获得的近期及远期效果是令人满意的。

3. 其年龄小,各方面可塑性强。从他的成长过程看,其婴幼儿及童年期是在一个祥和、欢乐、紧张有序的家庭中度过的。父母和谐、乐观、积极的人生心态对他人生价值观的形成潜移默化地打下了良好的基础。给了他足够的安全感,使他感到温暖、依赖,具有无形的吸引力。这种从早年就开始的身体力行,不是靠说教、灌输就能达到的,无形中给孩子注入了活力,胸襟宽广、热爱生活、遇事不惊、处事豁达,这些对增强他的信心起着重要作用。

4. 他的经历虽然平凡,但一个少年能有爱心、孝心和信心,有较为鲜明的道德指向,可以说是当代青少年应该学习的精神榜样,也是知行统一的楷模。

第五节　化敌为友
——强迫性穷思竭虑

患者 G,男,初诊时 16 岁,2009 年首次接受心理疏导。

因为强迫思维(穷思竭虑,钻研无聊或者无答案的问题,不想明白就不放心)的干扰,患者 G 的注意力无法集中,学习成绩受到较大影响。曾到某专科医院心理科门诊,进行各类心理测试,服用药物,作用不显著。经过多方打听,找到了黄老师。

根据其亲属描述,判断他属于常见的强迫思维。得知其在专科医院的智力测试显示智力略低于正常时,黄老师产生了疑虑。为什么? 一般此类强迫思维者的智商不会低于常模(人类均值)。否则,不会如此的敏感,更不可能有如此缜密的思维逻辑。带着疑问,黄老师对他进行了第一次疏导。通过交流,真相大白:智力测试有明确的时间限制,而他在智力测试期间,强迫思维持续干扰了他的注意力,他完全是在焦虑不安和注意力严重被干扰的情况下完成智力测试的。在这种心境下,能测出这种结果,已经很不简单了。

　　对患者 G 的疏导分为个别疏导和集体疏导两部分。2009 年底,个别心理疏导两次,阅读《心理障碍自我疏导治疗》一书后症状有所减轻,顺利参加中考。高中期间,接受过两次个别心理疏导,同时偶尔进行信件咨询。高中阶段,其症状得到大部分缓解。2013 年 7 月,高考之后,他又参加了集体疏导班。高考成绩一般,考上了大专,但其精神面貌与初中时不可同日而语。除了专升本考试前,症状稍有反复外,其余时间,基本应对自如。2016 年成功通过专升本考试,顺利升入本科学习。

病情自述

　　我的症状刚开始出现是 2008 年 12 月,导火索是当时初三班主任的一句话。他看我学习努力,压力大,就想开导我。她说的其中一句话是:她的亲戚由于学习压力大变成了精神分裂。虽然她这句话并无恶意,可是我听到这句话以后就无比紧张,然后就担心我这样下去得了精神分裂怎么办? 我就开始找资料推翻这个想法,但并没有什么用,只是越来越重。后来,这个症状消失了。在一次意外中,我的眼镜坏掉了,要重新配一副,因为当时处于敏感时期,总感觉眼镜有点歪了,就反复照镜子,反复问别人眼镜歪不歪,其实照镜子看是正的。后来妈妈给我买了一双运动鞋,我总感觉鞋子是歪的,不对称。一个道理,反复求证,后来又延伸到怀疑自己的腿是歪的,然后就纠结身高,感觉自己特别自卑,但我无能为力,当时也不知道是强迫思维和行为。2009 年 6 月,到专科医院心理科咨询,服药作用不大,后来辗转找到黄老师进行心理疏导。

来信摘录(2013 年高考前)

亲爱的黄爱国先生:

　　你好!

好久没给您写信了，之所以改了对您的称呼不仅是因为我已成年而且高考在即，也因为我需要以一个坚强的形象来接受挑战，这样称呼较为得体。

这几年，我一边学习，一边要和时不时冒出的强迫思维斗争，内心的矛盾与挣扎没人能理解。两年前，我的烦恼太多，经常逃课，成绩一落千丈，后来由于成绩原因留了一级（你了解这个情况），也许是懂得了学习之重要性，努力往上赶，现在成绩差不多已达中游，但强迫思维带来的烦恼似乎没怎么减少，由于它已是我的"老朋友"了，也很难引起我太大的情绪波动，只是烦恼，而且每年也就几次特别严重，但几天就平静了，反反复复，周而复始，这样的日子已经四年了。这四年来，一直有疏导疗法有形无形地陪着我，所以，我进步了不少，明白了许多道理，削平了许多性格的尖锐，克服了不少坏习惯，偶尔回想四年前那个脆弱的不堪一击的我，对疏导疗法不胜感激。

近期反复又开始了，强迫思维蔓延，一直以来我总是强迫回忆与表象，总觉得脑海中的回忆或表象与客观现实有差距，即使想到满意为止，还要再来几遍，才能"舒服"。如果不"舒服"，则干什么事都很烦，也干不下去。如果按疏导疗法中提到的，我就是总屈服于"小痞子"，让其牵着鼻子走，有的需要几分钟就走出来了，最长的需要一两天，有的则需要一下午。大大小小的症状围绕着我，接连不断。但也不是一直陷在与症状纠缠中，我毕竟还要上课还要做题目，在这些硬性条件下我一边"难受"着，部分注意力仍在与病态思维纠缠，有时候撑不住了也会停下来与其纠缠，病态思维来时，我多数选择妥协，因为我不想让它耽误我，而且走"不理它"这条路太难了。举个例子，也许是我打球打多了，我的腿关节和腰关节一做拉伸运动就会发出声响，况且与四年前相比，我身高又长了两三公分，我就把这两件事情联系起来了——可能是球打多了，拉伸运动做多了导致我骨骼间隙变大了才容易发出声响，长的两三公分是骨骼间隙变大引起的，其实没长个。听起来很荒谬，但就是这个问题影响了我好多天，针对这个问题我用多种理论来推翻我所谓的假设，一边知道荒谬，一边又控制不住地论证。与此类似的事情很多很多，在这一次反复中，我又有点穷思竭虑的倾向，总是想推翻或怀疑客观事实，比如数学公式生活中的公理，还好不是很严重。这一次反复已过去了，现在心理很稳定，在稳定时"小痞子"就不那么嚣张了。

再有一个多月就高考了，目前我考前心理状态很好，由于时间太仓促，对于在这一个多月养成走"不理论"道路或者说走"一刀两断"的道路的习惯，我信心不太足，现在实践是不是太晚了,毕竟我还有 40 多天就高考了,所以恳求黄老师指点迷津。另外我很担心到高考那几天它会影响我,每次考试前一两天,因为想全心投入,所以就很紧张,波动就比较大。所以,这个担心并非多余,以前的考试就无所谓了,高考压力会更大,所以我就很担心那两天会来影响我,对于这个问题,希望您会给我一颗定心丸。

期待夏天与您见面!

×××

2013 年 4 月

黄老师的回信

×××:

你好!

虽然好久没联系,但我能感觉到你对我的信任。

强迫思维的特点你知道,你越怕它,它越来。高考期间,它必然会出现,关键是我们以何种心态面对它,这才是最关键的。因为还有一个多月你就高考了,现在有两种方法可以采取:①进行模拟训练。你可以想象高考考试前、进考场、发试卷、开始写名字、开始做题等这些时刻,强迫思维猛烈出现的情景,然后你在这种思维的干扰下,继续做题的感觉。多次模拟练习,能有效缓解真正上考场时的焦虑。具体强迫思维对你影响大小,取决于你的态度,是迎战的心态,还是投降的心态。反正它都要骚扰你,选择后者,不如选择前者。②暂时的策略,可以暂时逃避。虽然越关键的时刻,越不逃避能换来最大的进步。但那样会增加你的焦虑,因时间太短,为了利益最大化,可以暂时逃避,以换取复习效率。如果提前 1 年,我就不会支持你逃避,而让你坚决挑战。

勇敢挑战,放下,莫执著,除掉标准,随便怎么样,反而会更好。

临近高考,可以多联系! 不要介意!

黄爱国

患者 G 反馈一(2013 年 7 月 8 日)

今天我要讲的主要有两方面,一是自己看自己;二是通过别人看自己。

首先,先从别人的角度来看自己。毕竟是先给别人开刀来看自己的病,相对来说比较轻松。刚去了集体疏导班报到的房间,时间不长,大概有半个多小时,因为我出去玩了,回来的比较晚,进房间以后大概有六、七个人和黄老师的助理在。一开始,也许因为不是太熟,我坐在那里,只听别人聊天,后来刘××主动和我谈了,他也许认为我有了一定的经验,所以就问了很多问题。结果,我发现他全是围绕着病态讲。他主要用的句式是:我是……我哪儿(不舒服)……还问我吃药会不会有效等等。我发现他是以一个完全逃避的心态去看待问题,为了减轻痛苦而咨询我许多问题。我不断地告诉他病态的机制以及解决的办法,他也是附和我,但从表情上不难看出他内心的纠结,也许是因为他太怕苦了。更值得一提的是王××还有他妈妈。就在我们聊天时,王××坐立不安,最后撑不住了,跑到厕所去洗手,洗了一遍出来,又进去,又出来,又进去,反反复复大概四五次。说实话,这是我第一次见到别人病态的行为,可转念又想自己在4年前和特别严重时,何尝不是如此呢?他就像是一面镜子。王××如此反复,并没有停止的意思,而且没人去管他,我实在看不下去,就叫上刘××去制止了他,黄老师的助理还拿房卡不断往他手上(洗过好多遍的手)蹭,他表现得非常难受。他妈妈说:"儿子,大家都在帮你,大胆点。"他还有点发脾气。他妈妈还自述:"我经常给儿子讲'假如给你三天生命(最后三天),你就一切都放开了'等等。"他妈妈讲的这些大道理我认为不仅没用而且适得其反,因为病态思维是不跟你讲道理的,所以没用。而从王××角度来讲,他也许会认为"讲了这么多道理都没用,我是没救了",所以会适得其反。从刘××、王××身上我看到一些东西,他们又何尝不是我自己?能看到这一点,可能是集体疏导的优点所在吧。还有就是请黄老师一定要找王××和他妈妈谈话。既然我们是一个团队,那就不仅要拯救自己,也要拯救别人。

下面就是今天上课后我的新体会和疑惑。

先谈谈体会吧。第一天,毕竟是第一天,而且我接触疏导疗法许多年,收获不大,几乎没有,但在今天上课时我突然拾起以前灵感级别的认识,就是对病态思维、兴奋灶、性格之间关系的一种新认识,如下图所示:

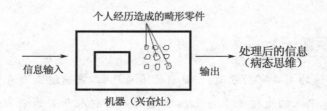

我们的过头性格就像是别人没有的各种零件,在长期的紧张、压抑下,这种零件逐渐组合成机器,也就是形成惰性病理兴奋灶。一旦受到刺激,也就是一旦输入信息,机器就开始了工作,把信息整合成一个怪怪的东西。这个怪东西似乎被赋予了魔力,让你欲罢不能,让你痛苦,甚至走投无路,而你却甘愿受苦。这种信息就是病态思维。

鲁教授的"病态之树"理论只是说说三者之间的关系,至于发病机制他是单独讲的。我自创的这种"机器理论"把三者关系与发病机制又联系了起来,应该会更系统化。像不能只摘叶子一样,你也不能只解决病态信息;像我们要去砍树干一样,我们要拆散这台机器;像我们要去一点点刨根一样,我们要逐渐销毁这些零件。我知道写的这些部分是超纲的,可这毕竟是自己的灵感嘛,记录一下,大有裨益。

我是在 4 年前才接触了心理疏导疗法,修行 4 年了,我不是用 4 年爬到山腰的,我是用一年多爬到的。另外,我有没有到山腰还不好说,虽基本上不影响我的生活,但也是会掉进去,出不来。有时候痛苦,但这 4 年来留下的经验还是极其宝贵的。

还有,我的疑惑——我们的转移是为了忘掉症状,还是只是淡化症状?

遇到病态思维,我需要分析一下、纠缠一下才能去行动和转移,那么,"那样的一下"是可取的吗?如果不那样我会极度紧张,"那样一下"就会让实践相对顺利一点。

患者 G 反馈二(2013 年 7 月 9 日)

今天所讲的内容有三个方面:

一、今天的收获

收获又分为两个方面:一是学到了从更全面的视角来看待病理机制,二是通过了课堂自我反省的内容。对于病理机制我虽了解和认识了许多,但今天有了新收获:①攻击欲是人类固有的欲望之一,其对象无非是别人或自己。小时候由于自己感觉挺优秀,所以对别人攻击得较多,自己的攻击欲得到了满足。青春期来了,性格开始暴露了缺点,矛头开始对向了自己,所以问题也就来了。这也是为什么小时候那么无忧无虑,到了青春期容易发病的解释。像在《读者》上看到的:最强大的人是既不在意别人怎么看自己,也不在意自己怎么看别人的人,这样的人不悲不喜,心如止水,所以攻击欲是很低的。②对于神经的"小路"与"大路"的理论也令我眼前一亮,这样就更好解释为什么病态这么怪,在我症状严重时,经常会怀疑到底是内因还是外因,有了这个理论又会让我以后更坚定了,甚至在实践过程中很迷茫时,它也会充当一支坚定剂的作用,阻止你逃避。对于正负强化与此理论大同小异,道理是一样的。

下面是自我反省的内容:①我一直在犯一个"贴标签"的错误,打着强迫症的旗号逃避好多压力,主要表现就是:算了,我不做……我有强迫症嘛!这样贴标签对于达到进步的目的是起阻碍作用的,只会为逃避提供营养。估计好多病友都会有这样的错误吧。②另外就是我经常埋怨我的父母,矛头指错了方向。我一直认为是他们的错,我经常把自己比喻成一张白纸,是他们的乱画才造成自己的不美观,殊不知这样想是错误的。虽然他们有可能有错,但过分强调父母对自己的伤害或排斥父母不仅会伤了自己也是逃避现实的一种表现。另外提醒一下其他的病友,千万不要再为了治病而治病,因为这样无非是排斥了病态思维。"篮球理论"讲得好,病态就像是跳动的篮球,怎样才能使其静止? 当然不是去为了让它停而刻意地给它一个外力,而是不用管它,它自然会静止。这就好比是症状,你越是刻意"摆脱"它,你越甩不掉,不去管它,它自然被淡化于无形之中。很多病友犯的错误会令整个战局南辕北辙。

二、自己的问题

我并不是只有在关键时候和压力大的情况下反复,就算平时,也会有大大小小的反复,但总体来说还是不错的。最近两年也有垮掉的时候,大概有两三次,但每次走出来就又"强大"一次,也就是说我也处于攀登时期,也在曲折中前进。垮掉时挺可怕,似乎走投无路,但战胜后的海阔天空往往能让我再上一个台阶。也许是高考时期的阴影,现在我还没有完全走出来,有时很迷茫,但与登山初级者不同,我有更好的全局观,以大局为重,不会因一时的低潮而太过苦闷。所以反复时的痛苦感就大大降低了,但有时候也停止不前甚至跌得更深。现在的我正在认识的基础上继续实践,所以,黄老师说我平时挺轻松,也许高估我了。

三、疑虑

①认识后再实践的执行力的高低是否与意志有关? 怎样才能提高执行力? 总感觉自己反复时执行力不太理想。②虽然在转移过程中不断回望(监视症状)是不对的,但也应该比顺着病态好吧? ③"脱敏"与监视病态的区别。

送给病友们两句名言,与大家共勉:行动是治愈恐惧的良药,而犹豫拖延将不断滋养恐惧。接纳自己是治愈心理障碍最犀利的武器(结合自己的总结)。

患者 G 反馈三(2013 年 7 月 10 日)

黄老师今天讲的内容我早已经内化掉了,写了大量的反馈,而且运用自如。多次实践后的自我总结让我对"小痞子"了如指掌,所以,不多提了。今天就尝试着进行一下精神分析,把自己剖开了给黄老师看一下。

在我很小的时候,由于父母的工作很忙,所以就把我放在了奶奶家。奶奶是那种性格特别保守的人,也许是这样,令我骨子里形成了一种保守的性格。大概上到幼儿园时,我回到了父母身边。母亲对我的期望特别高,从小就对我高要求,小时候我也是人见人夸,特别优秀,天资聪颖、刻苦就成了我的代名词。就这样,我也渐渐地对自己要求特别高,一部分的保守,一部分的苛刻,让我做事情近乎完美,我想这是造就我过头性格的重大因素。

小时候体弱多病,由于扁桃体不好,经常有炎症,也经常发烧,大概一周打两到三次针。就这样,我度过好多年,少年时期一直是痛苦的,一直是忍耐的。直到上了二年级才切除了扁桃体,身体逐渐强壮起来,但性格中又让我多了一份喜欢忍耐。也许是因为习惯了忍耐,所以我对这个世界最初的印象是痛苦的,虽然还无法解释这与过头性格的必然联系,但我认为一定有关联。所以还请黄老师分析一下(初步判断,别的孩子遇到痛苦就放下了,而我习惯痛苦就让我养成了过头的性格)。

这是自我的精神分析,也是这些年我对自己过头性格不断摸索得出的一点结论。

患者 G 反馈四(2013 年 7 月 11 日)

今天又谈了怎么对待症状以及逃避的类型,说真的,我已经很熟悉了,无需多言。今天就讲讲这几年"实践→反复→实践"中的心得,以及性格的一些改变。

首先讲一下这几年的心得:①症状像是雪球,怎么才会让它更快地融化? 当然,体积越小越容易化掉嘛! 所以就请你不要让它翻来滚去,因为越滚越大越难融化。所以在它形成初期不要管它,让它自己化掉,是上策。症状还像一颗小树苗,当它长成一棵大树时你就很难去除它,把它消灭于嫩苗,是上策。所以,把病态思维消灭于萌芽状态是捷径,唯一可走的捷径。②战胜病态思维,信心、耐心、勇气是几件好法宝。③注意战胜病态后的总结,这将让你越来越强。

这几年,我在战胜了很多"小痞子"后的总结,使我性格逐渐变化,我在这个过程中发现了自己"过"的性格,慢慢地改观,每反复一次就又上了一个台阶,也就是说,反复的好处就是提供给你一个进步的契机。比如原来要求精确,现在随便多了,原来条条框框太小、太多,现在放大了一点,心理波动也比以前少了许多,所以看别人看得也比较准,毕竟我也是从他们那里过来的嘛。

今天女友提出分手,我心里很不是滋味,这篇反馈是忍着痛苦写下的,就这么多吧。

患者 G 反馈五(2013 年 7 月 12 日)

快结束了,对于多次反复后再实践,我的认识深度与广度相对来说可以了,所以这几天理论的灌输对于我来说没什么大作用,只是了解了一些新知识,但不多,最大的收获还是来自与病友擦出的火花,让我深受触动。

也许是这几天的情感挫折,也许是快结束了收获还不大,我的心情很差,也会有多多少少的反复。还好,正好暴露自己的问题。①和许多病友一样,当反复时我也很难实践,但我重复的次数少,也不确定痛苦感是否要比其他人低。我觉得"反复时难以实践"是疏导疗法遇到的第一大难题,但我目前还没接触过其他疗法,也许这个问题放在哪儿都是第一大难题。②就算我去实践,也无法做到"一刀切",只能伴随着逃避去实践,但我相信,只要结果是症状对你影响不大就达到目的了吧。对于逃避的程度,时好时坏,但还是能感觉到自己的进步之处,因为逃避可以刹住车。

我认为对于病态,核心道理是"无为而治"(老子的)。实践是在执行"无为而治"的导向,对于不影响生活的一些习惯不一定要求改掉。比如比别人多检查一两次,不在意,也不痛苦,只是习惯,那就带着。病态的定义就是影响了正常生活,若是习惯,不用勉强,无所谓。

在这里,我斗胆讲一句,没有出现过心理折磨(病态的)的心理医生或导师不是成功的,不知黄老师有没有? 最后给疏导疗法提点建议:在对病人治疗初期,应多讲出他心理的活动让他取得对你的信任,因为,信任直接关系到疗效。

患者 G 反馈六(2013 年 7 月 13 日)

最后一次反馈了。

这七天,回想一下还是有收获的。

①真实地感受到自己这几年的进步,虽没爬到顶峰,但透过别人看到了自己已经爬了很高了,有一种一览众山小的感觉(满足一下自己的攻击欲)。②对实践有了

更深层次的感触，但我讲不出来。③通过集体疏导解除了有时对心理疏导疗法的困惑，主要是通过帮助和了解其他朋友。④体会到疏导疗法的优越性，通过今天鲁教授的发言了解到神经系统的复杂性、心理学的深奥。任何一门死板的科学都很难触及广大朋友的核心问题，心理疏导疗法的"大哲学"从患者中来到患者中去，特别有效。我开始感受到鲁教授的力量了，对他肃然起敬。⑤对精神分析有了初步了解，感觉这是我接下来修行的必须。⑥好像自己的人生获得了一种财富，当然不同于大家定义的所谓的财富，这种财富无法兑换成福利，但可以兑换成幸福和智慧，认识也就又提高了一个层次。

经过这几天，我终于提炼出自己最大的问题所在。为了方便表达，我将它贴个标签：确定癖。无论是强迫回忆或强迫画面都是想找到精确的答案，也许我讲得不对，当然这种毛病是在反复时才会有的（平时有但很少）。

当然，我们最终的目的还是生活嘛，不用经常把所谓的战术、所谓的理论挂在嘴边，当然这是深一层次的认识，我相信大家会在以后的阶段领悟到的。到那时，什么疏导疗法，什么黄爱国、鲁龙光，我们都不在乎了，自己才是最适合自己的心理医生。当然，严重反复时，我们还是离不开他们，就像爬山过程中从山腰上重重摔下后，还是需要向导指导的。

还有最后一个问题：对于那些生活中正常的强迫采取什么态度。比如正常人出现病态时也会检查或存在排斥心理。有的甚至会有许多次，当然与非正常的比还是少了很多很多，但一会儿就过去了，也不痛苦，当想起时又有轻微的痛苦。然后再弄几遍，又过去了，总体来说是少的。我要不要刻意去实践？一方面总觉得这种行为对改造不利；另一方面，去实践会产生更严重的内心冲突，怎么办呢？

最后的最后是谈谈对朋友们的一点建议和自己的一点希望。对朋友们：①此时的结束是征程的开始，也许有的朋友感觉没什么用，但不用太急，因为我们总是太急。②多实践，多挑战，大有裨益。③记录下生活中的灵感与每战胜一次反复的心得，大有裨益。④实践时的迷惘是一定的，因为实践时往往是被遮住眼的，可能一时很难看到希望或转机，但一定记住，不是看到希望才去坚持，而是坚持下去才能看到希望（自己感觉这句话特别好）。自己的希望是：我的一些经验、感悟可以通过黄老师的检阅，为心理疏导疗法做出一点自己的贡献。

再见，南京！

来信摘录(2015 年 9 月 3 日)

黄老师您好:

我是×××,好久没联系了,最近你刚举办过暑假集体疏导班,很累吧?我暑假也一直没闲着,做了一个暑假的标书,本来说 8 月份给你这份反馈,但是一直没有足够的时间,现在开学了,有了足够的时间来写这份反馈,有点拖沓了,下面就来谈谈我最近两年的情况。

先谈谈我的感受,从 2013 年暑假疏导治疗回来以后,也就是开始上大学的期间,我感觉非常好。以前,我经常陷进去,虽然我已经掌握了对待病态思维的方法并可以灵活运用,可病态思维对我的骚扰频率还是很高,我也经常为此苦恼,但是这两年我完全是另一种感觉,我不再经常出现病态思维,我不再陷于被动、陷于苦恼,换句专业点的话说,我的病理兴奋灶好像没了,所以这两年让我感觉好潇洒,好自在,就算偶尔它会蹦出来,我也是根本不上心,有过两三次严重点的反复,但我感觉这都是很正常的。

其实这不是风平浪静,因为我感觉这种洒脱是有客观原因的。中学时期,压力比较大的时候,兴奋灶也就随之而来,而大学里总是无忧无虑的,过得自然没心没肺,这么多次的经验告诉我,病态思维出现的机制是:压力大,是因为有些事情让你压力大。往往我们都是过于追求完美,所以想专心投入到这件事中。本来心里是有点病态思维的,想把所谓的杂念赶走。结果,越是去赶走越走不了,越走不了越严重,最后就像滚雪球,本来一个雪蛋,现在变成一个大雪球。反过来,在你很悠闲的时候,你觉得它走不走也无所谓,反正习惯它的存在了,就这样,它就没了,这两年我也就是因为这个才这么洒脱,这就是这么多年来我总结的"压力→反复→轻松"的机制。

另外,今年暑假我就反复的特别严重。在大学里快放暑假的时候,学校组织了一次体检,当时给我测量身高时竟然是 163 cm,而且是穿着鞋子,刚开始我还好,挺风平浪静的,只是感觉测量时肯定有误差,后来越想越不对劲,就算有误差也不会差这么多,难道我真的就 161 cm 左右么,平时测量怎么说也在 164 cm 以上啊。我对我的身高本来就很自卑,心里面就开始不平衡了,也大概有一年了没有反复,这次我突然意识到这是一次反复,但是怎么做我完全忘记了,对于这方面我已经生疏了。就这样过了一个多月,这一个多月里我总想得到一个确切的身高值,不过怎么测量我都不放心，怕有误差，必须精确到毫米。我也痛够了，慢慢又找到了当时克服障碍的感觉，回到了正常轨道，现在虽然时不时地也在纠结，但是对我的影响已经不是很大了。这两天刚刚得知英语六级通过了，所以这次反复也算是过去了，不过这次也是近两年来最严重的一次，我也总结到了一些东西。

我发现每年春末夏初的时候是我反复高发的时候，以前没在意过，今年反复时我回想一下确实如此，而且每年深秋是我心理状态最好的时候。可能你有点不理解，但是我这样讲可能你会明白点，自从黄老师给我灌输过强迫性重复这个概念之后，我才特别留意到这个规律。小时候，从生下来到 6 岁左右吧，只要从春末开始一直到秋天我总是隔三差五的发烧，扁桃体发炎，一周输液至少两次，天天吃药，所以现在让我回忆夏天都是痛苦的，也许这就是强迫性重复的道理。

这两年总体来说是好的，好得出乎我的意料，以前总是想着怎么克服思维、怎么不陷于两个误区，现在更多的是总结、分析、重新认识自己，到现在才感觉到自己真的上了一个层次。目前，我的这个状态也基本上算是正常人的状态了，那些反复什么的在我眼里太正常不过了。对了，黄老师可以给我推荐几本书。有时候我真的是想多认识一下自己，能在 16 岁的时候就认识了你和鲁教授，了解疏导疗法，并在后来的生活中有意无意地总结进步，我感觉自己还是幸运的！

来信摘录（2016 年 9 月 28 日）

记得 2009 年第一次与黄老师见面，那时候我还处于非常焦虑的时期，我从没见过强迫症这种庞然大物，实实在在，清清楚楚地压在我心里，无法抽离，卡在胸口。还记得那时我的症状是眼镜框的问题，不论怎么戴眼镜都感觉它是歪的，为了这个问题我坐立不安，后来在药物的帮助下减轻了焦虑感。2009 年 6 月我来南京见到了黄老师，接触了疏导疗法。虽然接触过许多疗法，但是当我遇到疏导疗法时让我对它产生了一种莫名的信任，像是一个老朋友一样，七年过去了，我把心得写在这里，诉说我和疏导疗法的点点滴滴，如果让我去讲与疏导疗法的细节，估计我三天三夜也写不完，所以我捡出最重要的几个转折点，希望对其他病友有所帮助。

第一个阶段是 2010 年，也就是刚刚接触了疏导疗法，那是最痛的，也是最心神不宁的，因为刚刚接触，好像有了灵丹妙药，对它期望很大，可是并没有实践、领悟，症状的反反复复让我对疏导疗法失去信心，这样的日子大概有一年。2010 年上半年我在挣扎中度过，时间来到了 2010 年的秋天，那时候出现了一个转折点，那时我正在上高二，我喜欢上了我们班的一个女生，把好多心思放在了她的身上，我渐渐感觉我的症状变轻了，有时候还会想"我的症状呢？""我还有好多'问题'没有解决呢？"，可是那些所谓的问题并不重要了，因为我已经被其他的事物所吸引了。所以，这是我第一次认识到症状的脾气，也算是第一次实践，从那以后我就曲折上升了，也就是螺旋式上升。

第二阶段是 2011—2012 年，处于学习领悟阶段。那时不时伴随着迷茫、痛苦，可是我已经习惯、接受了，这两年也算是修行的两年，感觉症状已经在自己的可控范围内，反反复复也成了平时生活的一部分，因为我已经知道它要干吗，也知道了它的流程，所以也没那么可怕了，这也算是"习以治惊"了，甚至有时候可以把它当做一个自己挺讨厌的朋友，它来时，虽然很烦，但是有时候又想：老一套，没长进。一定要有这种心态才可以，就是"看不起它""不就是那一套吗，有种来点新鲜的啊"。有了这种心态，症状什么的都不是问题，这也是我总结的最核心的心态。

到了 2013 年，那年我很忙，因为要高考了，我努力学习，压力很大，一直到 4 月份我都没问题，可是到了 5 月份我终于顶不住了，因为高考来了。以前的心态、勇气、经验什么的都忘记了，就是拿它没办法，一面对压力症状就加重。那年夏天症状特别厉害，直到高考完我还没有走出来，后来持续了 3 个月时间，直至大学开学。大学轻松的环境让我慢慢地有了好转，慢慢走了出来。后来总结了一下，平常的时候是一种情况，压力下面又是一种情况，直到现在我都没有走出这个魔掌，因为压力来自内心，能让自己感觉压力特别大的机会还是少，所以实践的机会也就少了。

第三阶段是 2014—2015 年，这是一个新的台阶。与这个老朋友相处 6 年了，我甚至可以不讨厌它了，有时候就是一个朋友，甚至都快忘记了它的存在。这两年给我的心得就是：别难为自己，何必呢？也许事情换个角度来讲就是海阔天空，非要一根筋吗？换句话说就是：不一定非要解决它，解决不了就放着呗，放着放着可能就没了，不一定非要把它当敌人，也许可以成朋友，打不过它，和它好还不行吗？让它融入我的血液，让它成为我的一部分，这就是我，这是我的特点，没了它可能就不是我了，要有种带着它并且打算带它一辈子的想法。可能有人会说我站着说话不腰疼，说都会说，其实不只是说说，需要时间，需要领悟，需要你痛得死去活来，才能收获这种宝贵的心态。说实话，现在我都没完全做到没有干扰，有时候还会重蹈覆辙，有时候还会迷茫。但是我和新患者的区别是：我不怕它，我知道它的真面目，也许有时惊慌失措，但是我总会用很短的时间调整过来。我现在一般最坏的症状是一周左右就没了,而且这一周我是比较快乐的,不痛苦的。我就带着它,可能心情有时会低落,不过没关系,什么东西都是短暂的,不影响我的生活。还有一些小症状,几乎一瞬间还没有形成,就解决了,其实我特别不想用症状这个词,你可以把它当做困惑,而心理疏导疗法就像是一本经书,教人一点点开悟,一点点成熟。

再谈谈最近一年最大的反复,就是今年春天,我面临着同专业专升本考试,和高考差不多,压力很大,但是我想学习,我能坐得住,这就是和高考时心态的差别,只是考试前一天有点撑不住了,当时我还请教了黄老师,最后都还好,一点都没影响考试,都是自己吓唬自己。后来大概用了一个月就走出来了。

说说这次的心得:①之所以在压力下,更容易反复,是因为你有重要的事情去做,你本身要求完美,不允许有其他"杂念"来影响你做这个重要的事,所以你比平时更排斥症状。那么问题来了,你越排斥它,它就越可怕,它就吃定你了,所以压力下容易有大的反复。还是要多锻炼,在压力下练成平常心就行了,我也在摸索着。②当你症状厉害的时候,你的纠结和症状本身无关,可能就是某种情绪,你没办法找到原因,所以就把所有罪恶之源都推给了症状,这也是不可取的。这让我想起叔本华的一句话,真正能伤害你的并不是事情的本身,而是你对事情的看法。③所有的症状此起彼伏,原因就在关注力上面,强的症状一定是你过于关注了,你给它套上一层光环,就像那些坠入情网而且一厢情愿的人,以为对方是这个世界上最理想的对象,古今中外没有比他更好的了,也许客观上他并没有这么好,只是在你心里他就是神。别傻了,可能吗? 这个情况和症状一个道理,你太把它当回事儿了,不是吗。

最后的最后,我还是要告诉大家,别把它看做是种病,别把它当做你的心腹大患,我们最后还是要去生活,学会与狼共舞,时间长了,它就会变成你身边的一条温柔的小狗,以前我不懂接纳的意思,虽然七年前就知道"接纳",可是我不理解,也就是前几个月,我豁然开朗,我们需要这种豁然开朗才能进步、开悟。希望我们手牵手、肩并肩,快乐的活着!

点　评

在与怕共处的过程中,本个案经历了"怕→纠结中共处→接纳"的过程。本案例的症状表现主要为误区二,即遇到怕字就屈从,陷入穷思竭虑之中,无法自拔。其实,屈从,是另一种排斥,因为怕它,所以,自己认为和"怕"说说好话,就可以把人家打发走了。岂不知,这个"怕"具有敏锐的洞察力,暂时被你蒙蔽,很快就会识破你的

"诡计"并卷土重来——或变个花样,或模样依旧,具体则表现为症状的此起彼伏。

与上述和怕共处的过程相对应,在患者心中,"怕"的角色也经历了"敌人→有点烦人的邻居→朋友"的转变。症状,是来帮助我们的"天使",只是披了一件魔鬼的外衣。帮助我们,为什么却让我们痛不欲生?因为我们还认识不到她的用心,不接纳她。为什么她要帮我们?因为我们有内伤,但我们并不察觉,而她是清楚的,所以,会时不时触碰一下我们的伤口,提醒我们要善待自己。直到我们的伤口疗愈,她才会离去。

对于穷思竭虑类的"怕",不追根究底、不试着解决是最好的解决——世界本身就是变化的、不确定的,这是万物的自然。只想追求确定而否认不确定,就会陷入对不确定和变化的恐惧之中。要求确定无误,要把事情完全搞清楚或想到位,这种绝对化的追求,本身就是一种反自然的错误。

无为,则无不为。对于各类强迫思维,不搭理是最好的搭理——这是我的一部分,带着它好了。接纳,不纠缠、不排斥、不分析、不评判,不去解决"念头或情绪",不管它,"念头或情绪"就只是一个正常的心理现象,会来去自由;当你试图去解决时,这个正常心理现象马上就会升格为"异常心理或症状",变得不正常起来,会黏滞不去。可以说,症状是自己解决、打压、排斥出来的,是自己管出来并泛化出来的。

本个案的进步,除了其实践、摸索和领悟之外,不拘泥于疏导疗法本身也是一个重要因素。理论,只有内化为自己的认识,才是真正属于自己的。当将理论融为自己生活的一部分后,理论就要扔掉,按照自己的风格生活就好。因为,生活永远大于症状,我们不是靠某个疗法或他人活着的,而是要活出自己的风采。

本个案初中成绩一向很好,具有"重点大学的潜质",但因为心理素质的不良,导致了"高中的没落",进而造成了"只能上大专的现实"。在大专的三年里,他补上了短板,提高了心理素质,通过专升本,实现了重新进入重点大学的梦想。生活,总会寻找到你生命的漏洞,在你的脆弱处挫败你。

痛苦依旧在,态度已不同。

第五章　强迫行为案例随访

DSM－Ⅴ对强迫行为的定义如下：

1. 重复行为(如洗手、排序、检查)或心理活动(如祈祷、计数、反复默念字句)，是患者感觉被强迫观念驱使的执行反应，或必须遵照规则严格执行。

2. 行为或心理活动的目的在于防止或减轻焦虑或痛苦，防止某些可怕的事件或情境发生；然而，这些行为或心理活动和他们所设计的中和或预防的事件或情况缺乏现实的连接，或者明显是过度的。

3. 强迫行为是耗时的(例如每天消耗 1 小时以上)或者引起有临床意义的痛苦，或社会、职业或其他重要领域的功能损害。

第一节　强迫还要"心药"医
——强迫性仪式动作

患者 H，男，初诊时 24 岁。

病情自述(1988 年 8 月 25 日)

我出生在东北美丽的海滨城市，从 3 岁起在奶奶家生活，10 岁时，又回到父母身边。我记得 10 岁那年，在姑妈家与一些小伙伴在铁路边玩耍时，不知为什么，总想去摸铁轨，就是火车将要开过来了，也非摸一下再跑开不可，摸过了心中才舒服。回家后这个事慢慢地淡忘了。父母都是受过高等教育、工作勤恳、事业心强、伦理道德观念和自律性很强的人。父亲平时不苟言笑，较少言谈，很讲究饮食卫生，我很怕他。母亲是一个贤妻良母，性格温柔，待人和气，对子女异常爱护。父母对我要求很严格，期望很高，总希望我能有所成就。我一直是在比较优越的家庭环境和学习环境中成长的，平时学习很用功，几乎每年都是名列前茅，曾获得学校及政府奖励，平时很迷恋足球和集邮。

上了大学,我读书更加刻苦了。由于平时性格较强,特爱面子,心地善良,说话耿直,刚到大学时,曾与同宿舍的同学有过误会及矛盾。后来我改变了,别人讲我什么,装作没听见,与同学关系也转好了。1987年,大学毕业后,我顺利地应聘到一家日本企业工作,日资公司工作要求比较严格,班组的人际关系很好,不久就适应了。有一天,我在食堂里因小事与一个工人发生冲突,吵了起来,没想到第二天晚上,在我与同事外出购物时,他带着外边一群流氓把我们痛打了一顿,其中一个人一脚狠狠地踢在了我的阴部。在打我们之前,这个工人讲过一个"8"字,事后我脑子里慢慢地开始忌讳"8"字,不敢看"8"字,听"8"字,说"8"字,也不让别人讲"8"字,同时,就担心自己会不会阳痿,心里十分痛苦与恐惧。我去了一些泌尿科及心理科门诊,医生都告诉我说没事,但我总不放心,担心自己会阳痿。由于心里紧张,整天恐惧不安,无法工作,1988年1月,我住进了××精神病院,开始服用抗精神病药物,同时做电休克治疗一个月后,症状更加严重,完全不能自控,见到人要反复问别人是否阳痿,纠缠值班护士,后被约束到床上(用床单将我四肢绑在床上)。脑子里想得更多,就更害怕。只要一下床,我就在地上找有没有"8"字,见人就想看对方的阴部,看对方有没有阳痿,不分男女,包括父母等。每天被绑在床上,护理起来也十分困难,治疗又不见效果,住院三个多月,家人不忍心,就让我出院在家服药治疗。

回家后,即使父母精心照顾,我的症状仍不见好转,还出现反复摸大便池及大便的症状,很易激动,万分恐惧,控制不住摔玻璃杯、饭碗,父母被折磨得难以支持。1988年5月,托人又将我送进×××医院精神科,诊断为精神分裂症并发强迫症状。在原来服用氯氮平的剂量上不断加大,但仍不见疗效。入院第二天就将我绑在床上,大小便时将我解开,一下床我就在地上舔了8下,然后反复在地上检查,见人就抓对方的阴部,很难管理。后来每天将我绑在床上,住院两个多月,药量也越用越大。但不仅毫无效果,症状越来越重,还会做些离奇得令人不可思议的事情。比如反复摸人、亲人、舔痰盂水、舔地、摸大便等等。思维更是荒谬,怕阳痿、怕"8"字非常厉害,连4、13、26、39、16、32、64……也开始忌讳。星期一怕7,因7+1=8,怕18、28、38……因为这些数字还含有8;人们忌讳13,我也怕12、25……因12+1=13,25+1=26,而26、39、52……是13的倍数,星期二怕2、4……星期三怕5……别人一碰到我,我就数几下,如果碰巧遇到这些数字,就反复做动作,不厌其烦。难道是真的不讨厌这些动作吗?我也是痛苦万分啊,可就是控制不了。经常想一些数字之间的联系,怕想到有关性的事情,怕有些字眼,如自杀、死等,不胜枚举。听到别人说这些字眼,就让他反复说"没说",次数还得避开怕的数字;怕从痰盂旁走过,没办法走过时,不看、不呼吸。

1988 年 7 月下旬,接受某市卫生局及其家属邀请,鲁龙光教授和助手王华玉医师赴该市为患者 H 会诊。当时,患者 H 精神处于高度运动性兴奋、意识混乱状态,日夜保护在床上。根据接触,从医嘱记录中发现,每日服用抗精神病药物氯氮平 1 125 mg(25 mg×45 片)、氯普噻吨 500 mg。考虑到患者 H 的意识障碍及精神症状可能与服用氯氮平剂量过大有关,建议氯氮平等药物递减至停药,并诊断为强迫症。因有其他地区的讲学任务,在观察一周,经与有关领导讨论后,给负责患者 H 具体医疗的张医师做了交代。张医师的工作很优秀,也很出色,在其细心的指导下,患者的病情得到了好转。下面是张医师的两次病情汇报及患者 H 的反馈材料。

张医师的第一封来信(1988 年 9 月 3 日)

鲁教授、王大夫:

两位老师好!

患者的病情已有明显的好转,由于 7 月底大幅度减药,8 月 1 日、2 日病情波动大,有强迫冲动,反复出现强奸、性交、阴茎等想法,为此,每日忙着不停舔地、摸人、饮痰盂水,需约束管理。3 日上班后,科主任认为是由阿咪替林引起的,就将其停服,仅用氯米帕明 100 mg /日口服,6 日加至 200 mg /日,此后强迫行为逐渐减少。约一周后强迫行为基本消失,但患者头晕、无力、困倦明显,多卧少动,该情况不利于疏导,16 日又将药量下减,目前药量为 150 mg /日,该量患者可以耐受,且基本可以控制行为。现在偶尔摸几个男医生,对前来探视的亲属有亲吻行为,自述神经过敏。别人讲话时他会联想到有关性的一些问题上,有时让人重复某句话。不愿与人多接触,不爱参加集体活动,强迫他去时,只喜欢从事原熟悉的活动,如打乒乓球;不爱打扑克,理由是因为玩得不好,有时接过扑克又放下走开。第一次上自由市场,见人很多,焦虑、恐惧,用摸人来摆脱;第二次去,上述行为消失,但显得匆忙。平时办事性子急躁,夜间睡眠尚好,不需服药催眠。现在已让患者看《疏导心理疗法》(当时尚未正式出版)治疗,我先让他看一遍,写出反馈材料,再与他讨论一次,至今他已写了两份反馈材料,随信寄去,请老师指导。由于现在时间保证不了,所以,讨论的不及时,显得松散。可能对治疗有影响,我准备尽量做到及时讨论。另外,让患者采取看书与讨论的方式行否? 也请指教。大概情况就是这样,如情况不详,请来信告知,下次补记。我以前从未见过这类患者,可以说我们医院也未曾收治过这类患者,所以经验不够。虽然看过书,但理论和实践是有一定距离的,希望老师指教。

患者 H 反馈一 (1988 年 9 月 1 日)

看了第二讲的一个患者的反馈材料,明白了心理活动的规律。心理是人脑的机能,是社会实践的结果。这个患者在某些方面和我极为相似,以前,我也是生活在比较单一的环境中,总是家庭、学校、食堂、宿舍、图书馆这几个地方,接触社会较少,才出现了心理障碍,遇到了强烈的刺激后,诱发出现了强迫症状。

我非常渴望自己能够早日痊愈,可我明白自己目前的心理状态。我不愿与人有太多的接触,总怕别人看到我(以为是看我的阴部),害怕别人摸我,这些都不是正常的心理,我一定要知难而进,用毅力控制自己(在学习上我毅力很强,在生活中我为什么不能用毅力克服呢),积极与医生配合,早日恢复正常的心理。

患者 H 反馈二 (1988 年 9 月 28 日)

尊敬的鲁伯伯、王叔叔:

您好! 本来很早就想给你们写信表达感激和尊敬之情,但由于住院治疗,条件不便,一直没来得及,敬请原谅。一个多月前,你们百忙之中不辞辛劳,专程来为我治疗,你们高尚的医德和为人认真负责的精神令我十分感激和敬佩。我一定积极配合你们和医生,早日将病治好,恢复健康,努力工作,以报答你们和张医生的恩情。我现在认识到自己的病只是"虚"病,是"虚假空"的,我一定努力遵守鲁伯伯讲的乐观、轻松、勇敢、果断、灵活、随便去改变性格特征,早日将病治好。

在你们和张医生的耐心疏导下,看了《疏导心理疗法》,我的病情有了实质性的好转,一些强迫动作和强迫观念已基本消除。但还有一点残余,主要表现在:

(1) 虽然已经不怕"8"字和阳痿,但还是尽量回避。

(2) 怕自己砍手指头,怕手指头掉下来。

(3) 不愿让别人碰、摸自己,不愿让人坐在身旁。

(4) 怕别人看自己,总以为是看自己的阴部。

希望你们能给我疏导,消除这些症状。这里的张医生、主任、护士长对我都很好,将来如有机会,我一定要报答你们和这些好人。鲁伯伯让我 11 月上旬去南京接受治疗,我一定按时前去,将病彻底去根。

张医师的第二封来信(1988 年 10 月 11 日)

鲁教授:

您好!

患者的病情有明显好转,强迫观念和动作均减少,但没有完全消失。自 8 月份按强迫症治疗后,9 月份曾有半个月偶尔有摸人、重复让人答话的现象,9 月下旬自述感到疲劳,症状波动,摸人、重复话增多,一天发生六七次,摸过一次大便;神经过敏,听到一些话总是联想到阳痿,忌讳"8"字。因为医院生活单调,管理严格,故准其"十一"期间回家换环境,休息。回家后,几乎没有强迫动作,无事可做时有小动作,如看姑姑的腋毛,摸妹妹的胳膊。想摸爸爸的肚子,因被制止而大哭一场,此后无上述举动。返院当天,早上心情激动,舔地五六次,途中亲吻妈妈。在家中好撒娇,回院这四天,有摸患者阴部及让人重复某句话的行为,每天约三四次。对上述行为常掩饰,不愿承认,强词夺理。对于治病有急躁情绪,希望能有某种药或方法,一下子把病治好。予以劝导,告之质变要有一个量变的过程,强迫观念及动作减少到一定程度,就可以发生飞跃而质变,我们现在只是量变的过程等,他可以理解,但有时控制症状不自觉。现在氯米帕明减少到 100 mg /日,晚上约九点半睡觉,因为他坚持听晚间的英语讲座,所以没有干涉他,允许他每天自由外出活动。

患者现在忌讳"8"字和阳痿的程度比以前轻,但难以消失。可以看"8"字,心里不舒服,多宁愿回避。周一忌讳 7,周二忌讳 6……现在我让他每日书写"8"字数十遍,有时他还写阳痿等字,以求消除内心的恐惧。

患者看完强迫症的集体治疗 7 讲内容,写了反馈材料,他感到受益匪浅,要求反复阅读,近期准备阅读第二遍。另外,我已告诉他,您邀请他 11 月上旬到南京治疗,他非常高兴。

这次将患者的第三、四份反馈材料邮寄给您,望指导。

患者 H 反馈三

看了集体治疗的三讲,非常受启发。这个患者的症状、生活经历、性格形成等都和我有相似之处。

我有信心解除我的心理障碍。我得的既不是神经病,也不是精神病,而是由于自己长期以来做事、学习过于用心而形成的心理疲劳，是可以通过休息来解除的。正像我父母告诉我的，长期以来我的大脑过于劳累了。是的，记得小时候，老师就非常喜欢我，经常在姑姑面前夸我聪明，我学习也非常刻苦，总是认真地完成老师布置的作业。小时候，由于经常自己翻阅字典，我就比别人认识的字多。

引起大脑神经细胞疲劳的原因分为内因和外因，性格就是引起我心理障碍的内因，外部环境则是外因。我的性格就是强性和弱性二者兼有，过分的忠厚、老实、严谨（长期以来，优越的学习环境使得我不论做实验、做作业、办事情都非常严谨）、拘泥、刻板、认真（我总以自己做事认真而感到快乐）、程式化、循规蹈矩、伦理道德观念过强、自我要求过高（我做事情喜欢追求百分之百的完美）、自律性过强、凡事都要求百分之百的绝对正确，追求至善至美，独立性差，这些都是我的性格缺陷。小时候，我学习就非常认真、要强，初中时为了考重点学校很刻苦，在重点高中竞争更强，更加刻苦。大学时代我也没放松，工作后依然紧张，时间稍长，就在大脑皮层形成惰性病理性兴奋灶。

我喜欢足球和集邮，有时我很合群，喜欢和大家一起踢足球，一起进餐；有时我又挺孤立，将自己封闭在邮票世界里独处。

我的父母都是事业型的人，从小受他们的影响和教育，我做事情非常认真，在学习上父母从来不为我操心，并且为我创造了非常好的学习环境。

我家里非常整洁、干净，从小我就喜欢干净，不喜欢别人动我的东西，太敏感。

我热爱生活，热爱周围所有关心我的人，在医生和家长的积极治疗下，我愿意改造性格，消除心理障碍。

患者 H 反馈四

今天看了集体治疗第四讲，觉得心情很开阔。鲁教授将强迫症比作一棵大树，树根就是性格缺陷。由于长期的环境影响，使自己的性格产生了缺陷。张医生说得好，为什么一起挨打的是两个人，他没有得病，自己却产生了强迫症，这正是由于自己性格缺陷的原因。要改变自己的性格很难，毕竟它已形成了一二十年，但我有信心。比如，以前我脾气急、火气旺，今后我就要加强自己的修养，别人讲好话，能够保持平静，坏话当做耳旁风，真正做到有则改之，无则加勉。刚开始做起来可能较难，但要努力坚持。"怕"是这棵大树的树干。我的忌讳很多，实际上就是怕。比如自己忌讳"8"字，遇到"8"字总要设法变成9、10、14，今后再遇到"8"字我不回避。这个树干是什么脾气呢？鲁教授说得对，它的特性概括起来就是四个字：欺软怕硬。你进它退，你强它弱；你奋勇猛斗，它就销声匿迹；你怕它纠缠，你越软弱，它就越不放过你。因此，我要砍掉"怕"这个树干。比方说，我怕自己砍掉小指，总是不敢碰它。现在，我当场就摸了小手指三下，也没有什么发生。你不去砍它，它怎么会掉呢？"怕"字是纸老虎，但我也不能大意，虽是纸老虎，但这只纸老虎也是会吃人的。我去摸人和反复动作也是怕自己阳痿和忌讳"8"字。鲁教授说，所有强迫症、恐怖症患者所担心、忧虑、所害怕的东西，都是"虚假空"的，永远不会成为事实。自己的阳痿是"虚假空"的，忌讳"8"字也是这样，事实证明也如此。因此，自己就不去摸人和反复动作了，坚持多次，也就克服了。看了这个病友的反馈材料，我的信心更强了，他的病比我严重，最后痊愈了，我也相信我自己能治好。

我的枝叶（症状）都列举出来了，我怕阳痿，甚至也怕"不合适、不好用、不好、差、软、硬"这些词，一听到别人说这些词，就让他说"没说"，自己才觉得心安；自己忌讳"8"字，总是回避它，其实"8"字只是一个数字，有什么可忌讳的呢？自己不愿听别人讲症状，也不愿看，怕自己也得这些病，实际上这些都是"虚假空"的。听了鲁教授的讲座，自己觉得轻松了。还有，鲁教授说，如果患者能保持愉快轻松的情绪，症状减轻，努力一拼，症状就可能霍然消失，即使有病态出现也能挺过去。因此，我遇事不着急，不生气，自己也不要穷于思考，不要钻牛角尖。今后我什么都不怕，自己要靠毅力去克服、控制，就能够战胜病魔，这是一个艰难、痛苦的过程，但我有信心。

1988 年 12 月 2 日～12 月 17 日，患者参加了心理疏导集体治疗班，反馈材料如下：

病情自述

1988 年 7 月下旬，经过父母和他们朋友的多方努力，终于请到了南京的鲁教授和王医生。后来，症状有了减轻，也感到阴茎勃起了，但当时由于药物的作用，经常控制不了自己，后来亲人们都来看我，开导我，我也认真地回想鲁教授和王医生的疏导，认真地看《疏导心理疗法》一书，再加上自己努力控制，症状终于有了一些减轻。

我的有些症状和想法与书中那个患者的症状十分相似，如好联想等。第二次住院时，有时想到"强奸、性交、阴道、月经、阴茎、阴蒂"等词，并且还想说出来；怕看有关性方面的书。

从我患强迫症到现在，父母日夜为我操劳奔波，为了让我吃好吃的，自己却吃简单的饭菜,省钱为我治病。每当我看到或想到母亲瘦成那个样子,父亲日益增多的白发,我的心在流血,禁不住热泪盈眶。鲁教授与王医生不顾路途遥远,赶过来为我治病。我永远忘不了他们临走前坐在路边与我谈心的情景。

现在,我的症状已大为减轻,但还有一些,比如有时紧张,有时还有些怪想法,有时摸父亲、母亲小腹上的毛,有时让父亲、母亲、妹妹摸自己,有时反复将电视机声音开大。有时将许多自己喜欢的书撕坏,虽然很心疼,但还是要撕下自认为好的数字的一页,将这些数字离奇地计算起来。

这次参加集体疏导心理治疗,从家里出发前,父母和亲戚们都对我进行了很大的开导,我自己也立下雄心壮志,一定要痊愈,达到最佳疗效。鲁教授一定可以理解我的这种心情,前两次是看书与单独治疗,这次是集体治疗,我一定要使疗效得到飞跃,不要留下任何症状。

患者 H 反馈五(1988 年 12 月 2 日)

今天上第一课,鲁教授为我们讲解了心理疏导治疗及心理卫生知识,为以后的疏导授课打基础。我注意力集中,思维也很清晰。鲁教授讲到某些成功范例时,我心里很激动。经过学习,我也会达到"最优化",但这是要付出努力的。

通常,人们认为一个人的成功取决于天资和勤奋,实际上还应加上一条,就是良好的心理素质,并且这是首要的。只有天资和勤奋,而没有良好的心理素质作保障是不会成功的。提高心理素质不是某一个阶段的问题,而是伴随一生的长期的问题。人生需走很长的路,要解决许多难题,其中最难的、也是最需要解决的是认识自己和学会吃亏。

认识自己,说起来似乎很容易,其实不然,正确认识自己是人世间最难的事情。为什么这样说呢? 我认为"当局者迷"。许多人看别人的问题、分析别人很清楚,而对于自己就不是这样了。正确认识自己是正确认识这个客观世界、认识世界上万物的根本,只有认识自己了,才能有正确的思想去认识、分析别人和事物。学会吃小亏反而是占大便宜。学会了吃小亏,就是学会了自我保护、自我疏导,才是最大的便宜。只有获得健康的心理,才能有健康的身体,才能正确地处理周围的人和事,这当然是占了大便宜了。结合我自己来说,就是没有学会吃小亏(相对以后来说是"小亏"),不能正确认识事物,心理负担过重,结果导致心理发生障碍,吃了大亏。

正确认识自己、学会吃亏就是提高心理素质的具体表现。做起来就是要思想广阔，经常倾听别人的意见，有时候还要"失听失明"，就是对于别人的恶意中伤要听而不闻，对于看不惯的事物要视而不见。像我们这些产生心理障碍的人，就是太认真，太爱钻牛角尖，把事情想得过于美好，再加上心理素质不高，不懂得心理卫生，遇到应激事件，就茫然不知所措，不能排解，于是就产生这样那样的问题。通过疏导，不断提高心理素质，才能学会正确待人和处理问题。

患者 H 反馈六(1988 年 12 月 3 日)

　　鲁教授今天为我们讲解了许多心理学方面的知识和神经精神医学方面的常识。我得的是强迫症，这是一种心理过度疲劳而产生的症状，既不是精神病，也不是神经病。过去在精神病院度过的不愉快的经历要尽早忘记，不去理会它，虽然那是一段令人痛心的不良体验。我们太缺乏心理治疗知识了，有许多强迫观念和强迫行为都是在住院期间才产生的，还有许多是错服了大量的抗精神病药，处于药物副反应的状态下才产生出来的，现在想来，真是令人痛心疾首。鲁教授今天说了，要忘掉过去，认识现在，消除强迫，恢复正常人的心理。

　　我患强迫症已经一年多了，经过一段时间的治疗，病情有了明显好转，但并未完全彻底地消除。因为时不时地有些荒唐、奇怪的想法就冒出来折磨我。对于这种情况，大部分我还能正确处理，但有些就不行了。主要根源还是我长期以来，印象颇深的两个"怕"：怕阳痿、怕"8"字。我看书的时候，一看到有关性方面的字眼或者某些引起联想的字词(如踢、打等)，或者当时有一些想法，就要反复读几遍，既要把当时读的次数和当天星期几加起来不等于8，又要使读的次数都避开4、8、13等自认为不吉祥的数字，有时甚至反复多次扫视几遍。看电视、听收音机的时候，反复多次把音量开到最大，也是为了避开"8"字。阴茎勃起时，怕有动静，怕别人打扰自己。因为我在一些书上看到，有的男人有性欲而勃起时，由于受到惊吓而阳痿。在住院的时候，有几次舔地面，这种事已基本克服了，但在离家的前一天和刚到这里时又发生了。离家的前一天晚上，还让爸爸用手碰到自己的龟头，这也是源于"两怕"。还有一些细碎的想法，如坐在电视机前，即使电视已经关上，但插座没拔掉，也怕受到辐射，怕辐射到阴茎上而阳痿。吃饭时，饭中有黑点就要挑出来，怕吃下去阻碍输精管、射精管，怕阳痿。

　　心理活动是知、情、意的过程，我之所以产生强迫，是因为感知了不良事物后出现了消极的情感反应，违背了正常的情感反应，才产生这样那样的强迫观念和强迫行为。

对于我来说，导致心理障碍的外因很简单，由于挨打受气，恰好踢到阴茎处，而内因则应从年龄和性格上去找。青春期是最容易产生心理障碍的时期，在性格上，我脾气急躁，太过于拘谨、老实，伦理道德观念过强，好钻牛角尖，结果越钻越不能解脱，再加上不懂得医学知识，以至产生了强迫症。

一渠水被石块、泥沙阻塞了，就要进行疏通；产生了心理障碍，就要进行疏导。过不了多久，我将重新参加工作，但极不愿去工厂，想去热门单位，还想攻托福，到国外读硕士、博士。

患者 H 反馈七（1988 年 12 月 4 日）

鲁教授今天为我们讲解了性格与心理障碍的关系和性教育问题。对于性格与心理障碍的关系，结合我自己，关系真是太大了。从小起，我就接受非常正统、严格的家庭和学校教育，性格表现上存在着老实、善良、过分认真、具体、伦理道德观念强、做事总是非常仔细，总想把事情办得非常好，性格就是内因。自从懂得了要好好学习时起，直到患强迫症之前，我的精神一直处于紧张状态，久而久之，产生了慢性心理疲劳，又遇到了突发外因，结果产生了强迫症。知道了性格是内因，就要从内心深处去挖掘，将内、外因联系起来，从根本上去找内因，提高心理素质，才能够使强迫症得到根除，并且不复发。

进行正确的性教育和心理学、生理学的教育太重要了，这方面的教育要从小抓起，直到青年，一直进行下去，不断进行。可以说，所有的心理障碍患者，都缺少这方面的教育，想一想真令人心痛。

患者 H 反馈八（1988 年 12 月 5 日）

今天，鲁教授主要论述了强迫症的实质、产生根源和战胜它的办法。

强迫症患者往往有巨大的痛苦，在未进行心理疏导之前却无法排解，对此我深有体会。这种心理上的障碍单靠打针、吃药无效，心病还要心药医。既然是障碍，就可以进行疏导疏通。就像一条被阻塞的小河，挖去泥沙，就能使小河重新畅通无阻，心理障碍也就消除了，就恢复了正常的心理。不愉快的事情总是留在心里，无处排解时，正常的心理便会产生障碍。

疏导治疗，是通过提高自己的认识、改造性格缺陷来达到治疗效果的。改造了性格缺陷,疾病才不会复发。提高认识、改造性格缺陷是一项长期的任务。

强迫症患者往往都过分的严谨、拘泥、善良、忠厚老实,做事过分认真、胆小怕事、敏感多疑,由于生活、工作、学习环境等原因,造成长时间的紧张,最终导致心理疲劳。结果,一个诱发因素导致惰性病理性兴奋灶形成,产生强迫。我就是如此,从小到大,越来越紧张,遇到了诱发因素就产生了强迫。这个兴奋灶——"怕"字,由于是惰性的,又由于患者往往具有固执这一性格特征,就不易消失。这需要我们充分认识它的特性——欺软怕硬,去掉"怕"字。增强信心,把忧郁、紧张变成轻松、愉快,采用"习以治惊"的原则,多分析,多了解,认识清楚了,在了解的基础上多接触;要勇敢,在今后的人际交往、工作中时时刻刻注意到这些方面。

随便,是指不计较名利得失,把任何事情看淡一点,无所谓,会随便了,也就轻松了。阻碍随便的是固执。说起来是这么说,也知道这种说法是正确的,可我却不知道怎么随便好,也不知道怎么将随便与消除强迫联系起来,更不知道要消除强迫的最直接的想法应是什么,有时我想我的悟性和理解能力真是太差了,可是一有强迫想法,怎么联系就那么多呢?我想,强迫多少和固执有些联系吧,可我却觉察不到自己的固执。不知不觉地总爱联想,将事情联想到一点上,就是怕阳痿。虽说还有一怕,怕"8"字,也是一遇到或者东加西加等于"8"时,就将这种情况与阳痿联系上,也知道这只是一个数字,与1、2、3等无异,可不知怎的就是怕"8"字、怕阳痿,以前是怕得阳痿这种病,现在是怕将来得这种病,也想遇到"8"字抱着无所谓的态度,可就是不敢让它留在心里,怕这样会阳痿。您给我做了保证,我也相信您,可要把不止一个存在于大脑中的想法消除掉真的很难,当强迫观念出现的时候,怎么让它自然而然地消除呢?

患者 H 反馈九(1988 年 12 月 6 日)

今天鲁教授告诉我们如何去掉"怕"字,并让我们付诸实践。

实践要有自信心,自信心越高,疗效越好。我很有信心,这次一定要产生飞跃,我要跟"怕"字拼搏,勇敢地实践锻炼。晚上我和一些病友谈了很久,认识到要想达到痊愈,只有跟"怕"字作斗争,去实践。我实践了,效果很好,我要勇敢地走下去,达到痊愈。

下午集体讨论时,有几位患者发了言,对大家都很有启发。晚上我花了很多时间与一些强迫症患者讨论,彼此交换了各自的想法。我们之间谈了许多问题,我迫切希望能将强迫症早日根除。大家看别人的症状都可以为他们讲许多道理，进行开导，可是一联系到自己，就觉得自己也明白是怎么回事，可就是不能为自己解脱。我们都非常信任鲁教授，都想达到"最优化"。

我和洛阳的一位患者谈了两个小时，我们的认识是一致的：强迫症的"怕"是"虚假空"的，我们都是自己病症的当局者——当局者迷，当我们互相看对方症状的时候，都觉得非常不现实，很荒唐，并且都给对方作了解释和劝导，但一回到我们自己身上来，又都迷糊了。我告诉她，遇到强迫观念，一闪而过，即使想的时间长一点也无所谓，不放在心上就是了。如果她能从启程到回到家都这么做，就是一个飞跃；能坚持一个月，病就能好90%；能坚持三个月，就能痊愈了。她也鼓励我要放松，增强自信心，并且告诉我：

"你过去、现在、将来都不会得这种病！你永远都不会得这种病！你应该放松自己，树立一个现实的奋斗目标，围绕着自己的目标高速旋转，那么一切空想就都不存在了。你应该充满自信！"

是的，我需要自信，可是这种自信如何获得？她认为，我们所想的治病思路和鲁教授想的不一样，我们总想怎样直接治好病。

患者 H 反馈十（1988 年 12 月 7 日）

上午鲁教授又给我们疏导了两个小时，谈了怎样对待工作、恋爱、生活以及树立价值目标等问题。以前，我对人浮于事的现象看不惯，现在我想或许这也是一种轻松吧，多少能比快节奏的生活减少一些心身疾病的发病率。

其实，对于艰苦的工作环境我并不害怕。但我想，如果在艰苦的工作环境中能遇到一位重视任用选拔年轻人的领导还好，如果遇到的不是这样的领导，那岂不被埋没？要搞工作，没钱、没物，又不能获得重视，那不就等于庸庸碌碌？要是工作环境优越一点，起码有一个开展工作的机会，不是更好吗？

我认为我需要在实践中锻炼，应该得到相应的报酬，谁不想让生活过得更宽松一些呢？不过反过来说，怎样才能增强不怕的信心呢？

我有这样一种感觉，当一种强迫症状消失的时候，又会出现另一种强迫症状。越是在思想集中思考、紧张、不愉快的时候，症状来的越强烈。有时我想，自己的症状已经很轻了，克服一下就过去了；有时我又想，自己的症状真是麻烦，令人心烦意乱。

通过改造性格消除强迫,怎样想、怎样做才能一下子把强迫去除呢? 我想自己可以选择的方向很多,那走哪一条路合适呢?

我时刻不忘提醒自己,增强自己的信心,但我已经受够了,一下子就把强迫消除该多好哇!

我应该正确认识自我,实现自我价值。通过疏导,理论上的东西我全明白。如何联系自己呢? 我觉得,要联系自己,还得从我病症的根源说起。这种"虚假空"的东西是由于性格缺陷造成的,要去掉"怕"字,就要改造性格缺陷。怎样用正确认识自我、实现自我价值将去掉"怕"字变为现实,进而再改造性格缺陷呢? 外界的刺激为什么偏偏被我们这样的人遇上呢? 这是很不公平的。怎么样才能立竿见影地去掉强迫观念,进而再谈改造性格呢?

我的价值观是多为社会、同时也多为自己创造财富,至于怎么个"为"法,经过这一段时间我仍不太明白。一方面,我的决心很大,另一方面,目前的处境也不是最理想的。

我应该为自己树立一个明确的奋斗目标。以前,我的目标很明确,先是考研究生,继而找个好工作。大学毕业后,面临着复杂的社会环境,我如何去寻找我的目标? 我想得到锻炼,没找到机会。事先没有得到更多的信息,我选错了道路。我想找个让我尽情发挥的工作,可是没有,我很不满意目前每天枯燥简单的工作。我常常处于复杂的心境之中,这也是强迫症状时常纠缠我的原因。

一个人如果树立了远期目标,为了达到这个目标,就要去努力。在这个过程中,可能会遭受到某个人有意无意地妨碍,但只要心中有自己的目标,就要以大度、随便的态度去对待他们,抓住主要原则,而不斤斤计较小事,必要时装聋装瞎。在今后的生活、工作中,我要牢记这个原则。

人们要正常的生活、工作、交往,就要有较好的性格,其中包括不要太拘谨,要随便、灵活。我就有点拘谨、不灵活,以至于想问题总爱钻牛角尖。所以,今后,有一个远期目标的同时,要牢记十二字的原则,不断改造自己的性格。

这个世界很复杂,时时刻刻存在着许多矛盾,我要设法解决这些矛盾,适应日益复杂、竞争激烈的社会。

患者 H 反馈十一(1988 年 12 月 8 日)

今天鲁教授为我们讲解了如何登山,如何克服强迫观念。

在克服强迫症的过程中,我们已经爬到了半山腰,我要加倍努力,达到痊愈。克服强迫观念要提高认识,分清真假是非,去实践。要少想多做,想到就做。今天我的认识很深,感触也很深,我要按照鲁教授告诉我们的去做。

经过这一段时间的疏导,我的心理素质又有了新的提高,对疾病和事物的认识也不再是不完全的了。

纵观得病到治疗的全过程,我认识到我以前那些胡思乱想都是"虚假空"的,特别是关于阳痿,我那些想法在别人看来是多么可笑。对待"8"字的联想也是格外离奇。另外一些自己所不懂的问题都得到了鲁教授的耐心解释。还有一些问题,虽然都不复杂,但也曾引起了我极度的思虑,您能否给我单独指点。

现在,我对消灭疾病和痊愈充满信心。刚开始,我先给自己打个招呼,坚决克服掉强迫或恐怖,去掉"怕"字,并且自己提醒、自己开导,与疾病僵持着,接连就消灭"怕"字,集中去消灭由联想引起的诸多症状。刚开始,有时比较顺利,该想的就想,不该想的就不想,有时也感到别扭、难受。有时与阳痿联系上,这时我就硬顶住,并且将注意力转移。相信随着时间的推移,肯定能全部消灭这些想法和症状的。

我认为,在消灭强迫与恐怖的同时,不去做无意义的联想是非常重要的。正是由于这些联想才使我痛苦不堪,不去联想,才能自拔。我是这样做的:当一出现联想的时候,不必放在心上,马上中断联想,转移一下。在做事情的时候,不去联想,也不去和数字挂上钩,不去数数。想到数字,知道是几,也不去理会它。

要改造自己的性格缺陷,就要正确地认识自己,树立正确的人生观和价值观。我们应该以爱心来对待这个世界,只有付出才会有回报。树立近期和远期目标,也是发展自己、完善自己的一种方法。我又重新估量和分析了一下自己,树立了新的目标,确定了多种道路。

放松自己,不将自己管得过严。将目标定得适当些,这样才能轻松。

将一切看淡一点。

患者 H 反馈十二(1988 年 12 月 9 日)

我在成功的道路上又迈出了可喜的一步,现在,许多强迫行为和强迫观念都得到了控制,例如,克服了反复开关电视、放大声音、有时舔地面的毛病;反复地看某一段文字有时也能得到克服;也不担心饭菜中的黑点了,能吃的就吃下去,不知道是什么东西拣出来就是了;洗手时也不反复开关水龙头了;放东西、写字也是一遍就好;

一些无所谓的思维、联想得到消除，即使偶尔出现也不惊慌，或者任其所想，或者转移一下，事后也不过多地回想。但也有一些残留，如读书时，有时某段多读几遍；晚上睡觉前看一看门是否关紧；有时不愿说某些话。但我相信，经过少许一段时间的努力，我会克服掉这些残余的。

以前，有爱钻牛角尖的习惯，得病后似乎加重了，至今仍是如此，近来虽然稍有改善，但不是很明显。另外，有时别人说的话会引起我的猜想，并且当时不易消失，我也不愿别人说我不愿听的话。希望鲁教授多多帮我克服这一点，从理论和方法上，我想今后我需用"随便、轻松"这两个牌子的"挖土机"。虽然明白了随便、轻松的含义，应用起来还不是很自如。

我想，我的强迫症和别人的强迫症有一些不同的地方，我是遇到刺激而引发强迫观念，进而引发一些相关的强迫观念与动作。我也做好了思想准备，因改造和完善性格是一个长期的、艰苦的过程。

患者 H 反馈十三（1989 年 7 月 24 日）

鲁教授：

您好！

我从去年底离开南京后，至今已半年多了。这半年中，我不断地同强迫症状作着艰苦的斗争。但经过不断摸索，基本上能够对付这些症状了。回来后，我也辞掉了原来的工作，到××大学商学院从事学生管理工作。工作不忙，所以，我业余时间都在学习外语，想明年参加 TOEFL 和 GRE 考试。我想，我不但要达到"最优化"，而且要努力实现到国外攻读学位的梦想。因此，我感到很充实。我将进一步改善性格，巩固疗效。

我的父亲母亲都很好，他们让我代他们向您问好！

来信摘录（1992 年 4 月 20 日）

尊敬的鲁教授：

您好！

我现在已经到美国了。我 1990 年结婚，爱人为大学同学，1991 年我可谓双喜临门，年初接到了美国××大学的录取通知书，并获得了全额奖学金，4 月份，我们生了一个男孩。8 月，作为伴读，爱人和我一起到了美国，孩子留在国内，由我父母带着，等我们稳定下来再接他过来。刚过来的几个月，也不太适应，语言有些障碍，也有一些孤独感，但经过努力调整，现在已基本适应了。在这儿学习任务很重，也很忙，但我想，我能够很快跟上的。

几年来，我一直按照疏导治疗的理念进行性格的自我改造，原来我要求完美，现在则坚决改变自己，以轻松、乐观的态度对待生活，所以，我的病基本没有反复过。

来信摘录（2006 年 3 月 22 日）

尊敬的鲁教授：

您好！

很多年没联系了。我到美国已经十几年了，一直都比较忙，所以也未及时写信给您，请您原谅。我硕士毕业后一直从事商业贸易方面的工作，爱人目前在美国一所大学的国家重点实验室做化验工作，两个孩子都非常好，大儿子已经读中学了，小儿子还在上小学。我父母都在国内，本来我想接母亲过来帮助我照顾孩子，但由于妹妹身体不好，婚后六年才生了孩子，因此，母亲不得不帮她照顾孩子，脱不了身，没办法。目前，我的岳母在帮我照顾孩子，但由于语言不通，她很想回去。我父亲已经70 岁了，每天还上半天班，从事技术工作。现在，我的家庭、工作、生活都很好，也很满意。

再次向您表示深深的感谢！

来电记录（2010 年 8 月 6 日）

鲁教授，我是×××，听到您的声音很高兴，您还在工作啊！千万要保重身体，我和母亲都很想念您，我一直很好，爱人和两个儿子都很好，母亲来美国已经两年了，比较适应，也很健康！每逢节日总谈起您，但以前电话老打不通。这个电话是医院办公室告诉我的，我说我是您曾帮助过的患者，现在美国，很想和您联系……

点 评

患者 H 从小就具有强迫性格，10 岁时曾出现强迫症状——摸铁轨，不摸就难受，即使火车将要开过来了也要摸一下再跑。从其性格发展情况来看，从小就内向、严谨、要求完美。这次发病的症状由强烈的社会刺激因素诱发，两大强迫症状——怕"8"字和怕阳痿都与心因性因素有关。患者 H 住进精神病院后，医院并没有作出鉴别诊断,而把强迫症当做精神分裂症进行治疗,一开始就服用了大量的抗精神病药物——氯氮平。结果,患者 H 吃了药后症状不但没有得到控制,反而出现精神运动性兴奋状态,动作增多,出现了原始性症状,不分男女老少,见人就问有无阳痿,看、摸他人阴部,引起医务人员特大反感,难以护理,因此,大量加服氯氮平,并加用氯普噻吨。药量越加越大,精神运动性兴奋症状越来越多,意识模糊,自知力基本丧失,平常伦理道德观念很强的他,此时,普通的伦理观念也没有了,出现定向力障碍,不分男女,甚至摸大便、喝痰盂水等。首次住院三个月,症状不断加重,护理困难,造成“不断加药→症状更重→再加药”的恶性循环。长期服用氯氮平半年以上,剂量不断增加,直到会诊前,每日总药量氯氮平竟达 1 125 mg(45 片,25 mg /片),合并氯普噻吨 500 mg,如此大剂量的药物必然造成意识混乱,歪曲现实,精神症状加重。经过观察,并进行症状的回顾性思考,明确是药物过量反应,建议缓慢减药。随着药物减少,意识障碍及精神运动性兴奋症状也慢慢减少,而强迫症状日渐明显,当地张医生非常优秀、敬业,虽然是一名女医生,但她一切为了患者,细心观察,引导患者 H,当患者 H 意识稍清楚后,开始做心理疏导工作,取得了可喜的初步成效。从此案例的经验教训中可以得出:没有正确的诊断,就很难有针对性的治疗效果。

从该案例来看,虽然患者 H 较长时间服用了超量的抗精神病药物,但对强迫症状没有任何作用。当患者 H 好转后,先后两次来到南京,第一次是精神科出院后,在母亲的陪同下来接受心理疏导的,病情有了明显好转;第二次,单独一人来参加心理疏导集体治疗班,系统接受治疗后,症状基本消失。经过长期随访,患者 H 不但战胜了疾病,在事业、生活和家庭等方面都获得了比较满意的结果,可以说,这又是一个“最优化”的典范。

第二节　闪光的金子
——强迫性检查

患者 I,男,初诊时 21 岁。

病情简介

患者 I 自幼胆小、爱面子、拘谨、犹豫不决,做事深思熟虑、细致,性格孤僻、严肃、怕死,平时很要强,爱钻“牛角尖”。自小学三年级起总想一个人做事,而且要做得十分完善,一旦遇到困难或不是按照自己的愿望实现,就灰心丧气,把一切都想得非常坏,做事和考虑问题时总是想到坏的后果,因此犹豫不决,重复多遍,自己越想快点完成,越紧张而完不成,以后出现"幻想、瞎想、奇怪的想、激情满怀的想、丧失信心的想"等观念而摆脱不掉。1977年分配工作后症状加重,有很多习惯动作,多次重复,强迫自己去做,思想上丢不掉。大小便后反复系裤带要一个多小时,每天重复洗脸、刷牙。怕热水瓶塞盖紧了爆炸,又怕盖不紧水冷了,为此每天看来看去。晚上睡觉时很疲劳,怕从床上滚下来,用手反复测量床的宽度,自己一个人睡5尺宽的床,还怕滚下来而不敢入睡,晚上只能睡3～4个小时,以致疲惫不堪。自己心情很急,想把这些想法一下子摆脱掉,但因无能力一下改掉,越急越紧张,别人一讲,自己就更加紧张。

此外,患者I头脑中不断出现强迫性的想法:一个人最多活100年,少则几十年,可划分为三种等份:①死去的或未出生的婴儿对社会不起作用,等于零。②正作用,指对国家有贡献的。③副作用,即社会上对国家、对社会起不利作用的各种人物。当时,他每天想这些问题,主要强迫自己想"自己不要做一个起副作用的人"。

1978年5月,患者I开始接受个别心理疏导治疗。因其当时焦虑、紧张不安严重,因此给他服用安定5 mg,3次/日,三周后症状完全消失。病愈后,他将自己如何锻炼、改造性格获得痊愈的经验传授给一个患强迫症的同事,也获得了较好的效果。

患者I反馈一(1978年5月22日)

鲁大夫,自从前几天您对我进行心理疏导治疗后,我当时很有感触,认为您讲得十分有道理。您对我的性格进行了剖析,的确,在我记事后,就逐步开始出现胆小、心虚、爱面子、怕死等心理。这与您的判断分析基本相符——也可能在心理学上像我这种人产生的一些不正常的表现是一个规律性的分析吧。随着年龄的增长和家庭教育、学校教育以及社会影响的不断变化,我的性格也在原有的基础上有所变化,到了中学时,我有了一个比较固定的性格,即性急、办事急于求成,由于在工作与学习中取得了一些成绩,在外界的不断赞扬声中,逐渐有了虚荣心,同时又伴随着黄粱美梦似的幻想。我干什么事,只要自己有兴趣就不顾一切地去做,并且由于做得过分(现在看,不能算是认真)而经常画蛇添足,弄巧成拙,把握不住时间,经常拖延时间……

到了高中,我在脾气上又开始了固执、倔强,有时甚至暴躁。在运动剧烈时,思想就很乱,不停地想;动作迟缓、思想不听大脑指挥——自我控制能力下降时,也会乱想、瞎猜疑。

发展到目前的情况,我想是由于以下几个方面的因素所造成的:

1. 真正的孤独,虚假的开朗。这句话可以说是我的思想在行动上表现的真实写照,因为我不论做什么事,都想一个人进行,并且想进行好,不想与别人合作,有严重的个人名利思想。但是平时却和同学、同事相处得好像很和睦,就是由于个人名利思想严重,虚荣心强,导致我的思想把一切都想得十全十美,并朝着这个完美按自己的计划去执行,但是一遭到困难,或现实不是按照自己的愿望进行,就灰心丧气,并从一个极端想到另一个极端——把一切都想得非常坏。这样的情况在我个人短短的21年来(主要是中学以后),经历过好几次,直至现在,"坏的极端"在我头脑中始终占据着上风,把一切都想得不如自己的愿望,做事、想问题总是要想到后果如何,并且想的后果都是坏的方面,和胆小、怕死等弱点结合起来,所以干事情极其犹豫不决,重复多遍,有时甚至无限制。处在这种情况下,我头脑就"直"了,越想快点完成,就越紧张而完不成,时间就拖延得越长,结果都是以环境逼迫、不得不放手而告终。心情极其忧愁,加上家庭、社会上的人员对自己的看法,使我自己也想到:我以前是个什么样的人,而现在呢? 却像个精神病。我不知道是一个什么样的魔鬼在缠着我,常常有摆脱不掉的想法,越想越怕,越想越急,越急越"绝"。但在我的头脑中仍然有着一些激励我不想"绝"的东西,那就是仍旧想凭个人的一点知识、本领做出一点东西来,这样的对立统一就形成了我现在这个人。

2. 我个人短短十多年的学习与工作,在我个人来看是比别人要复杂多变一些,同时,由于我的心胸比较狭窄,越是工作、学习忙,就越想得多,以至于除了真正的睡眠以外(就是睡眠中也经常做梦),只要睁着眼睛,我的头脑中就不停地思想着——有幻想,有理想,有瞎想,有奇怪的想,有激情满怀的想,更有丧失信心的想。对待这样的结果,我不知道该怎么办,逐步发展到对生活上的一些琐事——在一般人看来不值一提的事,我都要去做,而且只要想起来了,就很难不去做。鲁大夫诊断我处在强迫状态之中,的确是,做事是心理强迫自己去做,不做也是"强迫的"不去做。

3. 我从小得过好几种病,比如慢性鼻炎、左腿肌肉萎缩、精索静脉曲张等,这些病对我的精神上也有比较大的刺激,但我也不愿意进医院,家里人说我怪,的确,我是一个怪人,很多地方与众不同。发展到现在,我的心情逐步地由热烈、激动、好胜变成了一个冷漠、感情低落、自卑(偶尔自信)的人。

我很能联想,把很多本来没有多大联系的事联系起来,而且结果非常不好,有的事情全和自己的身体联系起来,怕死。一个人怕死并不奇怪,我怕身体上的多种病是我怕的根源,现在发展到对什么都有怕的心理。

另外,我发现像我这样的人,在我的身边也有,不过没有我这么严重。有人讲:两眉相交心眼窄,我看是有那么一点,不论是我,还是我发现的人都或多或少的有心眼小、不开朗等弱点。也有些人对个人生活考虑过度,这使得他们不能把自己的全部精力投入到工作学习中去,但我还不至于像这些人那样。

我读了一位病友给鲁大夫的信后,感受很深:从病情来看,他比我要严重得多,可是他逐步地好了,是什么原因呢? 光靠药物治疗就可以吗? 不是的,作为精神上的毛病,药物治疗只是配合,只能在生理上给予一定的辅助治疗,而最主要的是心理上的治疗。我认为:只要我树立起正确的世界观与人生观,明确人活着到底为了什么,学习英雄人物的崇高思想与品质,培养起自己的乐观主义精神和大无畏的精神,像那位病友一样正确对待疾病和医治疾病,那就会出现像鲁教授给我断言的那样——一定会好,一定能够好。

患者 I 反馈二(1978 年 6 月)

鲁大夫:

您对我说,我应该有一个较长远的计划,我认为这是很对的,其实我对这个问题考虑得最多,可以说如果不是因为思考这类问题,我也不会出现如今精神上的强迫状态。为什么呢? 我不知道该怎么说才好。

一个人,多则活一百年,少则几十年,在我们这样的国家里,一个人的一生为国家为人民不做出点贡献,那怎么能说得过去呢? 在我没有治病之前(处在"病态"之中时),我觉得(至少我现在觉得),我对社会、家庭,对工作、学习,对同事起的是一个负面作用。所谓负面作用就是一个被动的、消极的作用,那时我有时悲观,有时失望,有时灰心丧气,但有时又心情激动——那肯定是被什么东西所感动了,心气达到了一个高峰。我现在把我最真实的思想坦露给您——尊敬的鲁大夫:我有时想,只要我不死就行了,可是就在不死(实际上我也不相信自己会死)的同时,我又怕,怕什么呢? 我心里也很不明白。直到您给我治疗后,我才逐步地、不知不觉地抛掉了许多不正常的思想。我觉得,当我聚精会神地干一件事时,我的一切都处于正常状态,只是进行得慢些。

所以,我就在追求一个完全被事业所垄断的思想,认为只有这样才能彻底根治我身上的毛病。一年多来，我从反面(消极面和悲观面)认识到了(在我看来)别人认识不到的东西：那就是一个人(在时空观方面来讲)，自从你出生的那天起，对于你这个人就有了一个时间的概念，你活多少年就是多长时间，而且在你活着的时间内，你的身体占据着一定的空间，那么这一时空属于你个人，怎样处理全凭教育(外因)与思想(内因)的有机结合。起正面作用、负面作用还是等于零，全凭你自己，外因只是一个条件。死人是没有时空概念的，因为他的骨头都会变为灰烬，他等于零。坏人(被枪毙的那些人)或者像一个完全丧失理智的精神病患者——他们对社会、对家庭、对本人都是起副作用的。而一个有思想、有感情、有理智，有一个正确路线指引的人将对国家、人民起正作用，这样的人，在我们这个社会里占绝大多数。

回顾一下，我真正学习、工作的十多年，起正作用的时间约占 95%，副作用最近一年半中占 5% 可能还不到，我也坚信鲁大夫的话，一定会好。做一件事，如果不见异思迁，下决心，认准了，干下去就一定会行，至少能干得好一点。

我是一个自发的主观能动性和自觉行动性比一般人稍强的人，而又是一个自由主义者，不喜欢拜师，这样的结果，不利的因素很多，但也给我带来了一定的好处——能独立地去处理一些事(至少是自己力所能及的事)。

最后，我把我个人长期计划的初步意向向您汇报一下(在我头脑中也是个初步的)。我不准备考学了，这是我现在暂时的想法，因为我还年轻，至少还有 5 年的时间让我打牢基础。如果真的不行的话，那我也可以读厂里的工人大学，一样可以深造。这就注定了我个人要向理工科发展的长远规划，因为我想上有一定把握的学校，至于把握的大小，除了原有的基础外，还有待进一步去攀登。

心理是一门有趣而又很有奥秘的学问，我的心理，就目前的情况来讲，100 页纸恐怕也难以写完。真的，您是一位经验十分丰富的好医生，您在心理上对我的治疗在某种意义上比吃药、打针更有效，这就是我——您的一个患者对您的感觉。

我要发挥我的优点(如您所说的，我的主观能动性比较强)，勇于给自己出难题——在困难的环境、条件下锻炼自己的思想意志，克服、战胜强迫状态，以全部精力投入到学习与工作中去。

患者 I 反馈三(1980 年 9 月 21 日)

两年多来，因为要参加工作培训，很多时间我都是在外地度过的。下面我想谈谈我个人的近况。

我这个人有时热情奔放，难以抑制；有时沉默寡言，浮想联翩。这种双重性格，有时前一种性情占据主导地位，有时却是后一种情形占据主导地位。因此，在一般情况下，我往往不是因事而异，而是因时而异，所以环境的因素和不同事情的出现（高兴或不高兴的事），对我来说不起决定性的作用，因此，我对周围一些事的反应有一些麻木。由于我有这样一个特点，即性情的不断变化，我自认为有好处——有时比较激动，有时又冷静，所以可以完善地去做成一件事。因为我想：创造性的想法一般是在情绪高昂的情况下产生的，而检验和成功大都是在头脑冷静时完成的。但事物总是有利有弊，这样的情况，也会造成思想不容易集中在一两件事情上，而显得有些散乱，有时干了这事却忘了别的事。

我这个人还有一个弱点，就是什么事都急于求成，必定要按照自己的想法进行，如果进行中遇到什么意外的困难，就有点心烦意乱，但事后又会冷静地去思考。有时我感觉到自己无时不在地想东西，有时甚至连自己也说不出自己在想什么，所以头脑除了睡觉外，似乎没有休息的时候。我想这可能是长久积累下来变成了习惯，说不定也还是一种病态，鲁医生，您能否帮助我分析一下？

自从上次分别后，我又去了上海，用药（安定）周期越来越长，并尝试不用药而用理智战胜病魔。而在以前，这是在用药后行动受头脑支配的情况下才能做到的。现在我一般情况下比较正常，但有时也会出现头脑的"糊涂"，不过很快就能"自拔"。两年多来，我更加深刻地体会到这种病的病因在某种意义上来讲就是性格不好与身心不好。在治疗后，我在性情方面较以前开朗多了，也就是您讲的"放松"多了，体质的增强也给我增添了战胜疾病的勇气。

现在我在单位比较忙，回到宿舍（我现在住厂里，一星期回家一次），学习自己爱好的物理、数学。因为厂里培养了我们多年，因此领导不放我们去考大学，连电视大学也不让考，现在正急着用我们，所以我只能自学了，但我很想通过自己的努力实现目标。我有兴致时还画些画，如这次省里举办第二届青年美展，虽然我画画的时间很短，但还是搞了两幅小作品。总而言之，生活丰富了，精神可以愉快，这也是我自己治疗疾病的一种方法。当我的头脑有点"糊涂"时，尽量去想想自己感兴趣的东西和将来——我这个人很爱幻想，幻想给了我生活、工作、学习的推动力，幻想常常把我置于美好的憧憬之中，幻想也常常给我创造性的念头，真的，我不满足现状，工作中总想到改造工具，学习中总想到提出一些自己的理论，画画时总想到新的构思和立意，并尽量地把它们变成现实……

是的,我从前稍微比一般人有更多的行动,但现在我认为我最主要的(通过治疗)是稍微比一般人有更多的思想,而思想却能指导自己的整个行动。

患者 I 反馈四(1985 年 2 月 12 日)

鲁医生:

快一年没有给您写信了,这封信要告诉您两个好消息:一是经过一年前的疏导和自己一年来的努力,我的各方面情况有了相当大的转变。我从根本上认识到:我的一些症状来源于不好的性格和意识,不必要和过多的联想往往使事情趋于坏的方向,我决心将联想丰富的特点用于创造美好的和有价值的东西,不要做没有价值的人。所以,一年来我的各方面进步都很快,由于一些发明和创作,我担任了市某协会的理事和××分会的会长。我要继续开发我的智力,发挥我的创造才能,为国家、为人民多作出贡献。

第二个好消息是,上个月 17 日,我爱人生了个五斤八两的女孩。事实证明:没有科学道理的想象只能是愚蠢的。但由于心急,我并没有按照书上写的那样优生,但后悔是没有用的。虽然小孩生下来没有明显的缺陷,但我似乎有些担心她以后智力方面的问题,还望您多指教。我本人已经不限于无穷无尽的思虑之中了,而是尽力把一切事情向好的方向推进。

患者 I 反馈五(1985 年 5 月 11 日)

鲁医生:

又有几个月没有与您通信了,您的工作一定很忙吧?我各方面的情况都良好,小孩也不错,今特寄上一张她一百天的照片,作为纪念。

……

随访情况(2006 年 5 月 9 日)

鲁先生:您好!

……

我的女儿今年已经 21 岁了,目前在读大学三年级,她非常好。

我现在兴趣很广泛,业余时间,我创作了很多美术作品,并且还获了奖。1996 年,我的技术发明也获得了国家专利。我还爱好文学艺术,经常写诗歌。

您让我介绍经验,但我介绍的不一定能够符合您的要求。以下是几点抵消无意义的"强迫"的良药:

1. 有意义的"忙"——对我来讲,也是一种积极忘却"强迫思考"和"强迫行为"的方法。当然,这不是对每个人都能行得通,对我来说,忙出结果和有成就感就会获得精神上的愉悦,并以此抵消"强迫"之痛苦。

2. 大量阅读伟人的传记,特别是他们为获得真理而进行的"理性思考"和"强迫"——即将无意义的"强迫"转化为有意义的"强迫"。如法国作家罗曼·罗兰就是在感悟到人生的意义后,挣扎地"强迫"自己从极其狭隘的个人圈子中跳出来,最终成为一位世界级的伟大作家。

3. 要不断提升自己的理想、境界,这样才能忽略那些鸡毛蒜皮、毫无意义的"强迫"之举——倘若它仍然存在也无碍大局。正如爱因斯坦所说,他正是沿着追求和探求宇宙奥秘的道路,才走过那短暂而有风险的一生的。

4. 用"情商"战胜"强迫"——当然"情商"也是一把双刃剑,它必须在正确理性的指导下才能动用。一般地说,患有强迫症的人都存在较高的情丝牵连——这与情人热恋时的脑内机制相差无几,只不过它被病态地滥用了。

就写这么多。最后还要衷心感谢您在20多年前,在我最"强迫"的时候所给予我身心上的积极而科学的治疗,因为有了您的帮助,才使我今天能有以上战胜心理缺陷的人生体会。

点 评

该病友具有较强的强迫观念,他具有严谨、认真、完美、向上又热爱艺术等性格特征。强迫观念以强迫性怀疑为主,表现为多种分散的强迫观念及联想。如怕裤子掉下来,反复系裤带;怕水瓶盖盖不严水凉,又怕盖紧爆炸;一个人睡一张五尺宽的双人床,怕掉下来,因此不敢睡,反复测量床的宽度等。自己明知这些现象是不合理的,对自己是无意义的,但无法自控,摆脱不了。通过心理疏导,他的信心很强,对心理治疗有强烈的要求,结合他的具体情况及特点,和他讨论了一些有关的理论和相关机制,帮助他在强迫观念及行为上做适当调整后,提出问题,进一步深入认识,通过自觉的实践检验,他逐步克服病态行为,进步很快。他说:"多少年来,不论强迫观念的性质、内容如何严重,始终没有发生自己所怕的后果,可我却浪费了宝贵的青春,尝尽了无尽的心身痛苦。通过疏导,对这些观念都能够顺其自然,什么也没有了。回头看看，真是可悲。今后我将争取把病态的强迫观念与联想转变到我感兴趣的艺术创新上去。"因其具有良好的批判力和自知力，在工作和创新方面，分清是非真假后，做到了两个坚决：坚决"做"和坚决"丢"，在实践中不断丢掉病态，在创新中不断取得成绩。通过两年多的时间，他利用自己联想丰富的优势，不断地实践，自我认识不断提高。不仅能实事求是地判断是非正误，也能缜密地分析，做出实事求是的客观评价。对自己遇到的复杂难题，结合自己形象思维形成的过程，他认识到：一切观念都是通过自己的思维获得的，联想是观念的联合。在日常工作中，他不断地把病理性思维转变为独特而新异的创造性联想，不断取得优异的成绩。两年后，当选为某市青年××协会的常务理事和某研究分会会长。通过不断实践，逐步增强了自信心，病理观念与联想不断减少，其创新思维与联想也不断增强，思路开阔了。他表示："要继续开发智力，发挥创造才能，为国家多做贡献。目前，我的独立性创新思维还不够成熟，在实践中，还要不断进行探索，多提有说服力、逻辑性强的证据，验证自己思维方法的正确性，多听取别人的评价，争取更上一层楼。"通过他自己的努力及社会实践，取得了社会的认可，走入了良性循环。在不断取得的成果激励下，他的自信心进一步增强，工作、生活、人际关系等均达到了满意的状态，找到了理想的妻子。在结婚两年后，特意将结婚照及女儿出生一百天的照片寄给医生留念。事过 20 多年后，现在他的女儿已经大学毕业，参加了工作，他开始享受着幸福的晚年生活。

从患者 I 的治疗过程来看，只有面对现实，敢于迎着难题上，没有将联想丰富的特点用在病理上，而是用于现实，用于创造，将问题的正误透彻地认识清楚，真正做到坚决地"做"与"丢"，解开心结，知行统一，最后必然是赢家。

第三节　其痛无比，其乐无穷
——强迫性仪式动作

患者 J，男，初诊时 19 岁，从 6 岁起出现强迫观念。

病情自述（1992 年 8 月 31 日）

在我很小的时候，大概 6 岁以前吧，我是个天真、无忧无虑的孩子（现在真怀念那段时光）。上小学以后，也就是二年级左右，总是一会儿喜欢单数，一会儿喜欢双数（那时还没有奇偶数的概念）。喜欢单数时，若是我碰了一样东西，就只能碰一次，若碰了第二下,就必须碰第三下。而喜欢双数的时候,我碰了一样东西,就必须碰第二下,如碰了第三下,就必须碰第四下。这听起来好像很荒谬,但这是事实。后来,我就一直比较喜欢双数,于是就有了上面说过的情况发生。由此发展到喜欢对称。一次我和哥哥在下棋,我碰了他左脚一下,感觉很别扭,于是就故意碰了他右脚一下,这才舒服些,才算找到了"感觉"。到后来,也不管什么单数、双数、对称、不对称,统统都是只有找到了"感觉"才行。有时总是眨眼,一次、两次、三次,直到我找到"感觉"为止。有时吐口水,已经流了出来,可总觉得流得不是地方,让它流过这儿,还不行,应该流到那儿……直到流到一个满意的地方(找到了感觉)为止。有时自己坐着,觉得衣服的某一部位与皮肤接触的位置不合适,于是抻过来,抻过去,直到找到了"感觉"为止……诸如此类,很多事情都感觉到很别扭。其实,我也很清楚这样不好。于是想,要是到了干正事的时候也这样,那怎么行? 于是很害怕,生怕这种习惯影响我的生活、学习。可是越怕它越来,例如写作业的时候,你怕它来,它就真的来了。诸如老是要眨眼,总觉得衣服不合适,总得抻,这样我便无法集中精力学习。于是,我有些恐慌,可是越恐慌,情况越严重。以致后来看书根本看不进去。看了一段书后,只是字映入了眼睛,可是根本进不了脑子,还得看第二遍。

于是,强迫动作形成了一个毛病。而不管做什么事都怕这个毛病出现,可是越怕越来,一来就做不好任何事,于是就自责,发展到以后"怕做不好"形成了一种意识,一种条件反射。它代替了强迫动作的角色——做事的时候,先"怕做不好",于是就真的做不好了。"恐慌、怕它出现"的意识不断加强,并且影响到别的事情。可是越恐慌,它就越来。比如睡觉,我原来一直睡眠不错,属于"沾枕头就着"的一类,可是有一天,我开始害怕起来,生怕这种意识影响到我的睡眠——睡不着怎么办? 我知道这种兆头不妙,就想躲避,可终于没躲过去。于是,晚上一睡觉就紧张,有时竟然躺在床上两个小时还没入睡——它破坏了我的睡眠! 可别再影响其他的方面,我这样想,可是越这样想,它就越往别处走。原来我的英语读得很流利,也得到过老师的赞许,可自从她赞扬我之后,我又害怕起来,"怕读不好"。可是一怕就真的读得结结巴巴了,其实本来我读得挺好。其他许多事情,本来没事,可是由于"怕做不好"这种意识的侵入,就真的做不好了。

以上叙述了我的疾病的成因及种种影响,所有这些都是和我的性格,更确切地说是和我性格形成的环境分不开的。

我在家中是最小的一个,有一个姐姐,一个哥哥,姐姐比我大 7 岁,哥哥比我大 4

岁。从小姐姐都是处处照顾我，处处让着我。所以，有时我甚至不听妈妈的话，而听姐姐的。我对她确实有些依赖，而哥哥却不同，他的脾气比较坏，或者说有些暴躁。因为他是家里老二，父母总是教育他要尊重姐姐，让着弟弟。他觉得是受了"夹板气"，而且他小时候比较淘气，爸爸经常打他。所以，他唯一可以发泄、显示他力量的对象便是我了。他经常打我，还不许我告诉父亲，有时我告诉了，他下次打得更厉害。在反抗与忍耐中，大多数情况下我选择了后者。小时候哥哥打我的时候，我可以说从来没有还过手。最初的忍耐，就是从这里来的，可能还有些怯懦。小的时候，家里并不富裕，自己想得到的东西常常得不到，于是也忍耐了（这可能也是忍耐的一种）。

忍耐、怯懦，便成了我的后来性格中的基调了。

在家中，三个孩子我是最小的，而且年龄与他们相差较大，所以，父母、姐姐、哥哥就一直把我当成小孩来看待，以为我什么事情都不懂。

可是由于小时候的忍耐，造成了我的性格比较内向，爱瞎想。其实也不能算是瞎想，可以说是自己爱想一些事情。这样，就造成了我比较早熟，可是姐姐哥哥又从来不把我当大孩子看（至少在初三以前是这样的，初中又是我性格形成的关键阶段）。于是我就更加内向，心里有话从来不和别人说。初一下学期，我们班转来一个女孩儿，各方面都很优秀，我对她由好奇转为渴望接近，最后变成一种朦胧的爱，而那个女孩儿一直心里明白，而我又因为怯懦，一直没有勇气向她表白。而且在那时，初一、初二的孩子有这种事情是很不光彩的。其间有许多烦恼，我从来没对别人说过。对谁说呢？父母——不可能；姐姐哥哥——也不可能，他们把我当个小孩子；同学、朋友——更不可能，那样会遭到耻笑。于是，就闷在心里——所有的苦闷、烦恼，统统装在心里，这件事是在我性格形成的关键时期发生的，可是我又没人能够倾诉（差不多三年），这件事就更造成了我性格的内向，而且心"重"，对什么事情都看得很重。这一切对我疾病的形成都有很大影响。但是，小时候哥哥的打以及初中三年的封闭也不全是负面影响。由于小时候的忍耐，初中的内向、爱思考，也使我比较理智，看问题较深入，这些都是后话了。

我的姐姐哥哥说完了，接着说我的成长环境吧，下面说说我的父母。

我的父亲和母亲是大学同学，父亲是农民的儿子，母亲来自大城市。他们两个都很要强，父亲经过个人的奋斗，在自己的那一行也算有权威，母亲经过自己的努力，也算是事业有成。但是他们婚姻的感情基础并不是很好。父亲曾经单独和我讲过："当时觉得我对她好，她对我好，我们俩应该结婚，这是理所当然的。"婚后也就那么过。直到我6岁的时候（还没有上小学），我的奶奶去世了，是自杀，而且是因为我的母亲。这件事造成了父母感情上出现了很大的裂痕。据父亲说，当时他想到了离婚，可一想到我们三个孩子……可以说，我们家是因为我们三个孩子才得以维系下来的，而且这个裂痕至今尚未得以完全修复，只不过过了十几年，淡了而已。他们俩都比较好强，父亲在婚后对母亲说过："今后我只会比你强，至少不会比你差。"父亲在我小学四年级时已是单位的一个领导了，分了一套住房，家里从原来母亲的单位搬了过来，两边离得较远。后来母亲为了照顾我们，也放弃了自己的职位（单位一个重要部门的主任），调入了父亲的单位，当了"群众"。由于父亲工作忙，母亲承担了更多的家务。虽然做了牺牲，但是母亲也不愿做一个家庭妇女，可是由于来了新单位又没有什么事干，也没有办法，所以心里很不平衡。父亲也由于春风得意，言语中也有些领导作风和大男子主义的表现。母亲又那么好强，心里更不是滋味，父亲只要一请下属在家吃饭，母亲的脸色就难看之极，做饭时一肚子气，因为这又触动了她敏感的神经。所以，隔三差五地总得吵一架（可能频率多了些，但一星期一两次总是有的）。总之，他们两个似乎都想对对方说："我比你强！"这真是悲剧。在这种心态下，两人的生活可想而知，母亲的脾气不好，容易急躁，发起脾气来见谁骂谁，弄得家里人心里都难受。

我们家表面上和睦，其中有什么缝隙只有我们自己知道。但是表面上谁也不说，只是父亲和我及姐姐分别谈过。在这种环境之下，我对家庭的感觉真有些说不清，总觉得有些遗憾。但是我的父母是非常爱我们三个的，只是他们两个之间，也不能说是没感情，我总觉得很别扭。所以，对家庭我也只能更加忍耐。

在教育方面，父母给我的都是极其正统的教育。又加上我的性格如上所述，我从小到大都是一个好孩子、好学生，从上小学到大二，我只在小学二年级时和人打过一架，而且是被迫的。除此之外，没有什么过激行为，尤其是上了中学，六年中我几乎没有和谁红过脸，是不折不扣的好脾气、老好人。上了大学后我渐渐发觉这种以束缚自己为代价的"美德"并无什么好处，起码不能称为是美德。所以我现在渐渐地放纵自己一下。顺便说一下，从小到大我都在压抑自己。由于我所处的环境，我不敢陈述自己的意见。从小在家庭里见到的都是教育我的人，我只能洗耳恭听，虽然中学当了六年班长，也没少教育别人，但我内心深处依然很不独立，毫无主见。我的经验全是父母、老师灌输给我的，几乎没有我自己实践得到的。所以有时我想自己多独立实践一些东西，哪怕我错了，可是从中我却得到了真正的经验。

在学校教育方面，除了知识外，值得一提的是我们高三的一位数学老师。他在高三最后三个月当我们的班主任。他教会了我要老老实实地做人，说白了就是实事求是，他让我变得实际了一些。以前我受录像、小说里的英雄形象影响很大，甚至连做事方法、言谈举止都去模仿，现在想来，那真是幼稚的举动，是他使我真正地理智了起来。如果说初中三年是我性格形成的一个关键时期，那么，由于这位老师的教诲，高三成为我性格走向完善、心理走向成熟的一年。

上大学以后，我的性格基本没有什么变化，我也主动对自己的毛病进行了调节。有的症状如睡觉问题已经减轻了，但有的还不行，例如看书、看报，总看进不去，而且看书时大脑不经过语音转换便不能领会其意思。听别人讲话或听新闻，尤其是听英语时，大脑不重复一遍，其语音（时间很短）便不能输入。这从一定程度上影响了我的学习和生活，原来没事，自从怕了之后就出事了（注：我所说的文字需经过语音转换就是要经过以下过程："文字（图像）—语音—大脑"）。

其他毛病现在经过我的自我调节已经比以前要轻些了。而且我觉得这种现象可以叫病也不能算是病，人人都有，只不过有轻有重，这就是我在自述中很少用"病""症"等字眼的原因。

以上便是我对自己自出生一直到现在，毛病的起因、发展及现状以及我自己生活环境的一个自述。可能过于冗长，但是我不敢有疏漏，尽量详细叙述，希望能对我的治疗有所帮助。

患者J反馈一

我已经听过了五盘磁带了（患者一边听集体疏导治疗录音磁带进行治疗，一边接受医生个别疏导治疗），鲁教授以及从未谋面的病友的讲话，在我心中产生了共鸣。今天上午曾和您说过，我信心不是很足，但是我听了几盘磁带后，下了决心：这种病不止我一个人有，我也不是最重的。而且这世上还有一种方法能救我——心理疏导疗法。

由于信心不足，产生了急躁的情绪，怕辛辛苦苦、克服重重阻力来此一趟（这是我生平第一次自己出远门）无功而返，但我会尽力克服。

您讲的许多观点都令我非常信服，例如对心理疾病、心理障碍的认识，其中有一句话我印象很深刻。您说："许多正常人都有病态的心理，而患者大部分的心理还是正常的。"这就使我觉得我并没有和正常人有多大的差别，这种问题每个人几乎都有,只不过有轻有重。轻的,则属正常,而由于自身原因使之加重的则称为"病态"。

还有一点就是心理素质,我自己的心理素质很差,做什么事都很紧张,非常在意别人的看法,在意自己在别人眼里的形象,怕做不好,所以搞得我每天情绪很低落。

患者 J 反馈二

听完鲁教授的第二讲之后,我对人的大脑、整个人体的运作有了更进一步的认识。虽然这些知识在中学课本里也听到过,但是鲁教授形象、生动的比喻,精妙的解说,使我对这些知识的认识由抽象到具体了。尤其是讲到巴甫洛夫的"兴奋与抑制"理论后,我对这种病的机理、形成过程的认识有了一个从理论到实践的飞跃。比如一个强迫动作,开始在大脑里产生的反应并不强烈,但是由于自己不良的心理活动,将这个反应不断加强,不断巩固,最后形成一个"兴奋点",使之成为病态行为、病态心理的"大本营"。而当别的兴奋对这个兴奋点产生负诱导时,许多症状就明显减轻,甚至消失。这就是为什么我在心情放松、愉快时,症状不明显的原因。

我过去总以为这种病没法治了,但是我相信科学,现在我明白了科学道理,并通过科学的方法,我想我的病一定能好!

不管干什么事,我的注意力一直都不集中。但现在我已经明白了原因,这正是因为我对我的强迫意识(怕做不好)过分集中,真的,我现在不管做什么事也都有这种意识,这也是我看书、学习、看电视、听人说话时,信息为什么"进不去"的原因。

患者 J 反馈一(补充材料)

上午和您谈过后,我深感内疚。这两天听了几盘磁带,总觉得和自己无关,内疚的话不讲了,主要谈谈我的新感受。

重新听了治疗总结时的磁带,一个语文老师的讲话使我的信心增强了,这回是真的。我感觉到:这种病一定能治好,但这是一个长期的、艰苦的过程,不是一朝一夕能完成的,即使这几天在这里我不能取得像有些病友那样的巨大进步,但在以后的生活中,我有了信心(这是不是有点为这几天找些退路的嫌疑),这信心是真的。

还有一点,我的确有些逃避,我原来不想将我患的强迫症称之为"病",这虽然有理性上的认识,但也不排除不敢真正面对它的因素。而现在我要说:"我要真正面对你,你的确对我构成了威胁,我就要铲除你。"

现在我已经没有那么悲观了——那种觉得"没有指望"的悲观,我有了希望。

患者 J 反馈二（补充材料，1993 年 9 月 6 日）

我已经听过七盘磁带了。今天鲁教授讲的是神经系统、心理以及心理障碍的发病机理，其主要原因就是大脑的疲劳（当然不是正常的疲劳）。

我又进一步明白了一些事情，对于我的病，我的恐惧程度已经减轻了许多（虽说还有一点）。我现在的心情很平静，不着急了，或者说不太害怕了。我来这里的目的之一就是想搞清楚强迫症以及心理障碍到底是怎么一回事，怎样发生的。我曾跟您说我自己想过，但是绝对没有这么深刻。

我的病因之一就是心理失衡，大脑某部位的神经细胞过度兴奋而导致了另一部分的抑制。还有一部分原因是精神过度紧张，就像一个人在黑暗中跑，明明后面没有人，却自己把自己吓唬住了。每接受一项任务或每做一件事情，以自己的能力明明可以做好，但却总是先设想最坏的情况，有时就真的向着这最坏的方向接近了。而有时还有"不达目标决不罢休"的情况，这也属于强迫行为的一种吧。

总之，今天我最大的收获就是有了一个好的心态。这可能也是我对您的讲话初步理解的结果吧。而且我增强了信心，减少了恐惧感，后几天会再接再厉，对得起您，更要对得起我自己。

患者 J 反馈三（1993 年 9 月 7 日）

关于性格的自我剖析

在我的自述材料中，我曾对您讲过我从小的生活环境及我受的教育，没往深处说。

我从小受的教育可以说是极其正统的，大人们从小就教育我"要听话""做一个乖孩子"，我就照着他们的话去做了；大人们告诉我"做什么事是对的，什么是错的"，于是我就去做他们告诉我对的事情，不去甚至不敢去做他们告诉我错的事情。做好了他们规定的对的事情，会得到他们的赞扬——真乖、真是好孩子；反之，做了规定的不对的事情则会遭到责骂，至少是威吓——"怎么这么不听话，妈妈该生气了！""妈妈不喜欢不乖的孩子"，所以为了得到表扬，为了不让妈妈生气，让他们（家长及其同事、幼儿园老师）喜欢，我就不假思索地做一件件令他们满意的事，非常在乎我在他们心目中的形象（我也的确让他们满意了）。记得我上小学一年级的时候，一次家里来了客人，一番谈天说地之后，地上满是瓜子皮、花生，要开饭了，于是我拿着扫帚,认真地扫地(这不是我情愿的),并把每个角落都扫得干干净净,客人们见了都交口赞道:"这孩子多好、多细心。"父母也附和着说:"我们三儿就是好。"我耳里听着,虽然也高兴,但心里同时说:"我早就知道你们会这么说。"——这件事情我觉得我简直是在讨好,是在乞讨赞许。因为我太在乎我的形象了,这几乎成为我以后做任何事情内心深处的原则。

我要让每个人都觉得我不错,这几乎是不可能的,但是,从初一开始,几乎所有的同学都觉得我这人很好,中学几乎所有的老师对我的印象也是:"××是个好孩子。"而我为此付出的代价是做事情循规蹈矩、谨小慎微,从不越雷池半步,将自己的真正意愿掩藏起来,不能对不起别人。自己和谁发生矛盾,总是想到自己的不是,就是别人错了,我也会主动向他道歉、和解,否则我会难受几天。到最后,甚至不敢和谁发生矛盾,我成了老好人,几乎没有和谁红过脸。所以,从小学二年级到现在,没打过一场架,加上我又经常能在别人面前发表一些"我自己的"看法,对一些事情的观点,又从大人们甚至同学们那里得到"成熟""稳重"的评价,于是,有一段时间我真的陶醉在这些赞许中了。

有时我刚刚谈完我自己对一件事的看法,别人又发表了不同意见,我就会不假思索地这样说:"对,你说的有道理!"虽然他说的也许并无道理,但我这样做的原始动机就是为了不和他发生矛盾,不让他对自己有看法。

太在意自己的形象,太在意别人对自己的评价,这首先是从父母那里开始的。尤其是在学业上,从小父亲就在学习上对我要求很高,这种思想我也接受了,我对自己要求也开始高起来。但由于小时候的毅力不足,以及一些不好的学习习惯,成绩总离自己的要求和父母要求的差一点,大多数期末考试都是以自己规定的"失败"而告终。小学时还有过几次"胜利",但是从小学六年级开始一直到考大学,期末考试几乎都是"失败",在一次次的决心与一次次的失败之后,我的自信心受到相当大的打击,我本来有限的自信心更低了。

我对班上和年级的学习尖子向来有种羡慕与嫉妒的心理,但自己却没有信心超过他们,我在他们面前有自卑感。嫉妒与自卑也是我的性格构成,而且这两种情绪主要表现在学业上,开始嫉妒学习好的人,而后来甚至嫉妒他们考上的名牌大学,每次我路过一些名牌大学如北大、清华时都有一种压抑感。准确地说就是自卑感,而且这种自卑感已经强到了极细微的程度。由于我们学院不大,只有一千人左右,一座教学楼,没有学生宿舍(都是北京学生,全走读)。于是只要有住宿条件的学院我都嫉妒,哪怕那一所学院只比我们多一座楼,我也会自卑。换句话说,只要是在学业上或学业而导致的某方面比我好的人或物我见了都会自卑,因为我把学业看得太重,我没有信心超过他们(我总想着自己的病),所以我很痛苦。

我说我心"重",差不多也就是重在这两个方面。一是别人对我的评价,另一个就是我的学习。前一个就是病友们所说的虚荣心吧,而后一个则是从小父母的期望所致。其实说白了,也就是父母对我的评价。

由此,我的"惰性病理兴奋灶"就是这样形成的:

在意别人的评价(总根源)→怕做不好→紧张→束缚自己的能力→真没有做好→自责、痛苦→更怕做不好(惰性病理兴奋灶)

我已意识到,我的性格即我的个性,是形成这种疾病的温床,忍耐、压抑、虚荣、自我要求过高,并有过分的伦理道德倾向,多虑的家庭环境又决定了我的依赖性强、独立性差,这些性格上的缺陷导致了至少是加深了我的病情。我的性格属于中偏弱型,但是我有意愿、并初步有信心克服这些缺陷,因为这关系到我的一生。

您书中关于"惰性兴奋灶"的解释使我又增加了一份信心,因为我明白了心理障碍到底是怎么一回事。其实也并不可怕,只要我按照科学的道理去实践,是会取得成功的,并争取在这几天里取得您所说的"最优化"。

患者J反馈四

听完您的第四讲后,又有了新的感触。

首先,我还没能完全的、百分之百的正视我的病,对它还有点"怕",而且还缺乏战胜它、摆脱它的勇气,不相信能把这附着在我身上十几年的东西除去。就像您书中提到的一个患者,我也同样地问自己:"我几年的病能这样就好了吗?"真是对它有点"恋恋不舍"。但是我可以保证,我的信心在一点点增强,每天都有长进。

另一点就是对于除掉"惰性兴奋灶"的问题。原来我曾听人这样说过:"你要想碰某样东西的时候,就碰一下,别太在意,你越是较劲,那个'兴奋点'就会越强。"这种想法一直对我有影响,但是现在我的理解是:一旦出现强迫动作的意念时,如果又将强迫动作付诸行动,事后必然导致自责,肯定会在意这件事,这样这个"惰性兴奋灶"就会加强,并不会减弱。而只有在认识了强迫动作的无意义与"怕"的虚假空之后,去用自己的意志克服强迫动作,才不会加剧"惰性兴奋灶"。

患者 J 反馈五(1993 年 9 月 8 日)

在听完您的第五讲后,我突然感觉到"缺乏勇气"才是我的病根,可以说是缺乏勇气导致了一切。由于缺乏勇气,我不敢正视我的疾病;由于缺乏勇气,我不敢面对困难挑战,导致一次次的失败,使我的自信心受到一次次的打击;由于缺乏勇气,导致了许多"怕",本来自己有能力做好的事情,由于缺乏勇气而做不好。

由于小时候的忍耐、压抑以及我说过的种种性格缺陷导致了缺乏勇气,而又由于缺乏勇气加深了一个个性格缺陷,性格缺陷发展到一定程度又滋生出心理疾病。又由于缺乏勇气面对并战胜这种疾病,致使疾病在我的身体、头脑中横冲直撞,任意滋长,于是又导致勇气的更加匮乏,使我终日消沉、痛苦、郁闷。

我总是想:什么时候要是我没有了这种病,我就要让人们看到:我是好样的!而这样想又有什么用呢? 病是无法自己乖乖地去掉的,要用自己的勇气去打垮它! 而我呢? 却总想着"要是",但这正是没有勇气面对它的表现。

其实,"怕"的本身就是没有勇气的表现。具体到我,凡事都怕做不好,就更是如此。我觉得我今天可以算是彻悟了。不知您是怎么判断,我现在真有点热血沸腾的感觉,这回绝对是真的,我没想到我也能"沸腾"一回。

不管怎样,以后我做事就是要"勇气十足",先不怕败,不"怕做不好",不怕想到"怕做不好"。我有勇气成功,我有勇气做好,我有勇气即使在想到了"怕做不好"时也不害怕!

光凭勇气是不行的,那只能是"有勇无谋"。而要做到"有勇有谋"就要好好认识这个"怕"字。有时想起来真可笑,我成天就为一些自己给自己制造出来的、实际上并不存在的"虚假空"的念头而痛苦、烦恼。我现在有勇气面对这只"虚假空"的纸老虎,因为我认清了它的真面目,它是纸做的,或者说它根本就是我自己凭空想出来的一只要吃掉自己的老虎。

其实,最主要的还是我的心理素质不高。为什么心重呢? 就是因为自己的心理素质低,不然怎么会事事想到做不好呢? 而我再一深想,还是"勇气"二字,我没有勇气做好,没有勇气成功,或者更准确地说,是没有勇气接受成功。因为我失败的次数太多了,已经习惯了失败,而成功一次,反而觉得难受,不习惯。瞧,我是不是连接受成功的勇气都没有呢?

所以,增加勇气、增加自信,我就能够"不怕",我想,这是克服疾病的根本。

患者 J 反馈六(1993 年 9 月 10 日)

此时,我的心情很懊悔。这两天,我没能很好地配合您进行治疗,主要原因是我这两天产生"厌战"情绪,在这种关键时刻,产生这种情绪并且给两天的治疗带来了副作用,我十分恨自己。

在听第二阶段的内容时,我总觉得您讲的内容自己已想过,觉得没有什么新东西,所以,反馈材料也没有认真写。其实,光知道怎么行呢? 不深挖自己,不提高自己的认识是一点用也没有的,可我离这还差得很远。我说自己没有信心却有自高、自傲,这多么可笑,我是多么肤浅啊!?

这两天也不是一点认识都没有。首先就是找到了勇气,可是昨天和今天您说的话,像是一瓢冷水,使我又勇气不足了(你不介意我这么说吧)。从这一点看,我找到的勇气很不牢靠,不持久(但还有一点)。

听了许多盘磁带后,我体会最深的有以下几点:

一、终究要靠自己

来的时候,甚至在前几天,我总有种想法,以为听完 29 盘磁带后再加上您的疏导,我的病就会好的。现在想来真可笑,这种病又不是感冒发烧,医生给药一吃就好,这是自己给自己想出来的病,还要靠自己想通、想透才能好。这说明我的依赖性依然存在,而且很深,连自己都没有意识到! 这种与自己斗争的事情是一生都要做到的,难道我能靠您一辈子吗? 绝不可能,您把方法教给了我,剩下的就要靠自己了。况且,从许多病友的谈话中我发现:许多方法都是病友们通过实践,自己总结出来。就像您说的:医生只能起引路的作用,爬山是要靠自己的;自己用方法指引自己,自己走路,别人不可能背着、驮着你,你必须靠自己。

二、与疾病作斗争,提高自己的心理素质是一项长期而艰苦的事情

通过您讲的许多实例,我发现:在几天之内就完全彻底痊愈的人是少数,而多数则是通过长期的斗争才战胜了疾病。就是好了,提高自己的心理素质也是必要的。我认为心理素质对于一个人来说比身体素质更重要。由于我有体验,所以不是瞎讲。

在与疾病的斗争中,会遇到许多想象不到的困难。而病友们都凭着自己的毅力与自信——克服了,而我自己呢? 刚刚被您说了两句就有些泄气,真是让人耻笑。

我的病确实比许多已被治愈的病友轻,而他们能在短期内取得"最优化",而我却成绩不大,归根到底是自己没有下工夫,没有深挖自己,认识肤浅,并且有"厌战"

情绪。时间如此宝贵,我竟然白白浪费时间!(我真想打自己一顿)还有三天的时间,我决心与您好好配合,自己下狠工夫,深刻领会您讲的每一句话!这可能又过高要求自己了,但不管怎么说,还是那四个字:"深挖自己。"在这儿不深挖,回去挖就更难了。

三、"勇气"还是最重要的

我依然这样认为,勇气的缺乏是导致我许多疾患的万恶之源。

从您讲的克服"怕"字来说,为什么会怕,一是有强迫观念在作怪,二是没有勇气"不怕"。逃避现实也是没有勇气所致,我上份材料中所讲的许多问题都是缺乏勇气造成的。我觉得只要有了勇气,大部分困难便不称之为困难了,便好克服一些。否则,见了困难先低头,那么下一步就该回头向后转了。

四、对"怕"的认识

首先,"怕"是纸老虎,远远地站在那儿,盯着你、吓唬你、纠缠你,由于自己的心理素质不高,一下子就被它吓住了,没有任何反抗。因为我主观上认为它是只真老虎,而且很可怕,怕它一口就把我吃了,所以就躲着,它让我干什么、想什么,我就干什么、想什么!从来就没有胆量走近它看看、摸摸,结果被它吓得俯首称臣,追得无处藏身。而当你真正发现了它是只纸老虎的时候,开始先豁然开朗,惊叫:"啊,原来是假的!"可继而又因为被它吓了十几年,它的恐怖形象已经在头脑中定型了,还是不敢碰它,生怕它还会吃你(而且确实有时会有一种"恋恋不舍"之感)。这是因为你还是没有勇气真正地面对它,对它依然逃避。而有一天当你真的大着胆子去摸它一下的时候,你会发现它并不会咬你,还是傻乎乎地定在那儿。

"怕"字就是这样,你真的面对它了,它也就是那么回事,并不可怕。若你继而又付诸行动向它进攻了,它反而会怕你,退了回去。我有时有这种感觉,有时我要真的克制住了一种强迫动作,没去按纸老虎的意愿去做,我会觉得相当轻松(这可能是通感吧)。那个"怕"字就淡漠了一点,那个"惰性兴奋灶"就弱了一些,若是我又控制不住地去做了一次强迫动作,在懊悔与自责之后,"怕"字马上就强了。

原来我总是问您若是我遇到了强迫观念怎么办,今天我还是想问您,但是今天我小小地实践了一下,发现只要克服了"怕"字,强迫观念也是能解决的。我曾跟您说过,我看书时,看到句子总要在脑子里默默地念出语音来,句子的意思才能进去。但是今天我拿着《疏导心理疗法》,随便翻开一页,开始还是出现"语言转换",因为我已形成了条件反射,一翻书或一听人讲话,"语言转换"自动接入我的神经系统。我开始就是因为怕才得了这种病,现在我就对自己说:"别怕,我还就不怕你('怕')了!"强制自己就是不进行"语音转换",慢慢地还真看进去了一些,只不过有些别扭。

还有,我穿衣服的时候总是感觉到不合适,总得抻来抻去。那天我听了磁带后,立即穿上一件T恤,整理好后(不是病态的)我就不动它了。想动的时候,我就想:"我已经整理好了,不应该有什么不合适",这可能就是分清是非真假吧! 于是就那么待着,继续听磁带,可是思想还总是往衣服上走,感觉到浑身不自在,特别地难受,慢慢坚持着,一会儿,难受的感觉就减弱了一点,再往后,就轻松多了(虽然还是有一点难受)。

通过一些实践,对"怕"的"虚假空"的本质,它的欺软怕硬,你进它退,你变得强大,它就变得弱小的特点了解得更深了一些,对"分清是非真假"有了体会。

五、要遵循客观规律

首先是要遵循强迫症的治疗规律,即:不知→知→实践→认识→效果→再实践→再认识→效果巩固。

这个规律最重要的就是"实践":"知""认识"都是为"实践"打基础,假如只停留在"认识"阶段,一切都等于白"认识"。此外,我认为后半段更重要,即"再认识→再实践→效果巩固"。如果第一次有"效果"后,便沾沾自喜,停滞不前,便有被敌人反攻并打垮的危险,因为这个"效果"是不巩固、不稳定的。一旦被冲垮后,自己又落入苦海,便更加难以脱身了。所以,要"再认识""再实践"直至"效果巩固"才能治愈疾病。而且认识是无止境的,只有不断深化认识,心理素质才能真正提高。这个规律不仅适用于治疗,也可以作为认识一般事物的普遍规律。

看完T患者病例后的感想:

T患者的病情、症状都与我有相似之处,谢谢您煞费苦心地帮我找了出来,看完之后我更觉得以后与疾病斗争的艰辛和曲折。我的心理素质不高,所以在以后的斗争中肯定不会一帆风顺,但我得挺住,不然就会又陷入苦海,这真正是死路一条,这次真是决战!

我体会深刻的是他的一句话:在轻松心境下的乐观,是发自内心的乐观,而不是强作欢颜来掩饰自己,也不是逃避矛盾后的盲目乐观。

有时我总是自己在骗自己,真的,觉得自己的脑子不是自己的(这不是病态),而是另一个我的,一个虚假的我,这个我是强者,能翻江倒海,而另一个我是真实的我,实实在在的我,是一个地地道道的弱者,懦弱、消沉、空想、忍耐、刻板……有着许多缺陷,这个我就是我的病得以产生的温床,而当疾病袭来之时,明明已波及自身,但是那个"强者"却不承认,硬挺着,而且不光这些,许多时候我失败了,真实的我痛苦、沮丧,而强者却过来对我说:"你是强者,你不是这个样子!"借此聊以自慰。这样逃避现实,不承认现实,所以,有时我都弄不清我的思想是"真我"的还是"强者"的,现在我在慢慢向"真我"靠近。

还有一点体会,便是发觉他认识得比我深入,对您的重要原则几乎是字字落实,都有自己的认识。而我只有一个笼统的了解,知其然而不知其所以然。我知道什么是"深挖自己"了,我会补上我的缺憾的。

患者 J 反馈七(1993 年 9 月 11 日)

通过今晚和您的谈话,我的确有些性格缺陷是我自己意识不到的或不愿承认的(或潜意识里不愿承认)。

例如虚荣心,这个词是被屡次提到的,可是我就是不愿意将它和我自己联系起来,而只愿意承认诸如"在意别人对我的看法"之类的话。虚荣与自尊是有区别的,虚荣是对自己的一种不切实际的要求,对一种过高目标的向往之心。我有时就是对自己要求过高,明知自己很难达到,但似乎是对自己的一种安慰。比如,一次考试失败了,考得一塌糊涂,可考后并不是总结经验教训,而是暗下决心——下次不考个全班第一,我就不姓"×"了!可一开学呢,还是混日子,再考试还是那样,于是"失败→下决心→力不能及→失败"周而复始,屡次失败导致了失去自信,可又因为虚荣作怪,不愿承认自己不行,总觉得是一时失利,就造成了能力不到、自信不足却又自高自大的性格。可在很长一段时间里,却根本对它视而不见,不愿承认,现在到了我正视并根除它的时候了。

我看了许多病例之后,确实发现,凡是有心理障碍者,不管是强迫症、恐怖症或者其他一些障碍的人,其心理素质都不高,这些人存在的性格偏移也往往是相似的,这些性格缺陷与自身有着或多或少或直接或间接的联系。

这些性格缺陷及之间的因果关系如下:

过分忠厚、老实→过分严谨认真→拘泥刻板→循规蹈矩、程式化→自我要求过高或伦理观念过强

的确,许多东西是过犹不及的。上面所讲的性格,如果去掉"过分"二字,本来都是好的,但过了头就不好了。我也是这样,都有点过,过分善良、过分严谨,以前我以

为这些都是好的,但不知它们正在不知不觉中起着副作用。可以说,这些过分的性格是病症产生的温床,也是催化剂。你看我像个小老人吧,这就是我说过的那个"强者的我",这个我是很成熟的(可能我又自傲了,但至少在同龄人面前是这样),而真我的心态却并没有那么完善,而平时我总是用"强者的我"去思想,以"真我"去行动,所以造成很多方面的脱节,如思想与行动的脱节,想一套,做另一套。

我怕别人认出"真我"的懦弱,于是以"强者的我"的形象出现在众人面前,所以我相当爱面子,这也造成我有时很没主见,有时又很固执。

我的病"树"如以下循环:

缺乏勇气、缺乏自信→怕(虚假空)→紧张→失败(各种症状)→压抑、消沉

不仅强迫症是由"怕"产生的,而且做其他许多事情真正的困难并不难克服,难克服的是一些并不存在、自己给自己想象出来的困难,而影响自己、导致失败的正是这些假想出来的困难。

对于"怕"字,我今后应做到如下几点:

1. 分清事实真假

这点很重要,有许多"怕"在你认清了它之后,就会减轻许多不必要的恐惧。

2. 增加勇气与自信

勇气一部分从认识中来,另一部分从实践中来,只认识、不实践,想出来的勇气不会长久;而没有正确的认识,只从实践中得到勇气与自信也是很困难的。

3. 改造自己的性格

这是从根本上消除它,使"怕"成为无本之木、无源之水。

患者 J 反馈八(1993 年 9 月 13 日)

今天,听您介绍了六种根除自己性格缺陷的六个牌号的"挖土机"——乐观、轻松、勇敢、果断、灵活、随便,深感这些正是我以前自己认为具备而实际上并不具备的。这些曾经是我渴望能真正拥有的良好性格特点,以后我将努力地将它们真正融入我的自身,真正完善自己。下面谈谈我对它们的理解:

乐观——乐观即是对事情抱有的一种积极的态度,它是在对自己有了一个正确的估计之后,对事物的一种自信,而不是没有任何依据的盲目乐观,它的反面是悲观——对任何事情,从开始就想到坏的一面,从而导致了"怕"字的产生。而乐观的性格一旦形成,则"怕"字便失去了根基,自然而然地便消失了。

轻松——轻松是乐观的结果,是一种良性的心态,乐观导致轻松,在轻松的心态下,许多病态不可能发展,疗效才能得以巩固。只有心理平衡才能轻松,所以,是否能达到轻松也是衡量日后治疗过程中方法运用是否正确、得当的一个标准。

勇敢——面对困难应该具有的一种态度。自我斗争与性格改造都不可能是一帆风顺的,而遇到困难时,勇敢便显得尤为重要。连勇敢都不具备,乐观、随便等都是无稽之谈!要勇敢地面对困难,就像能勇敢地面对病症一样,并且还要与它展开毫不留情的斗争,只有这样才能取得最终的胜利。

果断——与疾病作斗争时,只要认识了就去付诸实践;做其他事时,凡事都不要犹豫不决、瞻前顾后,看准了就去做。要明白凡事都不会有一个十全十美的解决办法,每种方法都有利有弊,为哪种方法利多一点、哪种弊少一点而犹豫不决,耽误了时机,事情往往会更糟糕。

灵活——即不能过分固执、刻板或墨守成规,否则很容易使自己陷入泥潭不能自拔。

随便——正如您所讲的"对什么事情看淡一点"。对名利看淡一点就能少一些虚荣,对人际关系看淡一点,就能解除自己的心重(当然,淡化名利也有此功效),这样才能使自己的心情始终保持平和,处于一种平衡状态,而且能使自己活得轻松一些。

以上六种性格是互相联系的,也是相辅相成的。所以若想建立起一个完善的性格,就必须先建立起其中一环,并以此为基础,形成一个新的性格结构。这正如要想解除一个恶性循环,必须先打破其中一环一样,只要先具备了一种良性性格,便会产生一种"链式反应",促进其他良性性格的形成。

建立一种新的、完善的性格是一件艰苦的事情,有时甚至是一个痛苦的过程,因为这可以说是一种"蜕变"。所以,如果说以上六种良性性格是根除自己性格缺陷的六台"挖土机"的话,那么勇气和信心便是这些挖土机的"油料",只有凭借毅力与勇气,这些挖土机才不会"熄火",改造性格才不会半途而废。而对于我来说,毅力也是我的性格缺陷之一,这可能是我要越过的第一个障碍。

对于改造性格所具备的条件来说,我所缺的最主要的就是"还不具备实力",即尚未痊愈。但我觉得不能消极地等,因为"勇敢""灵活"也是治愈疾病所不可缺少的。所以我觉得把"根干分离"与"挖根"结合起来也是可行的。

以上就是我对六种牌号的挖土机的功能原理的认识,这还有待于在实践中加深并且修正。

经过 10 天的努力，在您的悉心教导下，我在对我的疾病以及对我自己的认识上，有了很大提高，我敢于面对现实、面对疾病，并且掌握了与它斗争的武器。而且我觉得我变得更真实了，这也是因为更加认识了自己。对于我的疾病，我现在可以不被它左右，而可以左右它了。虽然还有一场恶斗，但我有勇气跟它斗了，因为我已经穿上了您给我的"铠甲"，握有了您给我的"利剑"，还有我的意志，我一定要打赢！因为这是一场你死我活的战斗！

谢谢您，鲁教授！

点　评

一个强迫症的轻重并不是看症状如何，最主要的是看发病时间的长短。发病时间越早，预后越差；发病时间越早，性格发展与病态发展越同步。在性格的萌芽期就出现了病态，就不容易辨别病态与正常，病态性格与正常性格就很难分开，分不开，最后改变性格就比较困难了。性格是一个人本身的精神面貌，假若每个人认识自己，能真正做到有自知之明，不是那么容易的。一般人看别人都很客观，说起来头头是道，但看自己就不容易了。

本案例患者 J 是一个少年大学生，19 岁就上大学四年级，其天资聪明。虽然学理科，但文学修养很高，知识面很宽，才华横溢。从他记事起（6 岁，小学二年级），就出现了强迫观念，对单数、双数开始忌讳，单数代表什么、双数代表什么。他的自述和成长过程都是沿着强迫观念发展的，他认识得很清楚，从他的反馈中来看，他很痛苦。他 6 岁就有病态思维，但直到 19 岁才讲给他父母听。可以看出，他是相当严谨、拘泥的。为什么给父母讲？是他不得已。因为他姐姐在国外定居，发现弟弟这么聪明，却没有考上好的大学，觉得挺可惜的。姐姐建议他出国读研究生，并为他办理了出国定居手续，这时，他才告诉父母。他父母都是研究员，当他说自己有强迫症时，他父母怎么也不相信："你有强迫症？这么多年了，我们怎么不知道？"这说明他父母对心理卫生和心理障碍的知识并不了解。他提出到南京治疗，他父母更疑惑："北京这么多大医院，你不看，干吗跑南京去治疗呢？"他说："我很痛苦，背着你们我已在北京各个医院看了，没有效果。后来在北京安定医院看到了一本《疏导心理疗法》，一个老专家建议我到南京进行心理疏导治疗。"父母同意了他的安排。此时，他才与父母对自己的症状进行了第一次沟通。他为什么不告诉父母？一方面怕父母担心，另一方面，自己这种痛苦，即使讲出来，别人也不会理解。后来，他父亲打电话给我核实具体情况，说准备来南京治疗，但自己夫妻二人很忙，不能陪他来，他也不愿意有人陪着来。他第一次出门，希望我能多关照他，我就帮他找了个酒店。他父亲还有个要求，每天下午五点钟，我下班前让他到我办公室来，与其通一次电话。酒店通电话也很方便，为什么让他到我办公室来？主要还是他父母不放心，让他每天五点在医生跟前通话。他9月5日来南京，来之前，8月31日，他就写出了四千字的病情自述。从这里看出，他看了《疏导心理疗法》一书后，就积极、主动地要求治疗，信心很足，准备很充分。他写了自传，不但节约了时间，而且有利于医生作出正确诊断和分析。所以，第二天就开始对他进行治疗了。当时，是通过听"心理疏导治疗"录音磁带进行系统治疗的。他每天除了吃饭、睡觉外，全部时间都用来听磁带和写反馈材料上，每天晚上五点钟到我这里来一趟。他用了8天时间听完了磁带，听完后基本上轻松了，症状基本上消失了。他很高兴，心情与来的时候不同了。9月13日结束，在我的建议下，9月14日，他在酒店订了"南京一日游"放松了一天。当天晚上返回北京，回到了学校。

12月底，他寄来了一张贺年片，内容非常耐人寻味！他写道："鲁教授：南京一别，三月有余，对于您给予我的关心和帮助，我没齿难忘。我已经把我的南京之行，当做我在'心路'跋涉中的一个里程碑。虽然我现在仍在苦斗，但是我并不消沉，可以说：与己斗，其痛无比，其乐无穷。我会努力！至此岁末，谨祝新年愉快、合家安康。"元旦后，我仔细看了这张贺年卡，分析了这两段话，虽然很简洁，但很有分量，值得深思。第一段，说明前面的治疗过程，说明到南京治疗是自己心路跋涉中的一个里程碑。看来，经过前一段的艰难，里程碑树起来了，从其反馈材料看，症状没了，只能说，树干砍掉了，枝叶没有了，即症状没有了。第二段说明虽然他现在仍在苦斗，但他并不消沉。一般患者看到这里，往往不理解，说："什么意思？"认为他的病情可能没有完全好，有反复。他在苦斗，实际上说明与第一段是两种意思。他回去近四个月，离开了医生，他一直在性格改造上下工夫。在里程碑树起来以后，树干砍掉了，挖根必定要苦斗。因为改造性格必须要自我认识。假若自己认识不到，别人（家人或朋友）认识到了，给他提醒，次数多了他反而会产生反感。为什么呢？在自己没有认识的情况下，他就会认为在很多问题上家人不能与自己沟通，一天到晚唠叨！唠叨什么？家人总希望自己的子女能成为一个优秀的、心理素质高的、性格比较均衡的、适应社会能力强的人。但是，正因为家长提出来，而患者本人认识不到，所以，就会感到家长整天唠叨,从而反感、发火。所以,督促改造不了性格,改造性格必须自我认识、自我提高,通过社会实践,通过学习、工作、人际交往、生活等不断提高,在认识的基础上进行改变。否则,改造性格就是一句空谈。同时,改造性格是自我革命。因为他从 6 岁就有症状了,发病早,性格改造起来就更困难。所以,他必须重新认识自己,认识自己就必须自我革命,这个过程是艰苦的。所以,他说:"与己斗,其痛无比。"比如,一个观念,无论强迫观念还是其他观念,认识透彻了,改变起来就容易些。倘若不认识,逃避现实,认为"这是我的观点,代表我的自尊,代表着我的一切",别人硬让他改,他自己就不理解,反而认为"这不是对我的侮辱、对我的不尊重嘛"! 有时甚至会走向相反的方向。所以,可以体会到他对从 6 岁起养成的习惯进行重新革命时,"其痛无比"。但是,一旦改变了自己,则"其乐无穷"! 不但使自己进入另外一种境界,而且是完全的新生。这说明,他的能动性完全被调动起来了,他离开医生后都是在自觉地巩固治疗。其痛无比、其乐无穷、自己与自己斗等,文字虽然简洁,但意义深长。

第二年 3 月,他来电话说要出国了,出国前把书和磁带又复习了一遍,并且带到国外去了。十多年来,他读书后从事计算机工作,成家,有了孩子,情况一直很好。

本案例体现了疏导心理治疗的"最优化"原则:"病期长,疗程短,疗效好,效果巩固"。他是学计算机的,对自动控制比较熟悉,对基本理论认识清楚,能沿着治疗机制及程序优化自己。所以,该案例是非常珍贵的,值得学习和借鉴。

第四节　知行合一,战无不胜
——强迫性吉凶恐惧

患者 K,女,初诊时 48 岁,小学文化,工人。

病情简介

患者 K 平时正直、善良,做事认真细致,自幼爱干净,20 年前曾因过分爱清洁被邻居骂过"穷干净"。因自己住房靠马路,半年前,邻居家的一位老太太去世了,她家人在马路行道旁梧桐树上栓了条绳子晒被子,晒时抖了几下被子,当时患者 K 正在自己家门口做事,见此情况,认为是死人的被子,赶紧回自己房子,将窗、门关了,认为有风将死人的东西吹进了自己家里,开始反复洗手、洗脸,将窗子的缝隙也用纸封了起来,不许家里人开窗,每天听到收垃圾的摇铃声,赶紧关门,怕垃圾的灰尘吹到自己家,以后发展到怕花圈,怕戴黑纱的人,怕骨灰盒,以及与死人有关的任何事物,不能正常工作。她不敢开水龙头,开关水龙头时必须用自己认为最清洁的东西包起来才行,往往因为水龙头开了后不敢关而浪费很多水,受到了家里人的责备。后来,因无法正常工作而提前办理了退休手续。退休后,症状更加严重,自己住的房间门口用石灰撒了一条白线,不许任何人进去。她每天不停地洗手,洗手时用很多肥皂,把手洗得发白、起皱,反复洗后仍然认为不干净,在火上烤,两手经常溃破。洗一次澡,从前一天晚上 8 点一直洗到次日凌晨 6 点,一件内裤洗几个小时还认为没洗干净,自己也知道不对,但就是不放心,家人因她有病,都顺着她。因她生病,为了照顾她,全家将棉花票聚在一起买了一床棉花胎,她认为这新棉花胎是干净的,以后开关水龙头时,经常一块一块地撕,用后扔掉,一床棉花胎半个月基本就被撕光了。大儿子不理解她这种病,狠狠地讲了她,当天她就在自己房子里上吊自杀,幸被给她送饭的丈夫及时发现救起;一次洗好的衣服掉在地上,她就大哭起来,喊着"没命了,没命了……"

病情自述(1982 年 12 月 26 日)

(由于文化程度所限,以下材料均为患者 K 口述,由其丈夫代为记录)

一、婚前情况

我本人父母都已病故,所生兄弟姊妹五人,两个兄长,两个姐姐,我是老小,从小父母一直对我加倍疼爱,我在家要强、心重、爱静,讲卫生。1957 年,我的眼睛得了一种怪病,经过各大医院诊断,都说眼睛没救了,我的心情非常悲观失望(这时我已和爱人在谈恋爱)。但后来经过一个医生的多方抢救,花费了 700 元,加上吃了很多药,才将眼睛复明,但身体一直很虚弱。

二、婚后情况

1959 年结婚,身体也逐渐强壮了。1960 年生长子,1963 年到 1970 年又生了三个儿子。1971 年我参加工作,当时曾感到浑身发闷,血液窜到哪里,哪里就不舒服、发麻,曾被诊断为神经官能症。

三、以前病情较轻时的症状

1. 爱洗手。

2. 怕接触患癌症的人及其家属。

3. 浑身经常发麻,心里发闷。

4. 性格强,爱吵架。

5. 对工作积极负责,一丝不苟,从 1974 年到 1980 年一直是单位的先进人物和区里的先进工作者。

四、思想受冲击的情况

1. 长子于 1977 年从学校毕业,1978 年招工后分配工作,但由于在工作 6 个月内得了肾炎,1979 年被单位退回,一直在家,没有工作。

2. 次子单位内招,但考试仅差两分未被录取。我不得不让他顶职,因此我就提前退休了。

3. 本人在食堂工作,从不在食堂里吃喝,对待打饭的人,无论是领导还是一般工人,做到人人来了一个样。因此,就和一个在食堂就餐的书记闹翻了,被书记"穿过小鞋"。

4. 最重要的是,今年 5 月份邻居的一个黄姓老太太病故,我们还送了人情,在她被火葬后,她家人将死者用过的被褥等晒在我家门前树上,我见了头脑突然像崩裂一样,从此病情愈加严重。

五、现在强迫症的症状

1. 黄家晒被子处,不敢走,我也不让家人靠近,如哪一个靠近了,则全身衣服都要换洗掉才能排除我的疑心。

2. 怕我们家门口的垃圾,特别怕帮我们大楼拖垃圾的,一看见就要将家中门窗全部关起来,也怕前后邻居,最怕癌症患者的家属到我们家来。走在路上,怕遇见带黑袖章的人。

3. 怕脏,整天在洗手,在煤炉上烤手;用过的水龙头,要别人替自己开关,如果没有人时,自己就用棉花包着开关,结果,家里的一床棉花胎全部都扯光了。两条内裤在井边洗了 7 个小时,每月家里的自来水要用 20 吨。每天要洗脚多遍,脱一件衣服,洗一次手,然后再洗澡。洗澡时,经常从第一天晚上 8 点开始,洗至第二天早晨 6 点,致使早上 6 点上早班的丈夫得不到休息(每天我不睡,爱人也不能睡)。

4. 我是想治好病的,今年 6 月份就来贵院门诊,但吃药不见成效,吃药合并电针灸,我是每天必来,一直针灸了 3 个多月,但见效甚微。

六、经鲁教授心理疏导后效果良好

1. 晒被子处敢走了。

2. 自来水龙头也敢开了，而且不用棉花包。

3. 热水瓶也敢拿了，火炉里的煤球也能自己加了。

4. 以前家中几处我认为很脏的地方，也不怕了。

5. 每天也不要那样洗了，能在 12 点钟以前睡觉了。

总之，病情有所好转，强迫症有所突破，但心里仍很怕以下几个方面：

1. 戴黑袖章的。

2. 为我们大楼拖垃圾的。

3. 怕接近人。

患者 K 反馈一(1982 年 12 月 28 日)

鲁教授：

我从你们医院回家，一路上心情非常愉快，路上我遇到好几个戴黑袖章的，我也不像以前那样心情紧张了。如果在以前，多远看到，我就要多远绕道行走，这次我也能擦肩而过了。

今天我开始锻炼：将自己家的垃圾倒入我们大楼下的垃圾车上，也不觉得害怕了；我已到后边和邻居谈心说话了，基本上能接近别人了。

我还要继续锻炼，求得巩固，还望您给予多方指导。

患者 K 反馈二(1982 年 12 月 29 日)

鲁教授：

今天我听了您解释人的大脑的支配情况，我从理论上不容易理解，但联系我个人的思想，确实符合我的情况。我从小娇生惯养，在家做事很任性，婚前眼睛的疾病对我个人打击较大，后参加工作，单位问题和家庭问题等，在大脑里一次次留下痕迹，到最后突然爆发，造成了我的严重疾病。

我认识到，人的大脑支配着人的思想、心理等一切活动。由于在单位工作都在十四五个小时，这使大脑一直处于兴奋状态，也使人过于劳累，大脑不能得到充分的休息，致使大脑过于紧张。我过去爱接受表扬，不喜欢批评，由于我在单位从 1974 年至 1980 年都是单位的先进和区里的先进，事事都要胜在别人前头，如果遇到不愉快的事，就给大脑带来创伤，个人就感到有伤痛的表现。

经鲁教授心理疏导后，我感到一切"怕"的东西都是由大脑支配的，我按照鲁教授的方法去做,治疗了三次,不到半月,我怕的种种事情,所有症状已经全部被突破,也可以说全部解放了。我心情非常愉快,真的感谢鲁教授,心理学是一门科学中的科学。

患者 K 反馈三(1983 年 1 月 3 日)

鲁教授:

12 月 31 日,听您讲述了强迫症患者的共性和性格,即主观与客观的关系,并为我们进行了剖析。我回家后一连想了几天,回想起前几日种种"怕"的情绪,真如一场噩梦,不禁使我恍然大悟,"怕"字是个"虚假空"的东西,你越怕它,它就越可怕,而且给人带来的负担是非常大的,我曾为之想到死,想自杀,了结一生。经过鲁教授的三次治疗,我现在已基本恢复正常,这是我和我的全家都万万没有想到的。我时常和"怕"字作斗争,越是怕的东西,我越是接触它,看它究竟会给自己带来什么麻烦。现在我已经不怕垃圾了,我还自己倒垃圾呢,也不怕人了,时常和戴黑纱的人走在一起,能用手直接去开自来水的水龙头了,现在还能扫地、洗碗、买菜、洗菜,给火炉加煤球。今天,厂里有个同事来我家,坐在我的卧室里谈了好半天,别人到我的卧室里——这曾是我最忌讳的事,在以前的话,真能大哭一场,三天三夜不睡觉,现在我也不怕了。如果我不听您的话,那我现在不知将要达到何种地步。

如今我已不信"怕"字了,正如不信鬼神一样。鬼神是可怕的,如果你不去迷信,它们就无须存在,不存在的东西,也就无须害怕。现在我已经清醒了,抛弃了沉重的包袱,不但如此,我还想到厂里去做工,做一些又苦又脏的工作,这是真的。

患者 K 反馈四(1983 年 1 月 14 日)

本月 4 号我来院就诊,回家后心情一直很舒畅,原来"怕"的东西已经能全部排除,现在不但对过去不能做的,如吃饭、喝水、服药(过去都要别人帮忙,自己不能动手),现在已能做了,而今已能买菜、做饭、洗碗、扫地、洗衣等,每样事情都能自理。

除了以上情况,尚有一点不太好:如果能按时服药,什么事都好,如果隔一次不服药,特别是如果有一天不服药,就好像又要犯病似的,有反常现象,但我心理下决心克服反常,加强锻炼,使病早日痊愈。

患者 K 随访一(1984 年 4 月,案例讨论会议)

以陶国泰院长为首的全体精神科医生、高级师资进修班及临床医师进修班的全体学员参加了此次讨论会,共 102 人。会上,大家对该病案进行了讨论,并邀请患者 K 参加。下面是患者 K 与医生的问答记录摘要。

讨论会时,患者 K 及其丈夫参加。医生首先问:"身体好吧?""现在蛮好!""你主要是什么情况,自己谈一谈好吗?""我自己从小就爱干净,很要强。1966 年,我就曾因为神经官能症来贵院看过,当时曾感到头昏,全身发热、发闷……曾吃了不少药,一直延续好多年。前年发病前,曾遇到不少不顺心的事情:先是大儿子得了肾炎,一直没有工作,待在家里;接着二儿子因为打架出问题被劳教,心里一直不愉快;后来,因为这个病不能正常工作,提前退休。前年 4 月份,邻居一个老太太去世,他们家晒了很多东西,是不是死人的东西自己也不清楚,但我自认为他们家死了人,晒的一定是死人的东西。因此,当时我正在门外摘菜,看到人家晒东西,就十分紧张。此后,病情就越来越重,不许任何人进自己的房间,包括自己的丈夫,自己也不出这个房门,还用石灰在门口划了一条界线,任何人不能越过这个界线,饭也是让丈夫送过来,在门外白线处递给我。前年 5 月份,开始出现反复洗手等症状,服用过奋乃静、苯海索、阿米替林、氟哌酊醇、氯丙嗪、丙米嗪、安定、氯普噻吨,并做了三个月的电针灸,见效不大,当年年底被介绍到鲁教授处进行心理治疗。我感到真奇怪,鲁医生和我谈了两个小时的话,我感到很有道理,心情就松弛了不少。当时,鲁医生把我的病比作一棵'树',说我的病在根子上,与我的脾气有关系。我的脾气确实是太要强,因为我从小做事认真,爱干净。后来,鲁医生说我主要是个'怕'字,老是不放心、怕不干净等也都是来自于我的脾气。回家以后,我想了两三天,感到确实是这样。以前我就很爱干净,比如说,有一次,我的一个同事到我家里来,坐了我的床,他走了以后,我气得大哭一场,不但换洗了床单,又拆洗了被子。鲁医生讲得很对,我对这个'怕'字知道不对劲,但就是不放心。第二次来,鲁医生又给我解释了,说我怕的都是不科学的,例如我拼命地洗手,洗过后再用肥皂水泡,泡得发白、发皱,仍然觉得不干净,再放在火上烤,手虽然没烤焦,但烤得非常疼,而且有时候被烤破,还引起了感染。鲁医生把我的这些现象分析后,说像你这样洗、这样想究竟是不是真正科学、真正能达到干净的程度,我看是不科学的。拿医生来说,医生自己接触的都是患者,有时还是传染患者,但即使医生做手术前,洗手时也不过是用肥皂水洗一下而已。我自己想了以后,认为鲁医生讲的是有道理的、科学的。第三次来,我感到轻松了很多,鲁医生与我和丈夫一起下楼,我们在院子里边走边谈,我也感到蛮轻松的。突然,我们走到了医院的一个垃圾堆旁,我立刻就紧张起来。鲁医生看到我紧张,并没有讲话，就往前走，我想绕道，鲁医生不许，我怎么说也不往前走了，后来鲁医生没讲话，就直接从垃圾堆上面走了过去，我当时喊'不能走，不能走，太脏'，鲁医生不理我，走了过去。走过去后，他在垃圾堆的另一边，我与丈夫在这一边，鲁医生让我过，我没过，鲁医生又从垃圾堆上走了回来，我的心情是非常紧张的。这时鲁医生让我同他一起走过去，我不同意。后来，鲁医生让我丈夫与他一起走了过去，他们过去了，我的心情似乎也轻松了一些。鲁医生说：'我已经过了三次了，你可以试试。'我丈夫也鼓励我过一次，犹豫了半天，我最后就闭上眼睛往前走，一下就走了上去，在走上垃圾堆时，心情倒不紧张了，一步一步就过去了。过去以后，突然感到悬着的心一下松弛了下来。后来鲁医生又鼓励我与丈夫一块从垃圾堆上回去，这时我丈夫在前面走，我在后面很顺利地就过去了。过去后，鲁医生在另一边，我们之间像仅隔着一条小河一样，鲁医生让我单独过，我就很轻松地过去了。这时，我整个人都感到轻松了许多。通过这次治疗，回家的路上，我感到特别高兴，看到几个戴黑纱的人与我擦肩而过，我也感到无所谓了。以往遇到这种情况，我都很紧张，非躲开不可。回去以后，自己什么都敢做了，听到倒垃圾的铃声，就可以马上端起垃圾倒到外面的垃圾车上了，心里非常高兴，后来又主动与院中的邻居谈话，很放松，慢慢就好了。再后来，鲁医生对我说：'你的病既然来自于你的脾气，以后就要加强这方面的锻炼。现在只能算是取得了初步的效果，以后不能放松，要加强锻炼。'我与丈夫商量，家里孩子多，负担重，光靠他的工资及自己的一点退休工资，家里花销很紧张，同时，考虑到医生让我实践、锻炼，我就想到了卖菜。因为我们住的地方与菜农靠得很近，因此每天一大早到菜农那里买，然后到菜场去卖，既能达到锻炼自己的目的，又能赚一点小钱贴补家用，不是很好吗？第一次卖菜，我把两筐青菜洗得很干净，按每斤一把扎好。菜场的青菜一毛钱一斤，我也卖一毛，所以，一摆到菜场门口，大家看到我的菜又干净又好，很快就把我的菜买光了。最后，有些人可能拿了菜后没给钱，结果卖完后少了8毛钱。回到家里，丈夫说：'少了八毛，这是小事，这次算是锻炼，下次我陪你去，我收钱，你发菜。'第二、第三次都是我丈夫陪同我去的，一次就赚了一块多钱。"

医生又问："你当时怎么选择以卖菜进行锻炼呢？"

"因为我家离种菜的地方比较近，我知道他们种菜都要浇大粪，菜很脏，而我一直怕脏，卖菜对我的锻炼很有利，每次批发来的菜，总要到河里去洗，洗过后再一把一把分开称，这一年多来我一直卖菜，每天能赚一块多钱……"

整个讨论会，患者 K 轻松自如，对答如流，专家对她进行鼓励："病好了，继续巩固,要保持良好心身。"

患者 K 随访二(1993 年 1 月 12 日)

丈夫陪同患者 K 来复诊,她表现出良好的精神面貌。"我现在已经到菜场承包了一个摊位,现在已经不卖青菜了,我们已被批准为水产个体户了,专门卖水产、鱼虾等。我丈夫也退下来了,帮助我,我现在应算是第一批守法的个体户了。我现在一个月卖水产能赚 4 000 多块钱,两个儿子都结婚了,由于他们的单位都不太景气,所以他们的婚事都是用我和老头子赚的钱操办的,很体面。"她还笑着说,"鲁医生,您还缺钱啊? 我可以支援你一些!"

患者 K 随访三(1999 年 10 月 15 日)

患者 K 一个人来看鲁医生,说:"年纪大了,现在也不卖水产了,因为儿子、媳妇都上班,白天还要带孙子,晚上我就和老头子在夫子庙夜市卖面条,一般能卖到凌晨三四点,有时一晚上能卖五六百块钱,一切都很好。"

患者 K 随访四(2002 年 2 月 1 日)

患者 K 再次造访。自述年岁大了,走起来不如以前那么快了,所以就不卖面条了,每天晚上就在自己家附近的公园门口摆个馄饨摊卖馄饨,生意一直很好。

她告诉鲁医生,在 63 岁时,有天晚上,睡觉时突然大叫一声,面色青紫,全身抽搐,小便失禁,后被诊断为癫痫发作。此后的 5 年来,没有服药,其间也做了几次脑电图,都呈高度异常坡型,但癫痫从未再发作过。

点 评

患者 K 能取得"最优化",以下三个方面很值得总结、深思、研究和借鉴:

1. 她是一个低文化层次的患者,只有小学文化,但她的可贵之处在于:在整个治疗过程中,能够按照心理疏导的原则,特别是关于"树"的基本理论,进行扼要、重点地理解;能够结合自己的经历,以自己的经验去理解医生所讲的内容;能够理解一点,做一点,特别是医生讲了某个问题,患者能结合自己的实际情况举一反三,反复联想,一直到最后证实自己的认识是错误的——一旦认识到自己错在何处,就能认识一点改一点。

2. 她虽然文化程度较低,但是在认识一点做一点的基础上,能够根据自己的实际情况不断地创新。例如,怕脏的症状消除后,她始终能面对现实,充分发挥了自己的主观能动性。一方面,在好转的基础上,要求做事情,帮助家庭减轻经济负担;另一方面,想办法锻炼自己——知道卖菜最脏,她就挑自己以前最怕的东西去斗争、去实践。治病与经济上取得了双丰收,因而心情更好,信心更大,越干越有劲,完全进入到良性循环,最后达到"最优化"。

3. 她的疾病诊断问题:从症状表现上看,她主要怕脏,不停地洗东西、洗手,严重地影响到自己的生活,而且影响到家里人,症状上像恐怖症,但实质上更接近强迫症。一旦认识到了自己的问题,她没有逃避现实,不但敢于大胆联系,而且敢于自我突破。而逃避与否是强迫症与恐怖症相鉴别的主要依据,从患者实践的结果也证实了这一点。

第五节　风雨后的彩虹
——强迫性检查

患者 L,女,初诊时 32 岁,患强迫症 10 年了。

病情自述

我 7 岁时开始上小学,13 岁时上初中,上学时学习成绩很好,喜欢体育活动,也喜欢和别人一起玩笑、玩耍。我是独生女,父母很疼爱我,在家里我想干什么就干什么,性格较强,经常同别人吵架,不让人。

记得在 1960 年代初,当时正是三年自然灾害时期,一般人都吃不饱肚子。听人说农村有一些年老体弱的人已被活活饿死。外婆家在山东农村,那里的生活可真苦啊!父母都是孝子,尤其是母亲,对外婆感情更深。常常吃饭时,我看见母亲端着饭碗就不动了,泪水汪汪地就滑出了眼眶——她又想起挨饿的外婆了。这年暑假,父母把从自己口里抠出来的 60 元钱交给我,要我送到外婆家去。

那年我 12 岁,提心吊胆地坐上火车,又坐汽车,路上时不时把口袋摸一摸,生怕钱被人偷走。到了外婆家的那个县城,人小又好奇,到商店里去转了一圈,然后就踏上了农村的土路,走了三四里,来到外婆家。我万万没有想到,到外婆家一摸口袋,钱没有了。当时我就像被雷轰了,一阵头晕,又惊又急,跺脚直哭。看见瘦得皮包骨头的外婆,我的心里更是难受。我记得在县城商店里时还摸了一次,那时还在。不过后来好像有人碰了我一下,但怎么也说不清究竟是在商店,还是在田埂上弄丢了。于是外婆全家出动,从家门口沿着我来时的路,一直找到商店,找过去又找回来。天黑了,又打起灯笼找。我至今还记得一大家子人,打着灯笼在田埂上摸来找去的样子。可是,哪里有呢? 一分钱也没找到。这个刺激对我太深了,一想起这事,就好像有刀子在剐我的心。

1970 年的一天,母亲给我 4 块钱和 6 尺布票让我去买衣服,后来没有买到,我就把钱和布票放在桌上,父亲擦桌子时将钱和布票弄丢了。我问父亲:"见到桌子上的钱没?"他说没见着,我就和他吵闹,父亲因此还打了我,这时我就拿笤帚扫地,扫了一遍又一遍,这样重复不断地扫,总想找到钱和布票。我又哭又闹,结果扫了几十遍也没有找到,桌子、箱子、切菜板、墙角到处反复地翻弄,也没找到。从此以后,脑子里就产生了一种想法,总怕丢东西,如钱、手表等,心理恐惧不安、紧张。

1971 年,我参加了工作,在街道当文书。我的丈夫当时刚从部队复员,他拼命地追求我,我们恋爱了。从 1960 年到那时,虽然有时会感到钱没放好,于是找出来重新放好,但总的没发现什么异常情况。可是,当我调到医院工作以后,我发现我和别人有不同的地方。当时领导安排我在挂号处收费,我渐渐地感到自己很紧张,常常把挂过号的人叫回头,让人家把我找给他的钱重新数一遍;有时连一个硬币也要要回来捏一捏,看看是否两个硬币黏在一起;有时人家已把钱放入钱袋了,不肯掏,于是互相弄得很不愉快。我总是怕少钱,有时直到下班了,还不敢走,怕抽屉里的一些碎钱被人偷走。我爱人当时在另一个单位搞保卫工作,他常提醒我钱要小心,少收了人家会说我贪污,我更加紧张了。当时这个挂号窗口,对我来说,简直就像是有鬼,一坐在那里就紧张、害怕。明明自己有些反常,又不好意思和领导讲。

以后,我终于再也不敢坐在窗口了。我和丈夫一起向领导提出调动工作,领导还以为我嫌挂号工作复杂,起先不同意,后来总算勉强同意了。安排我做了清洁工,负责扫地。有一天,我忽然觉得垃圾中有钱,于是悄悄地用手帕把一小堆垃圾包回家翻拣。丈夫见了很生气,但我觉得自己没有错。

后来,我的症状越来越多,家里脏了也不准别人扫,只准自己扫,扫完后还要反复检查地面,嘴里念念不停"没有了,没有了,没掉,没掉",扫的垃圾不让别人往外面倒,必须经过反复用手挑来挑去,反复不断地挑,仍然不放心,再用纸或布、盒子等东西包起来,装起来,放在自己认为保险的地方才放心,别人要是把垃圾倒掉,我就会哭闹，要别人将垃圾找回来。每次大便用的纸我先要反复地看一看，检查是不是上面带东西，带钱，是不是带有发票或有用的东西，当确认没有后，才用来擦大便，擦完后仍要将纸带回屋里放起来，用过的月经纸也不丢掉，也拿回来放好。在屋里解完大便还要用手去摸，检查里边有没有东西，然后倒在水池里，再看看有没有东西，认为没有东西后再用水冲掉。

当时，自己身上穿的衣服要用线将口袋全部缝上，身上和手里不敢带一点东西、一分钱。每天上班去要在屋里瞅桌子、椅子、箱子、窗台上等地方有没有放钱或者放东西，唯恐丢失。还要在自己的头上摸来摸去，身上拍打数遍，直到自己认为身上、头上和眼睛上没沾上东西，我才敢走出门。上了班，也不敢拿东西干活，即使是应该拿的东西，也想方设法让人家拿给我，但我用完后，还要反复地看上几遍。下班后又反复地将用过的工具，坐过的桌子、凳子，打过的电话来回看看、摸摸数遍，嘴里数着遍数，念叨着"没有了，没有了"。若在做以上的动作时，有人打岔、说话或发出什么响动，就得又将以上的动作重新做多遍，心里还不能想有钱、有东西，在这时别人也不能说有钱、有东西，否则还要重新做几遍。下班后，不敢回家进屋吃饭，不敢再去上班，也不愿去，怕把东西带走。总之，不论是在家里、单位，还是到商店里，无论拿不拿东西，都要反复瞅自己摸过的东西和走过的地方，走在路上不敢停留，只要一停就得在停的地方瞅上数遍，嘴里照样数数或者说"王八蛋、王八蛋、神经病"及其他无关的言语。心里也不能想钱、东西、手表，一想到这件事就认为自己把上述东西放在那里了，就要反复瞅着，在瞅看的同时还唯恐别人发现自己的毛病，必要时还要说上几句谎话来掩盖自己的不正确行为。

每天早上起床，把全身衣服脱光，无论天热天冷，都要赤脚站在地上从头到脚用手反复地摸，嘴里还数着"一遍、两遍、三遍……"反复地数，认为身上没有东西后才将衣服一件件、一遍一遍地抖来抖去，直到自己认为衣服上没有东西了，才一件件地挂在屋里晾衣服的铁丝上，再看看铁丝上有没有东西，没有东西，才敢将衣服放在上面，然后一件件把衣服穿上，如果在我做上面的动作时有人打扰我，或者穿衣服不注意碰了其他东西，这时要把原来上面做的动作重新做一遍。穿衣服时脚也不能着地，穿的鞋子要反复地掏来掏去，嘴里一边数着"一遍、两遍、三遍……"直到认为鞋里没有东西了，才敢穿上。我的两个女儿，一个四岁多，一个五岁多，也学着我的样子做，把衣服脱了，放在床上一遍遍地找呀翻呀，抖呀捏呀。我心如刀割，但没办法控制，流着泪也要抖。父母就我一个独生女，急得总流泪。丈夫更是唉声叹气，直怨自己命不好。我知道我拖累了他们，可没法控制自己呀！

现在，我无论做任何事，自己都不相信自己，也不相信别人。在做会计、挂号员工作时，对自己经管的账目、钱，要反复地算，查自己的办公室，不准别人进去，有时为了一笔账，自己能不吃不喝坐在办公室算上一天一夜，也不许别人喊自己，否则又要重新算上一天一夜或者更长时间。做挂号员时，不敢把钱交给会计，交钱时，需要别人帮着查几遍才行。

对用什么东西、拿什么东西都特别害怕，总想让别人代替，自己不敢拿，在饭店里吃饭用的碗筷要反复看几遍才敢放下。

自己不愿多花一分钱，花一分钱也要盘算来盘算去。平时我在家开抽屉拿东西时，如果小孩走到跟前，我就要将小孩的手和口袋摸来摸去，生怕小孩将东西拿走弄丢了。

自己平时不愿干活，不愿干家务，也不准别人在家中整理卫生，在单位也不愿多干一点活，不求上进，只求舒服。

到了1978年，我终于不能上班了。丈夫带着我四处寻医，有的说我是轻微性精神分裂症，有的说是强迫性神经官能症，还有别的说法。于是吃药、打针，但病情反而越来越严重。丈夫不断地带我出去看病，真是出鬼，当时感到全身都会冒出病来。走在路上，说腿不能动了，就不能动，推也推不动。想到脖子要歪了，马上就歪，回到家里，叫爱人用擀面杖擀，也不行。马上手又病了，脚又疼了……

到了1979年二三月份，我终于越来越不行了，成天吃药、打针，如服用冬眠宁、安定、谷维素、氯普噻吨……打弗乃定针剂。结果越弄越糟，双腿几乎瘫痪，大小便都在床上，脖子歪，嘴也歪，口吐白沫，不成人形了。家里人把两个孩子叫到我的床边，叫她们好好看看我，两个孩子吓得直哭。此后，我就隐约听到有人说，不中用了，给她穿衣服吧。这样，我被穿上了特制的一套棉制"寿衣"。

总算我命大，穿上"寿衣"以后，慢慢又缓过气来了。有人劝丈夫带我去南京看看，说南京有一种新药，吃了就会好。于是，爱人带我到南京来求医。

采访稿摘录

（作者注：1985年，患者L接受《南京日报》记者的采访，后在中篇报告文学《颠倒的世界》中报道。本段摘于该报告文学，见于《青春丛刊》1987年4月，104～106页）

……到南京我们也不敢住旅社。爱人怕我在旅馆里把衣服脱了找钱出丑，同时也为了省点钱，我们在一家浴室里找了个角落，铺下席子睡在那里。第二天，我就抱着草席来到南京神经精神病防治院。当时，鲁教授招呼我坐下，我不敢坐，怕草席丢了。鲁教授很和气，他接过我手中的草席，把我按在椅子上，说："你放心坐下吧，席子要是丢了，我保证赔你一条新的。"我坐下了，他又倒水给我喝，又招呼我爱人坐。问我们在路上的情况，从上火车一直问到南京住宿、吃饭，然后又问发病的前前后后情况。他对我说："你的病，主要是与你自己的脾气、性格有关。"说我是独生女，家里从小娇惯，心胸狭窄。他还说，先烈们为了中国解放，抛头颅洒热血也不害怕，丢几个钱又有什么了不起呢？他讲这些，我也听着，但我一个劲向他要"新药"。他说，他确实有这种"新药"，特别对我的症，一吃就会好。说着，就把"新药"拿出来，我马上向他讨水，当下就吃下去 2 片。共 6 片，分三天吃。药一下肚，就觉得病好了不少。

患者 L 反馈一 (1980 年 7 月 3 日)

昨天鲁教授与我谈话，他帮我树立了治好病的信心，我开始相信我的病是能够治好的。以前吃了那么多药，去了那么多的医院，之所以病没有治好，我认为那是因为我的病没有诊断清楚，用药不对症，如果病因查清了，治疗对症，我的病也会像人家那样一个月就会好转。

关于我发病的原因，我认为主观原因是从小养成了固执、倔强、要强、仔细、心胸狭窄的性格，而客观原因是丢了钱和布票后，父亲打了我，我思想想不开，生闷气，受刺激而发病。如果自己心胸宽阔，对任何问题都想得开，就不会得此病。

现在我对鲁教授所讲的话是能理解的，但我总是有些怕丢东西，把什么东西在什么地方停留后总想多瞅两遍。多看两遍，我才放心。自己也认为这种做法不对头，但自己不做又不行，控制不住自己。我总想请鲁教授开一种较好的药，吃下去或打下去后我就能控制住这种行为，控制时间长了，病就会逐渐好了。

鲁教授跟我谈话后，我现在意识到以前把衣服脱掉，来回反复地抖是没有任何意义的，我本人身上没有带钱，衣服上也沾不住钱，所以身上无任何东西，回去后我保证不去抖衣服或者从头到脚去摸。

我认为目前我的思想应注重解决"怕丢东西"这个问题，如这个问题解决了，我的主要病因也就解决了，我的一切毛病就都解决了。关于"怕丢东西"这个问题请鲁教授给我解决一下。

患者 L 反馈二 (1980 年 7 月 4 日)

与鲁教授今天上午进行了谈话，又阅读了几位病友的来信，使我增添了战胜疾病的信心，感觉到心情较为轻松。我现在害怕情绪减轻，但仍然存在害怕心理，对自己的强迫行为，我认为少看两遍、少摸两遍问题不大。我认清了发病的原因是自己性格固执、倔强、仔细等造成的。上学时自己家里生活困难，现在家庭也不算宽裕，因而自己特别注意省吃俭用，由此产生了节俭的习惯，总想挣来的钱不容易，千万不能丢失，走在路上还想再捡一点。这种想法明显是幻想，但上述问题总缠着我使我摆脱不了，久而久之养成习惯，钱迷心窍，东西、钱、手表等幻觉一天到晚在自己的眼睛里、头脑里转圈，甚至晚上做梦也在想这些东西。做梦想到的东西总认为是真的，醒来之后就想去看看，摸摸，一遍不行，就要做多遍。自己也认为上述想法和做法都是不正确，但总是摆脱不了。请鲁教授再费心帮助解决，使我尽快地治好病，做一个建设四化的有用人才，本人感激不尽。

患者 L 反馈三 (1980 年 7 月 4 日)

在鲁教授耐心热情的启发和教育下，我真正懂得了心病还要心药医的道理，回到旅店后，我反复考虑为什么鲁教授给我治病不谈吃药打针一个字，而是在百忙中抽出这样多的时间跟我谈话、讲道理，再三要求我挖病根找原因，转变认识，难道鲁教授连开药的权力都没有吗？不是的，鲁教授什么样的药都可以开，但鲁教授摸清了治疗强迫症状关键所在是要转变认识，认识转变了，看问题的方法对头了，"怕"字也就自然消失了。昨天下午经过再三考虑、实践，我真正地尝到了转变认识的甜头，原来我总是唯心地看问题，没有的东西我会想成真的，把晚上做梦的事也当成现实，并且有时妄想拾到钱和东西，这是道德水准不高的表现。通过鲁教授反复耐心地讲道理、启发，使我认识到看问题必须用唯物的观点，对任何问题、事物存在幻想都是病态的表现，那些反复多遍、重复动作都是无益的。对工作、对生活要仔细认真，怕丢东西、钱、票、手表，本来也是人人都怕的，但不能过度，过度就成为病了。道理弄懂了，"怕"的情绪也就自然消失了。昨天下午去游玩，心情极为舒畅，坐在什么地方起来就可以走（以前不敢坐，即使坐下来，等走的时候也要反复地看多遍）；以前去商店，自己不敢靠近柜台，现在可毫无顾虑地拿钱，买东西，买完后转脸就走。我现在自觉症状消失了一半，这些成绩的取得都是鲁教授不辞辛苦、耐心细致、热情帮助、教育启发的结果,我决心继续提高思想认识,树立顽强的和疾病作斗争的决心,充分调动主观能动性,尽快治好病,改变性格,加强思想锻炼。回去之后我也要遵照鲁教授的教导,时刻提醒自己,配合药物治疗,争取早日痊愈,投身四化建设中去,并定期联系汇报病情,请求您的指导教育。

患者 L 反馈四(1980 年 7 月 5 日)

这次来南京治病是很不容易的,想让您(鲁教授)全面地给予诊断治疗。您不厌其烦、满腔热情地一遍一遍说服教育,您那和蔼可亲的态度、细心热忱的精神,给我留下了深刻的印象,这也是我的心理转化的一个因素。每次谈话结束,我都很仔细地琢磨、细心领会您谈话的意思,使我逐步找到了病因,想出了战胜疾病的方法。首先,纠正了看问题的方法,随之,"怕"的心情渐渐地消除了,干什么事也大胆了;其次,自己越认为"怕"的事,自己越去锻炼;第三,每当自己的强迫行为即将出现或者已经出现时,我就把您的话再回忆一遍,来总结强迫行为出现的原因,鉴别行为的正确与否。

目前,经过治疗,我的强迫行为好了一半,但我有时还存在"怕"的念头,尤其在从旅馆出来时,总怕有东西掉到旅馆,每次起床后要把被子抖动数遍,再看上数遍,然后才敢叠上被子,最后,再反复地把床上、地上检查多遍,认为没有东西掉下才敢放心走出。在每次打开提包拿东西时,总怕东西被不注意带出来丢掉,因此,总要在地上瞅上数遍,上厕所系裤带时也需要系数遍,唯恐东西系在腰带上,上街买东西,有时可以买完东西就走,但有时还想再检查几遍。

总体来说,目前害怕心情好多了,对于上述几种强迫行为,我有决心、有信心将它克服掉,直到最后全部消失。

在患者 L 有了一定认识,但仍然不敢付诸实践的情况下,按照"习以治惊"的原则,鲁医生亲自带患者进行实践。鲁医生和其丈夫都准备好一些零钱,未告诉患者。第一次,当患者在楼下谈话时,鲁医生跑到二楼窗口,让患者看手中的零钱,患者一看到就很紧张。鲁医生说:"×××,这是我自己的,你看着啊!",在患者没有思想准备的情况下,"哗"地一把撒了下来(通过几天的接触,患者已经与鲁医生有了一定的感情了,因此,也怕鲁医生丢钱)。让她捡时,她很紧张。捡完后,一分不少,她就慢慢放松了。后来,就拿她的钱往下撒。经过多次实践,患者的心理有了很大的突破。

采访稿摘录（摘于《颠倒的世界》）

鲁教授要我和他合作一件事。他自己掏出了 20 元钱，到挂号处换成了两张五元的，还有许多纸币、小硬币。他从门诊部的二楼阳台上往下撒，叫我从草地上一个个、一张张捡起来，用这种方法使我对怕丢钱的紧张感逐步松了下来。我起先很紧张，但想到反正不是自己的钱，于是紧张心情就松弛些。第一次全捡上了，又来第二次。他一再鼓励我要勇敢些，认真捡，但捡丢了也不要紧。一共捡了二三十次。有一次，我居然捡丢了一张五块的，他和我开玩笑说："这回可是勇敢过分了。"

次日，鲁教授又对我进行了疏导。这天，我已不把草席抱在怀中了。然后又进行撒钱捡钱的游戏。旁边围了许多人观看，我也不怕难为情，又接连捡了二三十次。这一天离开医院，上公交车后，爱人给钱叫我买票，我根据鲁教授的教导，找回的钱只数了一次，就放心地放回到口袋里去了。

第三天早上，我自己打了汽车票。我这时已吃下四片药片，捡了两天的钱，对丢钱的恐惧感已好了许多。爱人高兴，我更高兴。这一天，鲁教授叫我自己拿出 20 元钱去换成零钱，仍由他从二楼往下面草地上撒。我感到这是我的钱，一开始就有些紧张，但越捡越轻松。最后一次，少了五角六分钱，我想也算了，不找了。对我来说，这是多么不容易啊！

患者 L 反馈五（1980 年 7 月 5 日）

通过多次的捡钱实践，我对丢钱的紧张越来越放松了。今天上午按照鲁教讲的办法，在强迫行为没有表现出来之前，对遇到的问题首先认真考虑一下，应如何办，什么样的行为是对的，什么样的行为是不对的，在弄清楚这个界限以后再去处理。这样，思想有了准备，处理问题也就不怕不慌了，经过多次实践，强迫行为就没有再出现，而且心里很舒服。除从提包内拿钱时心中有点紧张、走后有点疑心、心中感到稍有点难受外，别的方面强迫行为均有所克服；上厕所时，因纸是从提包里取出的，所以在厕所里也瞅了数遍；系裤带方面强迫行为有所减轻，其他强迫行为都克服了不少。我认为鲁教授上午讲的办法是很好的，经实践证明，是治好强迫症状的好方法，我万分感激鲁教授对我的帮助、说服和教育，回去以后，我一定按鲁教授的办法去克服所有强迫症状，直到将其全部消灭，进行彻底巩固。我的要求是：回到××以后，遇到困难时给您写信，请您回信给予进一步的帮助。

来信摘录（1980 年 8 月 9 日）

鲁教授：

您好，近来身体可好吗？精神、工作都很愉快吧？

我从您那里看病回来，已将近一个多月了，精神各方面一切尚好，回来后就上班了。

我回来后基本上按照您对我的开导教育，做生活上、工作上的各种事情。做事情之前，先做好思想准备，然后再去做，这样有思想准备，做事时就不会重复了。目前我存在的问题就是在一个地方做事久了，做完事以后，就想多检查两遍，唯恐掉了东西；还有，在买东西时，手里拿着钱，瞅上几遍，才敢买东西；拿着抹布擦桌子，时间长了，用完就要抖抖；有时做事情时，还要"1、2、3、4"不出声地在心里数着，要把一样东西瞅上几遍才能放心，嘴里不停地说"坏蛋、混蛋、瞅见再干"等之类的话。在做这些事时，心里也想，再做这一次，以后就不重复了，迁就自己；事过之后，也想过不能这样做，鲁医生不是告诉我要无所畏惧，开朗些，随便些，但是有时就克制不了自己。

鲁教授，比起以前，我现在的病要好 70%。以前不敢去的地方现在敢去了，不敢做的事情也敢大胆地去做，越是怕的地方我就越去，这样就持续地锻炼了我自己。比起在南京时，我现在很多方面又有了很大的进步。在南京治病住旅馆时，每天要很早起床，把被子反复地摊开、叠上，要反复多遍地瞅，还要在床上、地上、椅子上反复检查，大约将近 1 小时方可离去，唯恐东西丢失，检查 20 分钟就算快的了。现在，我在我们医院挂号室床上睡觉，无论睡着没睡着，别人一喊，我马上就可以起来，并且站起来就走，从不瞅一次。有时心里有些想法，如"会不会掉东西？"但转念一闪就过了。现在系裤带完全不再重复了，系一遍就可以了；以前，水烧开以后，要在炉子前瞅上半小时至 1 小时才能离去，现在一烧开就走；以前，在做一件事时，不能再做另一件事，现在我三、四件事可以同时做；以前，报纸不敢在床上分，拿在手里分，经常出错，现在可以在床上分，并且分完以后，拿起报纸就走，从不重复，回来一个多月，报纸分发从未错过；以前不敢接电话，上下班不敢拉铃，现在都可以大胆地去做了；以前不敢将茶杯带到医院喝水，现在毛巾、茶杯都敢拿去用了；现在上街买东西，拿钱买完就走，从不重复；以前每月发工资，我的工资都让我爱人去领，现在自己去，已经去领过两个月的了，从不重复检查；在家穿衣服也比以前好多了，不抖动、不数数了，但有时稍微有些地方抖动一两下；以前衣服放在固定的地方，别人谁也不能动，一动我就得掏口袋，抖很长时间衣服，现在可以把衣服随意放在任何一个地方，别人动了,也不掏口袋、不抖了。我在工作方面也有很大改变,现在工作很积极,不论领导分配的还是别的,我都能主动去做,超额完成任务,分外工作也主动去做。以前不敢去茶炉打开水,现在我每天主动给各个科室、病房去打开水;以前不敢到水池里洗拖把,现在都能去做;以前不敢开灯,现在都敢去做了,从不重复;有很多病症好转的情况,我就不一一向您汇报了。领导和同事们都说我从南京回来后确实把病治好了,完全变了样,变成另外一个人了,做事情再也不重复了。别人问我在南京时医生是用什么方法治疗的,我就对他们说:"鲁医生用心理疗法给我治疗,每天他工作再忙,都要抽出很多时间给我治病,做疏导工作,从根本上治疗我的病。"他们都说鲁医生真是神仙,治病真灵,××医院都看遍了,大夫不下几十个,没有一个能把你的病治好,你这十几年的病让鲁医生给治好了,真是大喜呀!

鲁教授,我现在从根本上改变了自己,性格也改变了,心病一定要用心药来治。我现在已经调动主观能动性,把自己的积极因素进一步调动了起来,我现在尝到很多不重复做事的甜头。以前,同事们都用歧视的眼光看我,还有人说我装疯卖傻,我心里很痛苦,现在我的病好多了,他们看我的病好多了,对我的看法也改变了,现在对我也很热情。我有决心、有信心一定把我的病治好,巩固好,克制病态,直到症状全部消失。

鲁教授,我现在深深地体会到,能有机会到南京治病,找到您这样的医生给我治病,我是很幸福的。像我这样的病,如果找不到好医生,不这样耐心细致地给我诊治,那我肯定将病带到棺材里去了。鲁医生,我一定按照您的教导和治疗方法把我的全部症状消灭。

我还存在的一些症状,希望鲁医生在百忙之中抽出时间来信帮我解决,使我变成一个完好的人,本人万分感激。

我丈夫已出差到外地20余天了,现在还没有回来,家里的一切家务都靠我料理,小孩要我照顾,每天早上要送两个小孩到托儿所,晚上还要给小孩洗衣服、洗澡,白天还要上班,每天晚上到11点钟才能休息,凌晨4点多钟就要起床,时间比较紧,直到回来一个多月,才给您写信,请原谅。

来信摘录(患者 L 的丈夫,1980 年 8 月 31 日)

鲁教授:

您好!近来工作很忙吗?

　　您的两次来信均收到了，感谢您两次来信询问××的病情。从南京回来后，她的治疗效果一直很好，所以我也就放心地出差去搞外调了。在临走时，我曾嘱咐她快些给您写信汇报治疗情况，由于我外出后，家中的事全部都要她一个人干，所以她忙得把写信的事拖了下来。我从北方回来后紧接着就要去南京、扬州等地，本想到南京去看望您，顺便把××的情况向您汇报，谁知道票刚买好，市里来了电话通知，要来我局检查落实政策情况，去南方外调的日期只好向后推了。

　　鲁教授，当我看到您寄来的信时，真使我万分感动，机关里的其他同事看到了这封来信更是赞声不绝，都夸您这种对工作极端负责、对患者极端热忱的高尚品德，您真是为人民服务的好医生，医护人员的好榜样，您的精神很值得我们学习。

　　鲁教授，经过您的精心治疗，我爱人的病已经大部分好了。回来以后她就严格按照您的教导去做，许许多多原来认为很难做到的事情她都能去做，强迫症状基本上消失了。原来不敢进的房间现在进出自由，原来不论干什么事都不能受一点干扰，现在边说边干，有时几件事一块儿干，缝上的口袋自己也把线拆了，身上也敢带钱了，不论做什么事，做一遍就行。工作也积极负责了，全院的同事见了我就说："××的病真的治好了。"大家都夸她能干，工作积极，服务态度好，领导也多次在大会上表扬了她。现在由于她的病好了，院领导又把她调到病房去做护理工作，这样一来她的思想更加愉快，病好得更加彻底。现在可以说，她与正常人基本上差不多了。

　　鲁教授，目前，她还存在的症状就是有时做事还有想做两遍的行为，她自己认为自己现在的记忆力减退，做过的事情很快就忘了，忘了就想再做一遍。再者，每逢星期六，她自己心里认为明天是星期天，今天要把东西都放好，生怕丢了，心里有些紧张，所以做事情就想多做两遍。对于她上述的症状，望您能在百忙中抽出时间来信给予指教，使她解除思想顾虑，完全克服症状。

来信摘录（1981 年 12 月 12 日）

鲁教授：

　　您好，最近身体好吗？工作忙吗？您在回去的路上一切都很顺利吧？（作者注：1981 年 11 月，笔者出差到患者 L 所在城市，应患者 L 之邀，到其家中做客。）

　　自当您离开××后，我按照您的启发——挖树要挖根，在原有的基础上加以努力，现在强迫现象基本全部消失了。通过这次小的反复，使我更加深刻认识到，能不能全部消灭这些症状，关键在于有没有恒心、毅力，敢不敢和"怕"的问题作斗争。按照您说的"十二字"的方针去改造自己的性格,自己的思想是经过很大的斗争的,目前,收到了很好的效果。在此,我对您再次表示感谢。

最近,省卫生厅下达了一个文件,文件的精神是在卫生部门工作的人员,凡是没有正式职称的要在1985年之前全部达到中技水平,现在我们市卫生局准备培训一批人员,但必须经过考试录取,考试科目是数理化,不考专业,这对我来说是一个好机会,我觉得我的数理化还可以,我想去试一下。现在领导对我的病情性质及治疗痊愈的情况还不是很清楚,我想请鲁教授给我出一个去年7月份在南京治疗痊愈的证明。另外,再出一个您今年11月份来××后重新复查的证明,我们医院已开始报名,日期是12月13日至15日。请您最好在最近两天将两份证明寄来。

如今后有机会再来××。

采访稿摘录(摘于《颠倒的世界》,1985年)

现在回想起来,十多年患病就像一场梦。鲁教授分析我的病因,在谈到我的性格缺陷时,同时也谈到了1960年丢钱的刺激。要早知道这60元钱能引出这样一场大祸,就是600元、6 000元也不去想它了。据鲁教授说,强迫症发病一般在青少年时期,平均年龄在20.2岁,就诊年龄一般在5年以后,约25.2岁。1960年丢钱的事虽然过去了,但病根已经栽下了。我能活到现在这个样子,真是不幸中的万幸啊。

顺便说一下"新药"的事。在我的病完全好了以后,一天,爱人问我:"你知道当初鲁教授给你吃的是什么特效药吗?"我说:"不是专治我那病的新药吗?"爱人笑个不停,他说:"哪是什么新药啊,那就是最普通的抗抑郁药阿米替林!"我听了简直不相信自己的耳朵,到今天也不能理解,这普通的药片真有这么大的作用吗?

来信摘录(1986年5月14日)

敬爱的鲁教授:

您好!我从南京回到××,按照您所讲的首先从性格上进行改造,对我来说这是一个艰苦的事情,由于您的谆谆教导,我回去以后,症状基本消失,我患了十几年的病,您一个星期就帮我治愈,我们全家对您表示万分感谢。

由于我身体恢复健康,家庭里的各种家务基本上都由我承担起来,每天白天上班,晚上回家料理家务。我爱人参加了我们市举办的干部文化补习班,由于我的大力支持,经过两个月的文化补习,他考取了××学院的企业管理系,他每星期回家一次,家务工作全部由我承担。

1982年,我爸爸得了食道癌,我一人带了500元钱,陪他到南京治疗,服待了他3个多月,这期间我很好,我和正常人完全一样。

也就在这一年,我们局举办了职工大学补习班,我要去,单位不让我去,说我不能动脑子,学了也考不上,考上了以后也不能工作。1983年6月,我为了出这口气,考取了一个职工中专。我的考分大大超过了分数线,居全部考生的第四名。我总在想,要学出点样子,要报答鲁教授的救命之恩。我被同学们叫做"夜猫子",夜里12点以前我很少睡觉,可早上四五点便又起床了。但身体一直很好,没有出现过什么症状。我是班级的外语课代表,第一、第二学年均是三好生。各科成绩在班上总在前十名。今年的三好生还没评,我争取再拿最后一次三好生!现在三年的学习即将结束,我们全班同学(1983级)由7位老师带队到南京××厂参观实习。我自己单独出来生活,但我从没有感觉到害怕。1984年,我自己单独一人到山东济南去玩;1985年,我自己到连云港港口去玩,这是我三十几年来做的几件大事,而且都是您帮我治好病以后做的,要是在以前我想也不敢想。我们的实习马上要结束了,即将离开南京了,刚来时,全家嘱咐我一定要抽出时间到您这里来,代表全家再次表示衷心的感谢。如果不是您治好了我的病,我当时的病肯定会越来越重,后果将不堪设想。

患者L随访

1995年,患者L出差到南京来,说她家庭很幸福,自己主持家务,每天忙个不停。现在家里很好,大女儿正读大一,小女儿上技校,丈夫是某单位负责人,一切都很好。

点 评

患者L性格争强好胜,虚荣心强,勤奋克己,节俭吝啬,对钱财看得较重。在钱与垃圾一起被丢掉后,感到自己的理想与计划完全破灭,又遭到了父亲的责打,自感十分懊恼和委屈。大脑形成"惰性病理性兴奋灶"和怕丢钱的原始性防御反应,出现对钱的敏感。据我估计,强迫症状反映着其创伤性的经历。不安全、不完善、不确定性观念迅速增强,与其过去的经历都有着联系。她唯恐再出现疏忽或差错,表现为处处事事不放心,把"怕万一"视为自己安身立命的座右铭。为了安全,不再丢钱,不惜一切代价,仔细、认真、反复检查、核对。虽认识和判断均无障碍,自己明知不对和没有必要,但自己不能自控。持久心因性的丰富而复杂的"怕万一"病理心理越来越重,但核心只有一个"钱"的内容固定不变。持续时间与轻重,视精神创伤性刺激因素的强度而定:特别是在自己经历不满意的情感体验时,如恐惧、后悔、屈辱、心理冲突加重,以及其主观遇到阻力或精神创伤再现时,都能激发其核心的"惰性病理性兴奋灶"变得活跃,出现一些令人吃惊的症状表现。"为保万一,宁丢一万而不惜",在多种心理冲突如顺从与反抗、拒绝与屈服中,怕衣服里有钱,穿衣服及睡觉前要反复抖,怕钱沾在衣服上,穿一次衣服要两个小时,一件一件地抖,嘴里还要念叨"一二三,神经病,王八蛋",直到抖累或感到满意为止。将抖好的衣服挂在床前的铁丝上,再抖下一件,最后,一件件地从铁丝上取下,穿上。她清楚地知道没必要这么荒唐可笑地去做,但难以自制。有时两个女儿(分别为 4 岁多和 5 岁多)见妈妈(患者 L)抖衣服,感到好玩,也在一旁学着妈妈抖,她感到了自己的罪恶,怕孩子今后也和她一样,因此,一边抖,一边流泪。即使如此,仍有一种不放心的感觉支配着她,无法停止,这是"保万一丢一万"的心理冲突的具体病理表现。

由于无自控力,又觉得非控制不可,有时勉强一时控制,心情极度紧张、焦虑,有濒死感,无力自拔。对疾病的治疗无信心,但又不甘心。自卑与自大、模糊而强烈的委屈感、自我苛求(怕万一)与自我挫败等多种心理冲突在屡遭失败、事与愿违的情况下产生恶性循环,病理的认知结构更为巩固,突出表现在自我欺骗的观念和行为上,把"怕万一"表现集中在"钱"上。将无形的"虚假空"的"怕"赋予现实生活中有形的东西,如用过的卫生巾、大便纸等,也不敢丢弃,反复检查,并放进箱子或其他较为保险的器物中保存,进而想到大便里可能有钱,因此反复抓摸大便盆,一边用手摸,一边仔细用自来水冲走。多年来,患者 L 虽然十分痛苦,但又不愿让其他人(丈夫除外)知道,想办法掩饰病理逃避现象,其结果当然都是徒劳的。长此下去,她的一切都变得不真实,无定形,顺从与屈服于病理兴奋灶成了她的唯一选择。

第六节　小动作也疯狂

——强迫性抽动

患者 M,男,初诊时 21 岁,初次咨询时间为 2007 年 7 月。

病情简介

初二时,他出国读书。三年后,他又去了另一个国家,先读一年预科,后上了三年半的大学。大四第一学期结束后，因为咳嗽、吸鼻子、吐舌头等强迫症状无法自控，严重影响学习，影响同学，休学回国治疗。

据家长反映，在幼儿园小班时，他出现不让摸头、碰到尖的东西想尝试摸几下等行为，害怕用剪刀戳到自己的眼睛，但有时却拿起剪刀对着眼睛比划几下。

病情自述

我出生在一个知识分子的家庭中，父母都受过高等教育，因此对我的要求也自然会比较高。他们虽然在表面上没有对我特别严格，但是从言行中可以看出他们对我有着较高的期望。而我也比较要强，不希望让他们失望。

从小学开始，每次考试我都感到很紧张，不论是小考还是大考，都会出现较多的忧虑，比如怕自己考试期间会拉肚子，需要上厕所等等。因此很多时候我在考试前几个小时就开始不喝水了，而且考前最后一次上厕所会反复上，生怕自己没有上好。另外在考试前我的肠胃也特别不好，老是拉肚子。

从小我的性格就很拘谨，希望什么事情都能完美的一次性做好，比如站起来的时候，会反复过多的检查自己有没有丢东西；做题目前会感到很紧张，希望自己能一次就把题目做好；在考试前也会出现小动作，目的是为了让自己能百分之百的集中精力，不出任何差错。而且我的胆子也特别小，怕黑、怕坏人。在小学二年级爸爸就出国了，我和母亲两个人生活，那就令我更加没有安全感了，怕和母亲走夜路、不敢一个人晚上独自行走等。不过当父亲偶尔回国休假一个月时，我就会感到胆子比以前大多了。我的个子也比较矮，因此没有什么自信，上课时不敢发言，还记得初中有次发言差点被老师吓哭了。

初二时，我出国读外文学校，学习压力负担加大，不过当时有父亲陪伴，有倾诉对象，压力还是有释放的途径。当时小动作不是特别频繁，也能够控制，对工作学习没有太大的影响。

在17岁时，我一个人到了另一个国家。那时候突然感觉自己一下子就独立了，适应挺快的，胆子也变大了，一个人不怕黑，也不怕和别人打交道，自信心也增强了。但是由于学习压力过大，自己又要一个人面对一切的压力，小动作开始加重而频繁，同时也变得变化无常，从最开始不断地扭头回头、手部动作、吐舌头，到现在的吸鼻子等等。每当压力越大时，小动作就会越明显，而这些小动作在无形中成了一种释放压力的方法，每次当我开始集中精力前就会出现小动作。由于这些行为越来越严重,以致使我不能和其他人一起考试,因为考试时吸鼻子太严重会影响到他人,也会让别人觉得我是个怪人。住在宿舍吸鼻子厉害的时候,周围的同学也会觉得我很奇怪,这严重影响到我的工作和学习,使我感到非常非常的痛苦。

每次我吸一下鼻子时都会觉得特别难受,有负罪感。而当我告诉自己不能再吸了,却又会忍不住吸一下,如此反复,使我更加痛苦。不过在我放松没什么压力的时候就会好很多,但是当我有段时间没有吸鼻子,我就会想到自己忘记吸鼻子了,心想这样很好没有吸,可是一想到这又会忍不住的吸一下。我越是不想让自己吸,越是思想斗争的时候,越容易出现小动作,这使我很痛苦却又没办法。

我很要强,很注意自己的形象,也很在意别人怎么看我,所以一到人多的地方,我就会不由自主的紧张起来,害怕自己出现小动作,然而往往当我这么想时小动作就更加严重。每当别人以奇怪的眼光看我时,我就会觉得很不好意思,很痛苦!还有,我在考前复习的时候,书中的一行字会反复地看很多遍,即使我知道自己已经看懂了,但还是会不放心地反复看,令我感到很痛苦!

患者 M 反馈一(2007 年 7 月 6 日,和黄老师第一次面询后)

这几天和黄老师交谈后,有很大的收获。我看到了一些自己以前看不到的东西,也学会更加深刻地思索、回忆、总结有关自己小动作的情况。

首先,我开始实践书上所说的"不知"到"知"的治疗模式。以前只是知道自己有小动作,并没有想过为什么会出现这些小动作、它们到底是怎么形成、又是什么原因导致加重等这些问题。通过看书和与黄老师的交谈后,我了解到这些来自于自己本身的性格缺陷。我的性格比较严谨,做事要求完美、要求高,但是自己的心理素质又跟不上,在长期的压力下开始出现小动作的行为。在以前自己也想去和小动作作斗争,可是越是斗争,小动作来的越是频繁,自己就越来越痛苦。

黄老师把强迫思维很形象地比喻成"小痞子",对于"小痞子"最好的方法就是对他视而不见,采取智取,而不硬来。首先,黄老师教我消除小动作来时的负罪感,它要来时就随它去。我试着去体会不在乎它,放松自己,它要来就随它来,这使我没有了负罪感,也明显减少了它来的频率。虽然我现在还没有特别大的进步,但是我找到了方法,看到了一条可行的路,我有了信心,相信在自己努力和黄老师的帮助下也可以像书上无数和我一样有着强迫症的朋友一样摆脱它。

其次,黄老师和我说了关于"怕"的概念,我这才发现其实很多小动作来自于

"怕"字。比如一个小动作来了,我就会不由自主的怕它来第二次或是第三次,而当压力大的时候,我会特别怕自己做得这不好、那不好,因此频繁的小动作成了我释放压力的一种形式。我知道自己要正确认识到"怕"这个字,然后要去面对它,战胜它。

另外,黄老师还说了一种转移注意力的方法,如果又想起小动作,只是单单的去容忍它往往达不到效果又会使自己痛苦,所以最好的办法就是当开始有强迫思维的时候就转移注意力。转移注意力对我来说很有效果,不过我现在还是不知道要怎样做才能很好地去转移注意力,我也正在不断努力摸索怎样能更好地去转移注意力。

我通过实践,了解到自己强迫思维出现前后的思想变化。在以前,当压力大的时候,我越是想要集中精神去做一件事或是一紧张时,就会不由自主的出现小动作,我认为这也许是为了释放自己的压力或是为了更集中精力所导致,而小动作来了以后,我就会产生负罪感,感到很难过、很痛苦,然而越是这样小动作来的就会越来越多。在我压力小、自我放松的时候,小动作会明显减少,但是只要有一段时间不来,我就会不由自主地想到它,我会告诉自己小动作有段时间没来了,很好,它千万不要来,但往往在这个时候强迫思维就来了,小动作也会随之而出现。

我这两天尝试通过黄老师的方法实践一下,当小动作要来的时候就让它来,尽量做到不去关注它,不让自己有负罪、痛苦的感觉。想做小动作的时候就忍一下,但不用强忍,马上转移注意力,这样使小动作的频率减小了,也令自己没有以前那样痛苦了。虽然不时还会有小动作的出现,但是我能看到自己的进步,即使进步不大,但也让我增强了信心,所以我会继续努力下去的!

患者 M 反馈二(2007 年 7 月 8 日,看《心理疏导疗法》一书)

通过这几天黄老师的帮助和看书后,我对战胜强迫思维的信心明显增加了,也使我明白到,以前自己盲目且无战略的强硬对抗小动作的方法是行不通的。黄老师给我指明了一条崭新的路,虽然路途会很艰难,但是我能看到希望!无数的病友就是努力沿着这条路走下去战胜了强迫思维,我有信心我也可以,只要自己有了信心,克服起来会容易许多。

首先,我真正的从知道"怕"到深刻的了解"怕"。小动作是树叶,是多变的,它们都源于树干,源于那个"怕"字。我一直怕自己会有小动作、怕小动作来了又来。现在我知道其实这个"怕"是只纸老虎,我越怕它,它就越强;越不让它来,它就越要来。就如黄老师所说的,强迫思维来了我就要学会接受它,继续做我的事,它骚扰我就随它去,只要能放得开,心情就舒畅了,小动作的频率也就减少了。偶尔它来了,我会安慰自己没事,于是它再来的几率也就小了。

我更加深入地去解剖那只纸老虎,为什么说它是"纸"呢?因为我没有病,我的鼻子一点问题都没有,不吸鼻子又如何呢?当然是一点事都没有!那么为什么又会浑身不自在呢?那是因为心理作用,是强迫思维!当我这样去真正认识纸老虎时,我的小动作减少了。当出现强迫思维的时候,我知道它就是一只纸老虎,不吸鼻子的话也不会有什么事,然后我就抱着这样的心态,让自己的心情保持愉快,结果小动作也明显减少了。

这是开始心理疏导的第4天,按理说这几天不停的看书,写东西,与黄老师交谈,会不停地刺激自己去想到小动作,但是母亲和我都发现,小动作出现的频率明显减少了,虽然很多时候强迫思维来时会反复,但是大部分时间我都能控制住自己,勇敢的对待"怕"字。

我为自己感到高兴,我能从原来对强迫思维束手无策,到现在可以勇敢地去面对并击退它,可以说是一个很大的进步!虽然和强迫思维斗争是一件很痛苦的事,但是我要迎刃而上!要说没有痛苦,哪来的轻松呢?看到书上很多年纪比我大,病情比我重的朋友都可以战胜强迫症,使我更加有信心,相信我可以做到!

若是遇到反复,我就更理解:那是因为树根没完全拔掉。要明白出现反复是很正常的,要以平常心对待,做到胜不骄、败不馁。我对自己有信心,反复几次没关系,重点是看到自己在进步,而且我也明白想要一步拔根是不可能的。

患者M反馈三(2007年7月10日,看《心理疏导疗法》一书)

这几天看到书上写了很多关于病友的反馈,当时他们是怎么想的、怎样去实践、怎么去进步等方面的信息,特别是他们总结出来的方法,真让我获益良多。虽然我现在还不能非常好的克服自己的强迫思维和小动作,但是我会借鉴他们的方法,向这方面努力。他们的话很多都说出了我的心声,甚至比我自己分析自己还详细,比如有位病友总结了鲁教授的"三部曲",表达他是怎样来克服自己强迫思维的。他和黄老师所说的方法一样,首先,不能硬顶,硬顶是非常痛苦而又往往无效的方法,先让自己不要怕它,它要来就来,不用管它,去做自己该做的事,就算影响了一点也没关系,要做到"习以治惊",时间长了,就会慢慢好了。要学会在强迫思维来的时候,不能像以前一样一来就怕,更不能要求自己百分之百集中注意力,因为越是这样就越不能集中,甚至会使自己更加紧张,加剧病情恶化。这位病友总结的方法实在是太好了,简直说到我心坎里去了。

另外,"四不"策略说得也很好。当病态思维来时,做到不理它、不怕它、不硬斗、不逃避。虽然我现在还是不停地会有反复,但是我相信在不断反复摸索、实践、体会下,时间长了做到"习以治惊",就会越来越好。

此外,从"利大于弊"还是"弊大于利"的角度去想一想小动作是很有效的。有时我会问自己,做小动作时会有哪些危害,然后我一下子就能列举出好多例子,比如影响自己、使自己更紧张、痛苦等等。接着我又会问自己做小动作会有什么好处呢,答案是完全没有!就像吸鼻子,我鼻子本身一点问题都没有,不吸鼻子对自己一点坏处都没有,吸鼻子纯粹是心理作用,是完全没有必要的,那为什么还会有小动作呢?

结合病友和自己的看法,我深刻了解到这是性格的缺陷,就是一个"过"字,为了追求完美,追求最好。所以我要尝试对自己放松一点,正所谓"退一步海阔天空",没有必要过分对自己要求完美,不能百分之百集中精力也无所谓。我还认识到在短期内要克服"怕"字、强迫思维、小动作等,是需要理性和有策略方法,但是要做到根治,在长期看来是要对性格进行改造,做到放松自己,万事不要太过,不能事事追求完美,已经发生的事就让它发生,不要后悔,更不用追求最好。

看完书上的第五章后,受益很多。该章节举了很多克服强迫思维的方法,比如"三自一转移""三部曲""四不"策略等。这给了我一个很好的启发,我从这些方法中找到了最适合自己的方法:首先采用"四不"方法,要不怕它,要来就来,我该做什么就做什么,有影响也无所谓,这样我的病症也就减轻了。然后,结合"三部曲"方法,当强迫思维来的时候,有策略的转移注意力,避开它。

最后,我深刻地认识到强迫思维与我追求完美、严谨的性格是分不开的,因此我应该学会放松自己,凡事想开点。虽然有时会有反复,但是我会不断地努力,争取做到"习而治惊"。

患者 M 反馈四（2007 年 7 月 12 日,看《心理疏导疗法》一书）

今天看了书上的第六章"改造性格",从中又学到了很多东西。很庆幸自己能读到这样一本有用的书,书中总结了强迫思维的根,性格中的"过"。以前我是不会这样深刻地去了解、去想自己为什么会有小动作,它的根源在哪。

我知道自己要想长期的、很好的摆脱强迫思维,就必须改造性格。不过这说起来容易,做起来一定很难,但是我会努力的。当我回忆为什么会出现小动作时,就发现这一切来自于我把所有的东西都看得太重,太过追求完美。以前会出现重复的小动作是因为太追求完美,怕自己一次做不好某件事,所以反复地去做,但其实"过"头了,反复那么多次,现在冷静地想一想完全是没有必要的。

我一到考试的时候,不论大考小考,都过分的紧张,太多不必要的担心使我的小动作不断加重。冷静下来想想,如果能放松心态,做到想开一点,其实会考得更好。所以我现在首先要学会凡事看淡一点,不要过分的担心。

回想一下,反复地去做一件事会让自己做好那件事吗?答案当然是不会,而且只会让自己更加的痛苦。那么追求完美真能把事情做得更好吗?大部分的时候其实反而做得更差,更不要说压力大强迫思维来时的痛苦了。我知道自己一定要学会万事看淡一点,不要"过"了。再想想,自己要选择一个怎样的人生呢?我希望自己能够有一个快乐的人生,哪怕钱少点,事业差一点。其实以我的性格,只要把事情看淡一点、放松自己,就会让自己更好的发挥特长,同时也能使自己的心情愉快许多。通过不断地向自己提问,很多以前打不开的心结都解开了,使我更加坚定改造性格的决心,而且我发现能这样想,已经让自己轻松多了。

书上的第七讲,我看到了最好的 6 台挖土机。这 6 台挖土机所说的,往往都是我没有的。不过说起来容易,做起来难,要能做到这 6 个方面,是很困难的。所以我觉得首先我要了解自己的性格,只有深刻地认识到了性格的不足,才可以改进。

患者 M 反馈五(2007 年 7 月 16 日,看《心理疏导疗法》一书)

每次到大一点考试的时候,我都会提前几个礼拜开始复习为考试做好准备。这段复习时间,小动作会比以往加重。随着考试的临近,小动作会越来越多,一般做学习以外的其他比较放松的事情还好,但是一开始看书复习,小动作就开始多起来。因为做其他事情的时候,比较放松,也不需要强迫自己去集中精力,小动作也会少点,但一到开始看书,需要集中精力的时候,小动作就多起来。看书时强迫自己集中精力,使自己变得很紧张,若是遇到一些难题或是看不懂的地方时,紧张感也会随之而加重。这时我会不由自主的以做小动作的方式来排解自己心里巨大的压力,大部分时间还会告诉自己从现在开始要集中精力看书了,然后会自言自语地说"好、开始",做几下小动作,然后开始看书。有很多时候我会静不下心,会说"好、开始"好几遍。

小动作是一直存在的,只要是与学习有关,就会不断地出现小动作,越是紧张,越是厉害。如果题目做错了,或者思想不集中了,我又会自言自语地说"好了,不能这样了,开始!",并以此方式来告诉自己一定不要犯错,一定要做到完美成功。另外,我如果想让自己集中精力冷静地时候,就会闭上眼睛,使劲地挤自己的头(不是用手),希望通过这样来使脑子空白,以排除一切杂念,完全一门心思看书,有时此动作还会重复好几遍。

在看书的时候,由于强迫思维,往往在潜意识中生怕自己没有看好,所以一行字要看很多遍。但其实自知看完一两遍就已经足够了,却还是会克制不住自己,反复地去看很多遍,而这样的反复看会很浪费时间,也会使得自己变得更加紧张,形成恶性循环。

就如上面所说的,我在复习时小动作不断,如果在人多的地方学习,则会打扰到别人,自己更会觉得不好意思,所以一般我都是躲在家里看书。复习看书对我来说是一件很痛苦的事,不是因为学习的内容困难,而是这些小动作和强迫思维使我非常痛苦!到最后,我做任何事包括考试都不能集中精神,强迫思维和小动作会不断地出现。

离考试越近,这些症状就越严重。记得最后一次考试,我认为是最难的一科,在那天的早上我感到腿好像支撑不住我的身体,走几步都觉得腿特别累。而在考试的时候出现的症状就和上面描述的一样。但是由于考试压力巨大,时间紧迫,没有心思分神去克制这些小动作,令这些症状到了不可想象的严重地步,基本上它们每几秒钟就会出现一次。由于压力大,集中不了精神,又有小动作和强迫思维,所以我每次考完试3个小时后就真的如同脱了一层皮一样,很痛苦!后来,我考试时是独立的一个房间,单独的一位监考老师,因为我那时候的样子一定会吓到或是影响到别人。真的是太痛苦了!那时真有种生不如死的感觉。

考试阶段我绷得特别紧,好像天天处于高压状态,同时也很反常,小动作很多。考试后这段时间,小动作就会慢慢减少,偶尔也能控制一下。不过这只是相对而言,小动作还是挺多的。

患者 M 反馈六(2007 年 8 月 5 日,和黄老师第二次面询后)

与黄老师交流后我有一些心得体会。他主要针对我怎样在比较紧张的情况下来对待小动作和强迫思维进行了开导。

首先，黄老师提到了"怕"字。在人多的情况，或者是在考试的情况下，心态就不能和平时一样稳定了。在紧张的状态下，不能像放松时一样以平常心来对待强迫思维。潜意识里还是会"怕"，希望小动作不要来。平常放松时，强迫思维一来我可以分散精力去克服它、不管它、不理它。但如果是在考试，人多聚会的时候，全部身心都投入在做另外一件事时，就不能这样从容对待了。黄老师提出了几个相当好的建议，我可以去找份事情做，这样可以制造在紧张心情下需要集中精力的机会，从而可以体验一下怎么在紧张情况下去克服小动作。相信这和我在平静的情况下克服小动作一样，只要自己能体会到在紧张情况下克服强迫思维的那种感觉，就能找到适合自己的方法，当尝到了甜头，就会使自己有更大的进步。

另外，我自己通过这段时间的经验，发现对我来说克服强迫症最好的方法是"习以治惊"，把自己放在有利于刺激强迫思维出现的情况下，学会控制它，当坚持一段时间后，能做到"习以治惊"的话，就基本上能控制住它了。

此外，黄老师还提到对待强迫思维要有"居高临下"的态度，要增加对待"纸老虎"时的气势，更要有信心。想想这其实和考试时候一样，要有信心，"居高临下"的看题，很多不会做的题都变得会做了，反之，如果以"怕"、没自信的态度去做，很简单的题都会变得很难。所以我需要想通，以气势、信心来压住"纸老虎"。

患者 M 反馈七（2007 年 10 月 1 日，集体疏导班第一天）

今天是令人振奋的一天，今天我一下子见到了和自己有着一样或者很相似病状的病友们。以前只是在书上看到很多病友的反馈材料，现在能一下子见到十几位病友，感觉更有信心了，因为我知道不止是我自己一个人有强迫症，还有很多其他的人。

听着其他病友诉说自己的病情和他们的感受时，我很有感触，很多时候就感觉他们说的就是我自己。特别是有一位同学，我和他的一些症状非常相似，他也是学生，一直被思想不集中所困扰，他的很多感想和问题都和我一样。还有很多其他病友，他们和我面对非常相似的挑战，这无形中给了我战胜强迫症的信心。

有一位病友，他的情况达到"最优化"，他以过来人的身份介绍了自己的经验，我结合了黄老师和他，以及其他朋友的经验，总结了自己新的认识。

首先，我们过分在意别人的眼光和评价，对别人怎么看自己过分重视，希望使自己在别人眼里有个非常好的形象。这也就是为什么在人多的情况下，我会不由自主的紧张，出现过多小动作的原因。在人多的场合下，这种无形的压力会使我们"怕"

在别人面前丢脸,从而导致自己出现更多的小动作。在别人面前保持良好的形象是好事,但是我"过"了,就像黄老师以前所说"万事不要过!"一样,以后我要注意,不能有过多的虚荣心,更不要过分在乎别人的目光。

其次,大家讨论关于反复的问题。确实,在实践过程中反复时有发生。当心情好的时候能一下子进步许多,心情差的时候就会出现反复。一位病友说得很好,不要被反复打击,要认识到反复是很正常的,我们要把它当成一种磨炼,要接受它,并在反复中进步,做到更好。像我的小动作,经常会反复,当反复时,我要正确地对待它,把它当做是磨炼,再总结经验、再认识、再实践。这样就能更加深刻地去认识到问题的所在,从而做到"习以治惊"。另外,不要过高的去要求自己,给自己造成压力,出现一两个小动作没问题,不要去在乎它,因为我们不能要求自己一个小动作都没有。

最后,黄老师讲了很多其他病友的案例。对我来说很多病友的病情简直是无法想象,但是,他们在医生的帮助下,通过自己的努力都能克服,并且做到病情优化,而我的症状比他们轻多了,所以我要更加有信心,相信自己能够克服强迫症。长远来看,我要更好地提高自己的心理素质。

今天我很有收获!

患者 M 反馈八(2007 年 10 月 2 日,集体疏导班第二天)

今天通过黄老师的课和各位病友的讨论,我又增长了不少知识,学到了不少有用的东西。

首先,黄老师再次强调逃避这个问题。在很多病友中都存在逃避这个问题,其中也包括我自己。确实,在治疗强迫症的过程中,痛苦难受是一定会有的,那种痛苦是无法形容的,所以有时候我会产生知难而退的情绪,然而这是不对的!越是逃避就会越感到痛苦。虽然和"怕"字作斗争是极其痛苦的,但是我要敢于正视问题,不断去面对怕,打败它,当我尝到胜利的喜悦时,这些痛都是值得的。所以以后当我有反复的时候,我会敢于去面对"怕",认识到它的"虚假空",战胜它,不会再有逃避的情绪,因为我明白:"躲得了一时,躲不了一世"的道理,越早面对它越容易对付它。

现在,我在正常不紧张的情况下已经能够基本控制住小动作,虽然有时候会反复,但是通过以前的经验我已经找到了一套适合自己去对付强迫思维的方法。我目前最大的问题是怎么能在紧张的情况下克服自己的小动作和强迫思维。我知道自己一定不能逃避这个问题,我要敢于面对它,解决它。对此黄老师提了两个很好的建议给我。一是想象法,自己闭上眼睛去想象考试时的情况,然后去体会总结。第二种是最有好处的,找一份工作给自己创造条件。所以我决定在近期去找份工作来实习,给自己创造出一个紧张的环境,然后在实践中总结经验。

其次,看着所有的病友,虽然大家的症状不一样,但是"根"都很相似。我们都太过要求完美了,结果给自己在无形中套上很多条条框框,产生了"怕"字。"怕"自己这也做不好,那也做不好。其实黄老师说得太对了,完美是不存在的,谁要求完美谁痛苦!所以我应该降低自己对自己的要求,凡事看开一点。其实就算是做错一点又能如何呢,对我而言,我是不可能犯大错误的,所以只要能适当地放宽心态是有益而无害的,就像集中精力一样,不能百分之百集中,就要求自己百分之五十集中,甚至百分之二十集中。要慢慢来,不能一下子就要求自己百分之百集中。放松心态,我相信会对我这种性格的人有很大帮助。我以后要多往好的方面想,放松自己,摆脱给自己套的无数顶帽子。

最后,我发现自己还是过分敏感别人对自己的评论。我要学会适当地脸皮厚点,增加自信,这样对我更有帮助。过分在乎别人怎么看自己,仔细想想是没有必要的,只要自己不做亏心事,处事得体,就会安心。这点我会慢慢去实践的。

患者 M 反馈九(2007 年 10 月 3 日,集体疏导班第三天)

今天黄老师和大家重点讨论了"怕"的问题,这是在克服强迫症中相当重要的一个环节。

首先,我要从本质上去认识"怕"这只纸老虎。然而很幸运的,我已经认识到"怕"这只纸老虎欺软怕硬的习性了。我的"怕"是"虚假空"的,我怕自己有小动作,怕自己不集中精神,因此对自己的高要求使"怕"字产生了。我要打破自己的条条框框,真正认识到"怕",做到强迫思维来了,不怕它,对它视而不见,要告诉自己这是病态的思维,不用管它,自己该做什么就做什么。这样,时间长了就能拿准纸老虎的习性,做到"习以治惊"。我们在看别人问题的时候都觉得这并不是问题,但在看自己的时候却往往进入了误区。所谓当局者迷,旁观者清,仔细想想,自己的"怕"确实完完全全是"虚假空"的。

黄老师给了我们几个对付"怕"字很好的建议。首先,如果分不清是对是错,那么就随大流,看大家是怎么做的。其次,少想多做,少想"万一""可能"等病态的东西，多去实践总结。对自己的要求不要过高，放松心情就会有更佳的效果。

很庆幸，我已经能够在正常情况下很好地去对付强迫思维和小动作。今天的讨论让我更透彻地认清了"怕"的本质，使我对它的认识又上了一个台阶。同时，我也更加清楚要完全摆脱强迫症一定要挖根，改造自己的性格。我明白了"根"就是我的性格过分追求完美，因此在无形中给自己扣上了很多帽子，所以我要学会万事想开一点，学会去接受而不是后悔自责，因为人活着开心是最重要的！

患者 M 反馈十（2007 年 10 月 4 日，集体疏导班第四天）

今天上午，黄老师带领大家继续讨论了关于"怕"的问题。每个存在强迫症的朋友都会存在不同程度、不同种类的"怕"。正如我自己，各式各样的强迫动作都源自于"怕"字。今天通过黄老师和大家的讨论，我进一步认识了"怕"。以前我听到病友说他们的病情，不由自主地会担心自己会不会得到和他们一样的病症，不过今天我又进一步认识了自己的"怕"是绝对"虚假空"的，所以我不会再怕自己得任何强迫动作了，我想既然"怕"是"虚假空"，那么我为什么还会怕自己得别人的症状呢？现在我终于想通了，整个身体也马上轻松了。

今天很高兴，我看到好几个病友有了飞跃的突破，再次证明心理疏导疗法神奇的疗效，超乎我的想象。

另外，我们学习了在紧张时用来放松自己的口诀。我的口诀是："这思维（想法）是绝对'虚假空'的，有什么好怕的，就让它去吧！我压根不会理睬你！"另外，深呼吸也是放松自己的一个好方法。

下午，我们进入了第三个阶段：性格的改造。通过以前的认识，我深深地明白到要想做到完全摆脱强迫症，就必须改造自己"过"的性格。不仅仅是对待强迫症，更希望自己能活得开心、成功，所以性格的改造是必需的，然而改造性格是一项十分艰难和长期的任务。

黄老师明确指出"认识难，改造更难"的观点，当中我已经认识到自己的"怕"来自于"过分追求完美，过高要求自己"的性格，所以我现在遇到事情时总是会让自己要想开点，降低一下对自己的要求，其实像我这种性格的人，是绝对不会做错什么大事的，因此想开一点对自己也有好处。我认为人活在世上是重要的是开心，只要事事能做到自我满意就可以了，过分追求完美是不切实际的。

此外，我应该不要过分敏感，处处在意别人的看法。只要自己走得正，那就不用过分担心他人的想法了,还要有自尊心,但不是虚荣心。有时我会过分自大或者自卑,让自己心理起伏过大,所以我要尽量让自己的心态平稳,不要过分兴奋或者否定一切。

我明白到改造性格是长期的,我要认识自己的不足,并坚持去改造它。

患者 M 反馈十一（2007 年 10 月 5 日,集体疏导班第五天）

今天是心理疏导课程结束的一天,黄老师重点和大家讨论了改造性格的问题。

首先,黄老师再次强调了 6 台挖土机去挖"根"。我知道要改造性格是长期的、艰苦的,所以要从点点滴滴开始做起。当我们有病态思维出现时,要随时提醒自己这是性格的缺陷,需要改造,凡事想开点,轻松乐观地去对待事物。不过这说起来简单,做起来难,所以我们要不断地去实践,做到真正认识到自己性格的不足,然后努力去改造它。另外,我还要提高自信心,防止因为自己习惯性而滑入病态怪圈。

黄老师提出了对提高心理素质的几点建议,这些都相当有用。我要树立正确的价值和目标,这样,人才有希望,才能朝着理想去进步。正确的目标和价值能给我一个良好的定位,因为过高的期望只能换来失望和加重病情。目前我认为自己要找一份有兴趣的工作,不要像以前那样单纯地看待金钱和地位。其次,凡事要向前看,我以前经常生活在过去悲伤的记忆里,越想活着越没意思,所以我要学会有些事过去就让它过去,乐观向前看才对。最最重要的方面,就是改造过分追求完美的性格。我要学习凡事看淡一点,脸皮厚点,允许自己出错,因为人本来就肯定会出错的,所以如果出错也没什么大不了的。

从我的经验来看,现实往往不像想象中那么坏,所以我们要乐观点。最后,就是要做到保持心态平稳,不要像以前那样心理大起大落,要做到胜不骄,败不馁。虽然我知道这几点做起来很不容易,但是我清楚认识到这几点对改造性格,甚至是对我的一生都十分重要。我会有信心,会不断实践总结的!

下午,黄老师谈到了人际关系。虽然我还是个学生,对我而言现在也许还不是特别重要,但在工作后,人际关系一定是重中之重的,因此我要主动、积极地去和别人打交道,处事说话要稍微"滑头"点,学会谅解并赞美别人。我要脸皮厚点,不那么敏感,不要过分以自我为中心。

最后,通过这几天系统地对心理疏导疗法学习,使我更加深刻地认识到"怕"和怎么去克服它。此外,我还认识到改造性格之重要,我知道要彻底摆脱症状就必须挖根。这几天我非常非常的有收获,真的特别感谢黄老师给我们提供一个这样好的学习交流机会,也感谢各位病友的互相帮助。我相信我们一定能够彻底摆脱强迫症!

来信摘录(2009 年 10 月)

我今天早上参加面试,下午就接到录取通知了。现在参加面试多了,我一点都不感到害怕。我会在××最大的能源公司做金融分析师,帮助公司投资项目,分析公司金融情况等等。

来信摘录(2010 年 11 月)

黄老师您好。工作已经一年多了,我的症状虽然在压力大的时候还会出现,但是越来越好了。自己也越来越能掌握怎么控制这些"小动作"。当然现在工作了,环境、收入各方面都稳定了,压力也小了很多,这样的环境对我很有利。虽然压力有时候会有点大,感觉几千人的大公司基本上没有几个工作的。有时候和他们不合群,西方人的爱好理念和处事方式很多时候与我们不一样。这个公司基本上没有华人,是白人占 99% 的公司。我一直在不断地学习,不仅是技术上的,更多的是怎么和人相处。前段时间,有一个升职的机会我没有去申请,因为那个职位压力非常大,虽然待遇各方面非常好,但我觉得我这样的性格不适合压力大的工作。如果自己资历、信心等各方面差不多了,再去攀升,会更好一些。

在这之前我做过好几份工作:①第一份工作在中国餐馆打工;②然后在一家连锁快餐店打工;③后来去了一家摄影工作室,帮人洗数码相片和卖照相机;④在麦当劳工作;⑤在一个软件公司,负责电话销售和在大型商场里促销。

我高中时就离开家,独立性也慢慢培养出来了。但是也因为出来得太早那时候心理还不是特别成熟,强迫症就慢慢加重了。症状刚开始的时候没有深刻认识到,也不会调整,后来就慢慢加重。最后开始严重影响到学习和生活了才开始正视,幸亏遇到了心理疏导疗法才有所好转。

来信摘录(2016 年 9 月)

我跳槽到了××公司,是一个世界 500 强企业,做高级分析师。经常工作到晚上12 点,高强度、长时间、压力大,那时候容易有奇怪的小动作,但是我掌握了黄老师以前教我的方法,会好很多,可以慢慢地自我控制了。

　　实际上，这个国家的一般企业也没这么忙，主要是我要求上进，进了最好的公司最累的部门，所以才会这样。我以前经常每天工作 16 个小时以上，现在慢慢地没这么忙了，作为第一代移民，会辛苦点。我现在经常健身，吃健康的食品，身体状态好了，心理也会慢慢好起来。

点　评

　　本个案早期主要表现为挤眼睛、反复回头看等强迫动作，后来转化为无法自控的擤鼻子、吐舌头、咳嗽等症状，外显性明显，易受他人评价，对患者造成了极大的困扰。其症状发病早，幼年就有了强迫症状，但并不构成强迫症。因为强迫症会表现出强迫与反强迫的并存，即不但有强迫症状，而且有反强迫——即对症状的自知力，认为强迫症状不好，会全力抵抗。而本个案幼时的反强迫并不明显，痛苦感也不强烈，因此，只能算是有些仪式性的强迫动作而已。

　　到了 17 岁，当学习压力增大的时候，这些仪式性的动作增加频繁了。这些动作可能有两个作用：一个，缓解压力，另一个，通过象征化，带给内心仪式化的慰藉——我把这些动作做完了，相当于把不好的干扰全部排除了，这样就可以全身心学习了。但随着小动作的增加，不但自己的学习被严重干扰，自己的小动作也可能会引起他人的不良评价，对自己的压力也会越来越大。在对他人评价甚为关注的青春期，这是容易理解的。于是，就进入了"越紧张——小动作越多——越控制，越失控"的不良循环，不得不中断学业，回国求治。

　　一般来说，强迫症状出现得越早，其过头性格就会越突出，治疗难度就会越大。但本个案短期内就取得了较大的进步，这要归功于他较好的执行力和领悟力。本个案强迫症状缓解的核心，不在于如何控制这些强迫性的小动作，而在于如何处理对这些小动作的恐惧感，即如何应对强迫思维——"怕"字。其症状加剧的主要误区是：怕自己做出小动作，甚至怕自己出现小动作前的"怕"，也可以称为紧张感，因此，总想控制这种紧张感的出现。殊不知，感觉往往是不能控制的，越控制，会越失控。表层的原因是对小动作的怕，根本原因还在于其过分完美的性格缺陷，比如希望什么事情都能完美的一次就做好等。有了这种性格基础，就很容易陷入刻板、僵化、非黑即白之中。比如，他认为，学习是正事，其他与正事无关的，比如有些小动作或杂念，就是"干扰"，就应该被排除。这样的结果，必然违反人性"灰色的自然"——各类思维、感觉没有好坏之分，都是人性的一部分。比如，有注意力集中的时候，也有想入非非或走神的时候,这些才是人性的自然。当他知道了自己的问题所在时,就能坚决执行,慢慢摸索"不排斥,随它去,小动作出来也没关系"的接纳感,在不断的实践中,逐渐找到了"放下"的路。

在他的实践中,有两次经历给我留下了较深的印象。第一个,在我和个别疏导几次后,他为了实践,特地约了几个小学同学一起外出游玩,在与人的接触中,逐步克服自己的"怕"字。这在以前是不可能的,因为,在人多的场合,他的症状会更加明显,为了避免尴尬,他宁愿选择逃避。第二个,在他大学毕业之后,勇敢应聘工作。因为,在人多或正式的场合,他的症状就会加剧,而招聘面试现场,是让他最为恐惧的场合。应聘工作时,在在评委面前小动作加剧的情况下,他也没有退缩,忐忑中积极迎战,逐步积累经验。后来,他甚至拿招聘现场当做自己"习以治惊"的练习场,慢慢找到了与"怕"共处的感觉。

追求完美,是最大的不完美;掩饰缺点,是最大的缺点。

第六章　强迫性人格障碍案例随访

DSM－Ⅴ对强迫性人格障碍的定义如下：

一种不惜牺牲灵活、宽大和效率，专注于有次序、完美无缺及精神活动和人际关系上拘谨的普遍模式，这种情况从成年早期开始，产生的背景不一，表现为以下4项或更多症状：

（1）专注于细节、规则、条目、秩序、组织或日程，以致忽略了活动的主要方面。

（2）做事要求完美无缺，以致影响了任务的完成（例如，因为不符合自己的过于严格的标准而不能完成一项计划）。

（3）过分地献身于工作和追求成效，以致顾不上业余活动和与朋友来往（不是由于明显的经济原因）。

（4）对道德、伦理或价值观念等事情过分认真、审慎和固执（不能用文化或宗教认同来解释）。

（5）不愿丢弃用坏了的或已无价值的物品，甚至当这些物品已无情感纪念价值时。

（6）不愿将任务委托别人或与别人共同工作，除非他们精确地按照自己的方式行事。

（7）对自己和对他人都采取吝啬的消费方式，把金钱看做可以储备来防灾的东西。

（8）表现僵硬和固执。

逃避之痛与医德之美

患者 N，男，初诊时 25 岁。

病情自述

我小时候是个很听话的孩子。从进幼儿园开始，母亲就告诉我，将来要上大学。

进了小学后,听老师的话,成绩优秀,经常受到老师的表扬,几乎没有受到过什么批评,而父母也只看重考试分数。这些都使我养成了不良性格,处处需要表扬,受不得一点批评,更不能犯一点小错误。在我7岁时,有一次劳动,我把一把小铲子掉进了河里,老师与家人都没有批评我,可我难过了三四天。进入中学后,由于我进的是一所重点学校,老师对我们要求严格,加上学校风气的影响,我逐渐产生了想成名成家的思想。姨妈是中学教师,对我的思想影响较大。她说要上大学,成绩一定要拔尖。我在中学里慢慢成了不问政治、不管社会的人,而平时就爱看科普读物和科学家的故事。

上初中后,学校制度严格,考试严禁作弊,每次考试我都很紧张,这时已有了强迫症的萌芽,害怕听到"作弊"二字,甚至"作"字或同音字都不敢讲。由于一心想成名成家,非常注重自己的名声,处处小心谨慎,生怕犯什么错误,被别人议论。初一时,有一次,别人谈论有人考中学时作弊,我在旁边听到了,顿时紧张得满脸通红。事后我想别人一定认为我"做贼心虚",怀疑我作弊了。将来我若出了名,别人议论起来,一定会想:"考中学还是作弊的呢!"初中是用不正当手段进来的,那么高中、大学全是不正当进的,连成名也是虚假的了,这怎么得了呢! 其实自己从来没作过弊。我被这个思想纠缠了好长时间。

由于看过一些科学家的故事,里面描写的都是只钻研科学、不注意生活的人,就受到潜移默化的影响,不知不觉地模仿起那些科学家的生活方式。不注重生活,视生活为小事情,甚至以乱为荣,津津乐道于阿基米德如何不洗澡、不理发。加上家里的一切事情都不要我过问,因此,我似乎对生活一无所知,一点能力都没有。

对"性"的认识方面,我也一直抱有神秘感,还带有某种不洁的观念。这大概与周围的人一谈起这方面的事情都表现出鄙视的神情有关。另一方面,我从小又从书上看到一些所谓纯洁爱情的故事,于是,形成了两个极端,一方面把爱情看得至高无上,另一方面把性关系看得低级下贱,不能正确认识这个问题。在表面上,我非常正经,道貌岸然,从不和任何女性来往,而内心里这方面的欲望却很强烈,内心与行为极端不一致,矛盾很大。

上高中时,外面到处张贴抓流氓的布告,又忽然想到小时候曾和几个同学在一起胡闹,做过一些没有出息的事情,就无法摆脱,对自己刺激很大。悲观到了极点,几乎想自杀。后来有一次在人多的公共汽车上靠到女青年背后遗精了。从此,我就特别害怕与小女孩接触,害怕别人怀疑我侮辱幼女。

我经常情绪忧郁,也不想考大学。后来,在别人的劝说下,才勉强参加高考,上了大学。在大学里,基本能把学习坚持下来,只是经常感到内疚。快毕业时连对象也没谈成,总好像做了什么见不得人的事。一次,我忽然想到10年前挤公共汽车时在一女孩后面遗精的情景,就联想到:当时好像是春秋天,我当时穿得不多,如果精液透过两层布沾到女孩的外衣上,别人看到肯定会说这个女孩不正经,女孩感到冤枉,一气之下自杀了,那不是我的罪过吗?因此,我万分害怕,怎么也想不通。大学毕业当中学老师后,这个问题每天驱之不去,无法自拔,使我的思想难以集中,学习、工作都受到了极大的影响。因此,我焦急万分,后来干脆就住进了精神病院。诊断为精神分裂症,治疗6个月后,没有效果。出院后,学校分配我在体育组保管球类,思想还是集中在老问题上,工作仍然搞不好,在家休息了一个冬天。在家时拼命地想,总想用什么办法来证明,在汽车上挤女孩那件事情并没有多大关系,结果越钻越深,越钻越解不开。工作不能做了,学校又分配我搞绿化,我还是感到老问题解决不了,压力很大,又服毒自杀,被送到医院抢救。

我现在最大的痛苦就是头脑里时刻想着在汽车上挤在那个女孩背后射精的情景,深为自己的丑恶行为追悔莫及。最大的顾虑是怕精液碰到那个女孩裤子上,她回去想不开,会自杀。是我害了她,我还不如死了好,死了就不会后悔一辈子。每天回想我在12岁时就和同学一起脱掉裤子,互相骑在身上,玩弄生殖器的情景。这是我一生的遗憾,也造成了我一生的不幸。后来我根本不能集中思想备课,无法好好工作。从实习开始我就想死,想逃出国,或闯祸犯法坐牢,离开这个社会。我自幼很老实,听父母的话,很用功,学校老师对我印象也很好。我喜欢读科学家传记及爱情方面的书,追求纯洁高尚的理想。而这些与我的行为出入很大,使我痛苦不堪。这一次我整个人都崩溃了,一点书都看不进去,感到前途无望,也不知如何才好。晚上早早就睡觉,睡在床上胡思乱想,早上不肯起床。对任何东西都无兴趣,整天感到无聊,过一天混一天。

我也知道我的这些想法不大可能出现,但总放心不下,心里像是压了块大石头,怎么也搬不掉它,不能轻松。事情过去很多年了,也不知那个女孩情况怎样呢?因为这是永远也无法知道的。因此,这个问题永远也解决不了,我的病就永远也不会好。

患者 N 两次住院经胰岛素休克、电休克、抗精神病药物等多种治疗,效果不明显。出院后 8 个月内又出现三次自杀,来医院抢救。其年迈忠厚的父母极度悲痛、无奈和凄惨,十分可怜。抢救医生十分同情,在抢救结束后,医生边安慰老人,边详细深入地了解患者 N 的病史及临床表现。后医生认为患者 N 不是精神分裂症,而是强迫症。因其逃避现实反应严重,给治疗带来了极大的困难,须加强心理疏导治疗。为了减轻老人护理的困难,进一步观察,并尽可能随时进行心理治疗,医生建议这次苏醒后让患者 N 每天来医院做心理治疗。家长与患者 N 同意后,每天按时上下班并来医院门诊心理治疗室,边工作,边治疗。

我们在对患者 N 尊重、信任、平等、爱护和尽职尽责的基础上,共同制订了以下治疗计划:

1. 开阔眼界,减少及消除病态想象,要求病友将其心理动态及时向医生反映汇报,以便共同研究处理。

2. 根据病情变化,为其准备足够的学习资料(其他病友治愈的经验及反馈材料,人际交往、生活等),要求病友每天下班前向医生进行总结性汇报。

3. 病情好转、自杀观念消失后,将治疗室的钥匙交给患者 N 管理,督导其自理生活(包括卫生、整理等),适当协助医生接待来诊病友,以增强其自信心,锻炼其主动与人交往的能力。

4. 培养、提高自我认识的能力,改造不良性格缺陷。

患者 N 反馈一(1987 年 3 月 23 日)

我看了您给的病友的反馈材料,很有感慨。这个患者可以说是从死亡的边缘上挽救过来的。她的病我虽然不能理解,但我知道很重,这样重的患者都能够治好,我也开始有了战胜疾病的信心。但我总觉得我的病和她的不一样,一想到我自己的问题就感到很恐怖,觉得是人命关天的大问题,一定要彻底搞清楚。但是又无法彻底搞清楚,所以还是信心不足。我总是假设最坏的情况,然后再来解决。我设想我在车上挤了那个女孩,而精液又沾到了她的裤子上,而她又是具有强迫症性格的人,如果她发现了就会害怕别人议论,就有自杀的危险。我为这事已想了一年多,丝毫没有解决,反而越来越重。

患者 N 反馈二(1987 年 3 月 24 日)

今天又看了那份材料,想了又想,她的病确实比我的要严重得多。我总觉得我的病虽然表面上不算严重,但实际上还是较重的。因为我至今还未完全摆脱死的念头。我现在虽然不钻牛角尖了，不敢再钻了，但整天烦躁不安，躺在床上才觉得舒服些。什么事都不想做，连吃饭都嫌麻烦。经常坐着拼命抖动双腿，不抖就浑身难受，整日痛苦不堪。我目前的状况跟住院之前比较起来要坏得多，现在言语、行动都变得呆滞了。

患者 N 反馈三 (1987 年 3 月 25 日)

那位患者好得那样快简直是个奇迹，她的症状那么多、那么严重，一下子全都解除了。我觉得她有一个好的地方，她没有对不起人，没有犯罪的感觉。我的病症虽然单一，但可能要顽固得多，因我的好坏不在于自己，而在于别人出没出问题，如果别人出了问题，我就永远好不起来。而这又是一个永远无法知道的问题。尽管我的家人和朋友给我解释了千遍万遍，总也不能打消我的顾虑。

患者 N 反馈四 (1987 年 3 月 26 日)

您今天早晨和我谈话，一针见血地指出了我性格上的许多缺陷，这些都是千真万确的。别人在开导我时都说："即使出现了想象中最坏的情况也和你无关"，可我无论如何也不能这样想。也不知怎么搞的，今天看了两份材料，特别是天津那位老师的那份尤其使我佩服。但看了别人的材料后，自己总树立不起战胜疾病的坚定信心，总认为别人都有一些具体的事可克服，而我却有着不可克服的事——担心万一别人会死，因此自己不能正常地生活。

患者 N 反馈五 (1987 年 3 月 28 日)

昨天的又一番谈话，我受益匪浅。知道了要治疗疾病就要在改造性格上狠下工夫。我现在最主要的问题就是担心万一别人会死，这是人命关天的大事。这担心就像魔鬼一样缠住我，在它面前我束手无策。这两天由于急于解决问题，拼命地回忆当时的情景，想证明精液绝对没有碰到别人身上，但由于年代久远，回忆出来的东西连自己都不相信，于是就往坏的方面想，怎么也解脱不了。一急就想到死，但又怕死，死亡的恐惧始终笼罩着我，这两天彻夜未眠。

患者 N 反馈六 (1987 年 3 月 29 日)

您今天仔细地给我分析了疾病的根源和发展过程，给我列出了三个提纲，我现在就试着分析一下。鲁教授在我身上已下了不少工夫，而我的病症还毫无进展，这主要在于我还没有把内部的积极因素调动起来，还没有树立坚定的自信心。我看了不少材料，总觉得自己的问题和别人不同，别人都是一些具体的事，而我的问题是一个已经过去了很久而无法知道详情的问题。而我又非要知道详情不可，这些症状太顽固了！不过再顽固的疾病我也要树立信心战胜它。时间可能长一点，但终究会全好的，树立了这个思想以后，心里就不太急了。记得我以前没有这个问题时，遇到其他症状时就好办得多。如以前上厕所怕走错门，就想："怕什么，错就错，错了也没关系！"于是就轻松多了。写东西、说错话、锁门怕锁不好也是这样。可现在要叫我砍掉这个"怕"字，说"别人死就死"！却无论如何也不行，就好像害死了人命。因此这个"怕"字就怎么也砍不动。

下面从三个方面分析：

1. 怕别人死。如果别人死了，就感觉自己犯下了不可饶恕的罪行；怕自己犯罪，要求自己没犯过任何错误，过分谨慎小心，因此不能进行正常的工作、学习和生活。

2. "怕"的东西到底存不存在？我也知道我所"怕"的东西一般是不会发生的，但我要求绝对不发生。因此"万一"会发生的"担心"就出现了。"担心万一"是我疾病的关键，消灭了它，我的病就能好，"担心万一"几乎把我害死了。

3. 有没有必要"怕"，"怕"的特性是欺软怕硬，你强它弱，完全没有必要怕。这些我是知道的，但是一碰到具体问题，就是"担心万一"的问题，以上认识就失效了，"怕"字无论如何也解脱不了。

患者 N 反馈七（1987 年 4 月 2 日）

我这两天还是在拼命地想老问题。上次和您谈话时，您保证不会发生那样的事，当时我心里宽慰了许多，回来后略微好些，但过后想想又不放心起来，又拼命地回想过去的情境，钻牛角尖。我也想和这种现象作斗争，但无论如何也摆脱不了。心里总不放心，就要想，越想越不放心。从早到晚，夜里想得整夜睡不着，就又想到了死，你给我的材料和抄的东西我都看了，还是克服不了，它太顽固了……

患者 N 反馈八（1987 年 4 月 4 日）

我原以为反复地写这些东西会使您厌烦，没想到您还是苦口婆心地对我进行解释和教育，讲话是那样耐心和一丝不苟，使我深受感动。我内心感到不安的是，一直没有按照您的要求去做，在和您谈话的时候又不愿讲话，现在我相信您，愿意把一切都跟您讲。

我从 1985 年 10 月份开始就一直不停地想，越想疑问越多，越想越激烈，什么东西都听不进看不进，您给我看材料，我看过后就忘记了，谈话也是这样，不入脑子。只要有一点空隙，它就不知不觉地转起来，已经控制不住了。我总是毫无根据地找出各种疑点，然后再一个一个消除，只要有一个消除不了，疑虑就消除不掉，担心也就随之而来。我总是选择对我不利的推断，认为那个女孩也是一个特殊性格的人。我推断在她衣服上留下了痕迹，而留下痕迹后别人就可能发现，发现了就可能议论，议论则一定是跟男女有关的内容，而传到她的耳朵里她就会受不了，受不了就可能去寻死，总之，这个担心总是消除不掉。我为什么总是选择坏的可能性呢？这可能就是我过于严谨的性格造成的。我总是先想到坏的可能性，证明绝对不可能才放心。

我这种性格上的偏移已经造成了极大的危害，想想可以吓人一跳。它给我的家庭造成了极大痛苦，尤其是我的母亲；自己的事业和生活，也一败涂地，一事无成。目前它已搞得我轻重倒置、是非不分。因此，只有用自我革命的办法去革除它们，只要头脑中一出现，我就想"这是病"，把它强行赶走。下面我把这个问题的思路简单叙述一下：

1985 年夏天，别人为我介绍了一个对象，开始谈得还可以，后来不知怎么搞的，老觉得不痛快，心里总认为自己有不好的地方。什么原因呢？总有个东西在作怪——过去挤车子的事情。为排除这个心事我就拼命地想，给自己解释。结果忽然想到，一次在公交车上挤在一个女孩后面，挤得很紧，生殖器勃起了，感到十分丑恶，怎么也甩不开。又想到曾听公安局的人讲不少人为了一点小事而自杀，于是就联系起来，想如果那个女孩自杀就糟了，心里顿时感到一阵恐惧，有说不出的难受。从此就经常想这个问题，折磨得我不得安生。1985 年 12 月，我被分配到中学当老师，硬拼着教到寒假，后来就决定去看病，结果住进了精神病院。住院后，暂时不怎么想了，隔了一段时间又想起来，越想疑点越多：精液是否沾到她的裤子上？痕迹到底有多大？会不会碰到要紧的部位？别人如果议论她，她会怎么想？一系列问题都来了，到了不可收拾的地步。我现在后悔当初就不该想，可是现在还是控制不住要往下想。

患者 N 反馈九（1987 年 4 月 5 日）

您今天给了我几个字，正是我所欠缺的，我要努力按这几个字去做，在改变性格上狠下工夫。我有个坏脾气,出现了疑点后就竭力来排除它、否定它,而要否定这件事,一定要像证明几何题那样有充分的理由,否则就排除不掉。明知不可能的事,非要达到目的不可,这就是过于拘谨、刻板的结果。由于死抱着问题不放,到现在都没能感到轻松愉快。

患者 N 反馈十(1987 年 4 月 10 日)

××处长到医院来真是个千载难逢的好机会,经他一番解释,心里顿时轻松了许多,尤其是他说从未发生过我想象的那种事,我感到很宽慰。虽然后来脑子里又出现了一些胡思乱想的问题,但我立刻想到这些都是病态,应该克服掉。我相信,他是专管公安工作的,对这些问题最清楚,于是心就安定了下来,我感觉已经开始向好的方面转化。我决心今后要重新振作起来,好好生活和工作,全心全意为人民服务。

患者 N 反馈十一(1987 年 4 月 12 日)

回想过去,我的病一直没有进展,原因是思想方法不对头,没有采取积极进攻的态度,而是想用自己那一套"想"的办法来解决问题,结果越陷越深。我现在最大的问题就是思想会回潮,脑子里总是不断地出现一些疑问,还在围绕那个问题乱想。这时我就想到您和××处长的话,对自己说:根本不可能发生这种事。××处长已保证过从来没有发生过这种事,于是心里就好多了。打进攻战不是一件轻而易举的事,我要把现在仅有的一点微小胜利当做突破口,勇往直前,争取获得全胜。

患者 N 反馈十二(1987 年 4 月 13 日)

和过去相比,我有了不小的转变。首先,我不愿意死了,觉得活着还是挺有意思的。跟××处长谈过话后,我不再翻来覆去考虑那些细小无味的问题了。这几天我思想仍处于反反复复、停滞不前的阶段,还是老出现病态的怀疑,但已不是从前那些内容了,而是一些新的内容。一会这样想,一会那样想,翻来覆去,无穷无尽。这正是我特别优柔寡断的表现,是性格偏移。但我相信最后我一定能克服"怀疑"这个顽固堡垒的。

患者 N 反馈十三(1987 年 4 月 19 日)

我一直担心精液沾到人家衣服上,人家会遭到议论,然后自杀。其实这怎么可能呢？谁都可能无意中碰上一点污水，从来也没听说过因此而遭到议论。同样，即使真正碰到人家衣服上，别人也不会往精液方面想。但是我非要想"万一"被人知道，想象她的同学和她一道乘车，在车上同学就发现了或者刚下车就被同学发现了。其实，发现就发现吧，她本身是受了一点小侮辱，她自己又没有做坏事。就是发现了，问她是哪里来的？怎么会潮的？她肯定回答"不知道"，就完了。如果发生了死人的恶性事件，公安局是一定要查清楚的。这说明她并没有因为这个而死掉。以上的怀疑基本上解决了，就是还不太巩固，有时还会在头脑中出现一些想法，如碰到的潮迹会有多大？会不会引起别人的注意？在什么位置？

患者 N 反馈十四(1987 年 4 月 29 日)

我过去自杀三次了，到这儿来治疗时还没有摆脱死的念头，现在我已经不想死了。我现在想，我担心的那个事情说不定完全是个空的、虚假的幻想。如果为了这样的事去死真是太可惜了，太不值得了。人的生命只有一次，死了就再也挽救不回来了，所以我下决心不死，无论遇到什么样的困难，都要经得住考验，耐得住痛苦，困难总会过去，痛苦总要消除，要在困难的境地里磨炼自己。

我的强迫观念还没有多大改变。我认为，一般来说，不会发生我想象的事，但是难保万一，万一发生了我最怕的事情怎么办呢？所以心里总是悬着，不能踏实。还在整天地想，并没有认识到这种想法是病态的。

对"性"的认识，我原来有不少偏差。现在经鲁教授耐心地开导，已逐步扭转了以往错误的认识，知道性现象是一种最普通而客观存在的事实，是每个人正常的生理现象，没有什么神秘的。

其实我目前治病的有利条件是相当多的。首先，有您这样一位好医生，对我无微不至的关怀，耐心细致的疏导。我天天到医院，随时都能得到您的指教。在家里，父母也是集中一切力量为我治病服务，在生活、经济及其他方面都不用我操心，这一切都有利于我集中力量来治病。

患者 N 反馈十五(1987 年 5 月 14 日)

我昨天下午回家后感觉稍微轻松了一点，想得少了，感觉有点奇怪。但从根本上来说，还未想通。但想起来比以前淡了，不那么激烈地痛苦了，乘着这一好现象，不去想它，感觉就好多了。晚上看了电视，临睡前还看了杂志，晚上也睡得很好。

今天早晨,我想一鼓作气,乘胜前进,彻底摆脱包袱,没想到一想又想下去了。看来不能急,尽量不去想,尽量使自己轻松起来,即使没有彻底解决,但生活会舒服一点。但还是克制不住要去想,我知道我的这些想法讲出来谁都会觉得荒谬可笑,但我心里总是不踏实。我觉得真对不起您。有时我几乎失去信心,绝望了,但有时又有信心,觉得如果时间再长些,总有一天会好的。我还处于这两者之间,摇摆不定。

患者 N 反馈十六(1987 年 6 月 1 日)

我在小学四年级时做了一件错事,可以说这件事影响了我一生的命运。那是在一个同学家进行暑假的学习小组活动,由一个人带头,大家把裤子脱了,做一些下流的举动。这件事后来让别的同学知道了,我心理受到了深深的创伤。以后只要别人说我不好,我总是联想到这件事。到了五年级,我转到了别的学校还是如此。我还害怕父亲去原来的学校附近,怕他听到别人说我的坏话。看到街上贴的流氓强奸犯被判刑的布告,我一下又联想到那件事,觉得自己也是布告上的一类人,顿时觉得前途完了。虽然没有人来抓我,而且我也知道不会有人来抓我,但我觉得自己的人格已经被破坏,是个肮脏的人,曾想到自杀。现在想想,小时候的事不过是胡闹,有什么了不起呢。没想到时隔 10 年,又被人一句话挑起想到挤车子的事,痛苦不堪。又突然想到别人会自杀,于是一下又跌入了一个痛苦的深渊,就好像害死了一个人一样。这一次比以往任何时候都厉害。想了两年,不但没减弱,反而越来越重,我觉得我这一生都没有任何希望了。

患者 N 反馈十七(1987 年 6 月 17 日)

这一段时间,我的认识还停留在原来那一点上没有进步。我知道我的病是从性格缺陷上来的,但仍然摆脱不了那个怀疑和担心。您和其他人都为我解释了许多,我也觉得有道理,但思想深处的担心仍然摆脱不掉,我主观上一方面拼命地想摆脱掉,另一方面又死死抓住"万一"不放,整天在脑子里死钻,没有结果。我有时也想,为什么别人的看法都跟我不一样,可见我是错误的,是病态,可为什么不能彻底好呢?为什么不能彻底摆脱呢?慢慢就又恢复了过去的那种想法。碰到哪儿?是否一大块?别人是否问她?她是否有精神病?这几个问题老是在脑子里转。有时我想,反正这些问题都是找不到答案的,解决不了的,干脆就不想,这样反倒好些,想得少些了,睡觉也更好些。

患者 N 反馈十八（1987 年 7 月 3 日）

我觉得我目前还缺乏战胜疾病的坚定信心和坚强意志，被疾病所支配，我背着一个沉重的包袱，认为我的病肯定不会好了，因而悲观消极。为什么会这样，最重要的还是我对自己的疾病认识不清，不能正确对待。端正认识很重要，需要经过长期不断地思想斗争，长期的自我认识才能做到。另外，就是缺乏乐观的精神，长期不见明显的效果，就容易着急而悲观。邓颖超说："疾病的折磨总是痛苦的，急躁忧愁，无助于治病，反而是愁上加愁，苦上加苦，使病情加重。"我决心耐下心来，慢慢地和疾病作斗争，用乐观的情绪、坚忍不拔的毅力去克服它。

患者 N 反馈十九（1987 年 8 月 1 日）

这一阶段我感觉比过去好多了，虽然中途有几次反复，但很快就扭转过来，慢慢恢复了。我心里清楚地认识到，任何一个正常人，都不会因为被挤了或者衣服沾了一点潮去死，这一点是肯定的。但是万一如果此人是精神病，说不定会因这点小事产生怪念头去死，想到这些我觉得很可怕。后来又联想到我挤到一个女孩的后面顶了两下，那人回过头来看看我，现在想起来那人会不会也神经不正常，回去后她越想越气，觉得受了不可忍受的侮辱而去死呢，接着我又反复反驳自己。

另外，我老是怀疑我现在这种现象不像是一般的强迫症，我过去的症状是：上厕所怕走错而不敢上；不敢和小女孩接近；出门时要反复检查屋内的情况；锁上门后反复来回检查；热水瓶到处放都觉得放不平稳；写信或其他文章要反复检查，生怕写错话；信投出去后又觉得写错了地址；身上的废纸不敢丢掉等，可谓名目繁多、五花八门。但在 1985 年底突然出现了人家可能会死这个念头以后，其他各种症状便通通烟消云散了。以前再怎么难受也始终没有丢掉的生活和事业的信心，现在全没了。事业没了，对生活也是抱着混的态度，始终支撑不起来。

患者 N 反馈二十（1987 年 9 月 19 日）

这一段时间我感觉比过去好多了，心情能够基本稳定下来，能比较耐心地做些家务事，并且对报纸杂志也开始感兴趣，有时也看英语。这两年来从不碰英语书，看到就反感、头痛，而现在能看一些，这是从未有过的好现象，从中我产生了信心，相信自己是会好的。虽然有时还会出现那些想法，但总的来说它已不能控制我，而是我试图控制它。当出现强迫观念时,我采取无所谓的态度,时间不太长,它就会消失了。我现在也常常想到工作,但还有些担心思想不能长时间高度集中,工作做不好。不过,我还是打算进行工作。

患者 N 反馈二十一(1987 年 10 月 19 日)

前一段时间,有时还想到那个老问题,还会克制不住地往坏的方面去想,情绪就跟着坏下来,有时半天至一天,有时到第二天才恢复。近一个多星期来,一直没有这种现象,情绪上没有较大的反复。不再像过去那样做毫无结果和意义的分析,而是经常感到我想象的那些结果是不可能的,有时心情也很愉快。现在早晨起来锻炼身体,做家务事,一切日常生活都很正常。

患者 N 反馈二十二(1987 年 10 月 25 日)

我现在和半年前住院时比起来差别太大了,过去的那一幕对我来说是极端悲惨和黑暗的。而现在我能够正常而舒适地生活,这些都是在您半年来无微不至的关怀和教导下取得的巨大进步。

1985 年底,我的病进入了一个严重时期,我四处寻医求治,大量服药,不但没有减轻病情,反而不断加重。我就感到我的思想是不受药物干扰的,药物对我所害怕和疑虑的东西不起作用,我的想法仍然毫无阻碍地自由发展。在住院时,我曾突然想到我对病友讲过"精神患者被人瞧不起"一类的话,后来想到这些话会不会对病友产生消极影响以至于发生意外,心里就一阵紧张,以后就一直纠缠在这个问题上。每天胰岛素休克治疗刚一醒来,头脑中第一个出现的就是这个问题。

出院以后,我给自己找到了理由,证明我没有责任,于是这个问题一下子就解决了。没想到这个问题没有了,原来那个老问题又来了,而且变得很重。通过看门诊,看随访,服用大量药物、打针,都不见效,而且情绪越来越坏,我给自己解释不通,也找不到什么正常的理由。出院后,学校分配我做保管球类和运动器材的工作,由于整天纠缠着上述的那些想法,心情极端郁闷、苦恼,连这种简单的工作也做不好,思想上更加痛苦。去年 10 月自杀,经抢救后又坚持工作了 20 多天,支持不下去,就又服毒自杀。后来一直没上班,这是我精神及身体上最痛苦的时期。虽然在理智上我并不肯定别人一定会死这个结果,但在情感上总觉得犯了重大的罪恶,造成别人死亡,这个感觉牢固地缠绕着我的情绪,所以情绪一直处于极坏的状态中。由于长期大剂量服药,造成体质下降,每天除了吃饭睡觉外,对任何事情不感兴趣,整天坐立不安,报纸、电视一点儿不想看,家人只好让我再次住院。这时我以为我是不可能好了,对前途极端悲观,于是第三次服毒自杀。

幸运的是,在这次抢救中遇到了您,对我来说,这是人生中的一个转折点。抢救完回家后,我就听父母讲,有一位鲁医生对我非常关心和热情,说我的病是可以治好的,叫我到他那里去。我听了心里立刻燃起了希望的火花,又有信心了。还有,您告诉我这个病不是精神分裂症,我感到很高兴。再有,您叫我断了药,这对我精神和体质上的恢复都是一个重要条件,这在过去是再也不敢的。我们都以为不服药的后果是不堪设想的。但半年来的实践证明,不吃药不但没变坏,反而不断好转。以上三点可以说是我转变的关键。

由于您耐心地疏导和解释,又请了公安局的××处长和××队长给我解释,虽然在思想上没有彻底搞通,但在心理上得到了很大的安慰。另外,在患者集体治疗时,您也向他们介绍了我的病情,让病友评价,这些都引起了我的思考。为什么他们听了都觉得好笑,都认为我的想象是不可能的?可见我的想法是不正常的。原来我只是为做了这些错事而难受,并设想到会产生什么坏的后果,后来想多了,突然跟很早听过的一句话联系起来,才产生这个想法,而那句话和这事本来毫无必然的联系。而且为了证明这种情况不可能,又自己提出了一条不能成立的前提,结果就纠缠在里面。这时虽不能彻底摆脱,但情绪已不像原来那样恶劣,开始逐渐好转。后来又产生了一个变化,脑子里会偶然冒出一个怪想法,那被挤的女孩会不会有精神病,于是联想又很多,产生了恐怖思想,于是又来证明人家不可能是精神病,但这更是幻想,无能为力,只好作罢,但再也摆脱不了这个观念。一看到精神病或妄想、幻觉之类的词,就有一阵说不出的恐怖和恐慌的感觉。到图书馆阅览室,见到有关刊物或文章就害怕,不敢去看,但又克制不住要看,看了就瞎联想,引起思想紊乱。

您和我谈了几次话后,我就采取不怕的态度,也不逃避,时间一长,慢慢就习惯了,头脑中出现那个念头也不去管它。后来我又想到,在公共汽车上挤人家,一般人都没有什么感觉,偶尔有人回头看一下,也没什么,可见她们主观上都没有把这件事看得太重,那还有什么关系呢?这样一想心里就轻松多了。现在看书、看电影、看电视,思想都能集中。由于长期在您这儿抄写材料,不但培养了耐心,甚至还有了抄写的兴趣。现在我感觉虽然还没有恢复到过去那种高度的进取心,但是普通的工作还是能够胜任的。

随　访

1987 年 11 月 26 日

这一个多星期来,情绪基本上很稳定,原来想的那个老问题已经越来越淡漠了。这么多天来,最重的一次就是在工作中又突然想起那个事情,并又有"万一可能真的发生了"这种严重的感觉。这时我对自己也不做解释,不往下想,继续做我的工作,过了一会儿,就产生了好的想法,于是心情又愉快起来。有时虽然觉得自己想的这些东西都是虚假空的,是不真实的,但仍不能彻底根除。

1988 年 3 月 17 日

自从去年 11 月份工作后,情况一直不断好转。现在情绪较好,工作效率比过去高多了,反复核对、检查的症状基本上没有了。当然,现在的工作量还比较小,工作也不复杂,不需要高度集中思想和灵敏的反应,所以还没有经过真正考验。

最近别人为我介绍了对象,开始的时候,和对方谈话比较紧张。后来我想:怕什么呢? 应该采取无所谓的态度,后来就随便多了,说话也比较自如。现在确实体会到:做任何事情,首先是不能怕,不怕之后,就会轻松愉快,事情就能做好。过去我的教师工作没做好,除了以往那些病态想法外,很重要的就是怕工作做不好,过于认真,结果反而造成紧张,课上不好。

1989 年 8 月 12 日

这么长时间一直没给您写信,其实我自己是一直不断地在做总结的。总的来说,我的状况是稳步向好的方向发展,我已经能够克服心理上的矛盾,这是我在您那儿的一段时间和返校后长时期实践中,以您的疏导原则指导自己改造性格的结果。另外,我原来纠缠的那个问题,不知不觉早就消失了。现在回头想一想,简直像一场梦。摆脱了这个问题,我就要愉快而认真地生活下去。原来我认为不值得关心的事现在也开始关心了。但由于性格的根深蒂固,对待事物尤其是人与人的关系过于认真严谨,加上自己住过医院,因此现在思想上的一些矛盾和烦恼,多集中在别人对自己的看法上。但正像我上次告诉您的,我这两年最大的收获就是变得冷静理智了,学会了应对和克服困难,自己能控制和疏导自己。注意培养自己的兴趣、爱好,尽量使自己乐观,提高思想水平,开阔眼界。我感到改造性格像其他事业一样是长期乃至一生的事，需要不断努力。

1990 年 7 月 4 日

我现在情况一直较好，主要还是主动和自己的不良性格和心理习惯作不懈斗争的结果。我很乐观，我大大地发挥了我善于理性抽象思维的能力，经常读一点哲学家的文集，改进自己的思想方法，开阔眼界和胸怀。这两年有关性格和心理的科普文章很多，但我觉得其中教育青年人如何克服害羞拘谨的方法不一定正确，如斗争、克服、鼓勇气这类方法并无实用价值，至少从我本人的体会来说，那些方法毫无用处。任何现象的产生都是由于矛盾的对立，一个人之所以会拘谨害羞是因为他总想掩饰自己的性格缺陷，生怕别人瞧不起；而另一方面又竭力想在别人面前表现自己，因此无法克服紧张状态。我根据这个原理，采取了退步的方法，与人打交道、办事的时候，在思想上准备暴露自己的无能和性格缺陷，不做任何掩饰，这样一来，心理上的紧张、负担顿时就烟消云散了，于是说话、办事就显得更有效、更有能力。

另一个问题是，一个人对自己期望越高，自己给自己制造的心理压力和负担就越大。但一个人若不努力上进，在当今的竞争社会中，无形的压力也会非常大。如何处理这个似乎带有根本性的矛盾呢？我的结论是用轻松、愉快的态度去作不懈的努力。古今中外许多杰出的科学家、艺术家和哲学家都是这样。他们只是从自己终生不懈的努力中去探索科学、艺术和哲学中的奥秘，获得快乐和幸福。我有时也看一些宗教方面的书，我觉得宗教是人处于不利情况下保持心灵平静最强有力的武器。许多伟大的科学家，他们一生的努力探索、生活方式和思想方法都与宗教差不多，他们都觉得自己过得很幸福。

1991 年 6 月 2 日

我今日特地送喜糖给医生，我结婚已经一个多月了，"五一"办的喜事。妻子是原来的邻居，又是中学同学。婚礼是母亲操办的，婚后感情很好。妻子和家人都认为我学习好，老实忠厚，其他没什么意见。目前我仍在学校一个后勤处室工作，兼教学生英语课，对以往自我确信的"女孩自杀的事"，逐渐淡忘了。

2004 年 3 月 22 日

电话随访：这些年来，患者 N 的情况一直很好，儿子小学将要毕业了，他正忙着辅导儿子。因工作、家庭事务较忙,不能来看医生,特地电话问好。

点 评

此案例是一位强迫性人格障碍的患者,其具有的超价观念较为少见。超价观念是直接涉及自我确信的价值信念,其特征是有一定的事实根据,但观念片面而偏激,以致不被同一文化的大多数人接受。超价观念一般发展缓慢,这是与妄想的不同点。如在他15岁时,挤公共汽车时出现遗精,他前面有个女孩,当时并没在意。在数年后,备课时突然回想起此事,联想很多,想到遗精后,精液渗透衣服,沾在女孩的裤子上,女孩会因此感到受辱而自杀。"她自杀了,我怎么办?"出现"以命抵命"的观念,之后接二连三地去自杀。曾经住院两次,经胰岛素休克、电休克及大量精神药物治疗,数月后无效,出院后仍然屡次自杀。第三次急诊抢救是在一个深夜,下着鹅毛大雪,是其年迈的父母送来的。送到医院后,从昏迷到清醒,前后长达18个小时,父母陪伴在一旁,默默地流泪,不断重复:"怎么办? 这是他第三次自杀抢救了,怎么也看不住他!"我(鲁教授)仔细向其父母了解病史后,提出建议:"这次抢救过来,等他恢复后,每天按时到医院门诊部,和医生一同上下班,随时谈谈,了解社会现实状况,参与体验治疗实践。"后来,他和他父母都同意了。他的安排就是在治疗室帮忙,在主任办公室抄写资料,为他准备了大量的需要他了解的资料。一方面,在抄写中,吸收别人治疗的体会,联系自己;另一方面,学习别人的经验,总结自己的认识和体会。经过疏导和交流,一个月后,他逐步放弃了"死"的念头。他在总结中写道:"我以前总想自杀,这个念头无法摆脱,现在想想不能再死了,死了就太可惜、太不值得了。"从他的发展史来看,他从小要求具有完美的强迫性人格。例如,在7岁时的一次劳动中,不慎将铲子掉进河里,老师和家人没有批评指责,自己难过了三四天。自我要求过高,对过错过分敏感、沮丧。15岁时第一次在公交车上遗精,心情很紧张,数年后,痕迹的再现加重了与其道德观念的联系,进而恐惧、焦虑、自责、逃避等,甚至屡次出现自杀、冲动等,这是有强迫性人格基础的。

医务人员具有高尚的职业道德和全心全意为患者服务的态度,把患者的利益放在第一位,敢于负责,不怕担风险,不怕麻烦,敢挑重担,把一个自杀企图严重、难以治疗的患者安排在自己身边,便于了解患者,随时提供疏通、引导治疗,想方设法利用一切条件,帮助患者解除疑虑,如公安局分管技术及破案工作的两位领导先后来请医生办事时,医生就不失时机地请对方帮助疏导,因他们比医生更有权威性。技术处××处长说:"我自解放初期就在公安局五处工作,不正常死亡的都要向五处报告的,几十年了,还没有听说过像你讲的这样不正常死亡的!"后来他就问××处长:"这是在公共汽车上,假如这个女的是外地的呢?"××处长当时就很灵活,说:"假如是外地的,但是案件是发生在南京的公共汽车上,就是有这种不正常死亡,报案也要报给南京。"他听了以后,觉得有道理,就放宽心了。那天晚上,呼呼大睡,很高兴,但又过了一天,正要睡觉时,突然想起来:假如她是精神病患者,是个呆子,不会讲,怎么办? 假若她死掉了,我不还是要偿命吗? 症状又出现了,出现病态联想,纠缠于自己确信的超价观念,反反复复。后来,在举办百人以上的集体疏导治疗班时,我让他将自己的担心讲给大家听,让别人进行评价并从不同角度帮他分析,起到了很大的作用。

一个月后,在自杀观念基本消失后,他与医生的关系更加深入了,心理治疗室的钥匙及管理全由他负责,同时督导其自立生活、回家帮父母做事情等,对其各方面都提出了具体要求。"治病、治人、纠正性格"为疏导治疗的重点目标,教他如何接待来访的病友,学会主动与人交往,独立思考问题,由浅入深学会分析和解决问题,在完善和改造性格上下工夫。在近半年的工作治疗实践中,他的强迫人格及自我确信的超价观念,在潜移默化中不断得到转化,取得了预期的效果。

在与医生的共同工作近半年后,他的症状基本消失,基本能适应社会和工作。医生就建议他回校继续巩固、实践,特请来学校两位领导共同研究,为其安排合适的工作。最后,学校决定安排其到一后勤服务部门工作,同时每周教四节课,他均能够正常适应。

后来,他结了婚,有了儿子,平时很听妻子的话,感到家庭很幸福。最近一次,与医生电话联系时说,十几年来,自己看书较多,特别是有关哲学、心理学及性格修养方面的,对自己帮助很大,病情基本上没有再反复过。目前,工作很顺利,同事对他都很好,爱人与孩子也很好,现在儿子已初三毕业了,准备中考。

为他祝福!